国家卫生健康委员会"十三五"规划教材
全国高等学校教材
供口腔医学类专业用

口腔种植学

主　　编　宫　苹

副主编　王佐林　邸　萍

编　　者　(以姓氏笔画为序)

王佐林 (同济大学口腔医学院)　　　　周　磊 (南方医科大学口腔医院)

邓飞龙 (中山大学光华口腔医学院)　　周延民 (吉林大学口腔医学院)

邓春富 (中国医科大学口腔医学院)　　施　斌 (武汉大学口腔医学院)

汤春波 (南京医科大学口腔医学院)　　宫　苹 (四川大学华西口腔医学院)

李德华 (空军军医大学口腔医学院)　　袁　泉 (四川大学华西口腔医学院)

谷志远 (浙江中医药大学口腔医学院)　耿　威 (首都医科大学口腔医学院)

邸　萍 (北京大学口腔医学院)　　　　黄元丁 (重庆医科大学口腔医学院)

陈　江 (福建医科大学口腔医学院)　　隋　磊 (天津医科大学口腔医学院)

陈　波 (北京大学口腔医学院)　　　　赖红昌 (上海交通大学口腔医学院)

范　震 (同济大学口腔医学院)　　　　满　毅 (四川大学华西口腔医学院)

主编助理　满　毅 (四川大学华西口腔医学院)

人民卫生出版社

图书在版编目（CIP）数据

口腔种植学 / 宫苹主编. —北京：人民卫生出版
社，2020
第 8 轮口腔本科规划教材配网络增值服务
ISBN 978-7-117-29368-6

Ⅰ. ①口… Ⅱ. ①宫… Ⅲ. ①种植牙－口腔外科学－
医学院校－教材 Ⅳ. ①R782.12

中国版本图书馆 CIP 数据核字（2020）第 025606 号

| 人卫智网 | www.ipmph.com | 医学教育、学术、考试、健康，购书智慧智能综合服务平台 |
| 人卫官网 | www.pmph.com | 人卫官方资讯发布平台 |

口腔种植学

主　　编：宫　苹
出版发行：人民卫生出版社（中继线 010-59780011）
地　　址：北京市朝阳区潘家园南里 19 号
邮　　编：100021
E - mail：pmph @ pmph.com
购书热线：010-59787592　010-59787584　010-65264830
印　　刷：北京盛通印刷股份有限公司
经　　销：新华书店
开　　本：889×1194　1/16　印张：11
字　　数：332 千字
版　　次：2020 年 7 月第 1 版　2025 年 8 月第 1 版第 11 次印刷
标准书号：ISBN 978-7-117-29368-6
定　　价：62.00 元
打击盗版举报电话：010-59787491　E-mail：WQ @ pmph.com
质量问题联系电话：010-59787234　E-mail：zhiliang @ pmph.com

国家卫生健康委员会"十三五"规划教材
全国高等学校五年制本科口腔医学专业
第八轮 规划教材修订说明

1977年,卫生部召开了教材建设工作会议并成立了卫生部教材办公室,决定启动第一轮全国高等医学院校本科口腔医学专业卫生部规划教材编写工作,第一轮教材共5种,即《口腔解剖生理学》《口腔组织病理学》《口腔内科学》《口腔颌面外科学》和《口腔矫形学》。自本套教材第一轮出版40多年来,在原卫生部、原国家卫生和计划生育委员会及国家卫生健康委员会的领导下,在教育部支持下,在原卫生部教材办公室的指导下,在全国高等学校口腔医学专业教材评审委员会的规划组织下,全国高等学校五年制本科口腔医学专业教材已经过七轮修订、一轮数字化升级,形成了课程门类齐全、学科系统优化、内容衔接合理、结构体系科学的由规划教材、配套教材、网络增值服务以及数字出版组成的立体化教材格局,已成为我国唯一一套长期用于我国高等口腔医学院校教学的历史最悠久、内容最权威、结构最优化、形式最经典、质量最上乘的口腔医学专业本科精品教材。老一辈医学教育家和专家们亲切地称本套教材是中国口腔医学教育的"干细胞"教材。

2012年出版的第七轮全国高等学校本科口腔医学专业卫生部规划教材共15种,全套教材为卫生部"十二五"规划教材,全部被评为教育部"十二五"普通高等教育本科国家级规划教材。

2017年本套第八轮教材启动修订,当时正是我国进一步深化医教协同之际,更是我国医疗卫生体制改革和医学教育改革全方位深入推进之时。在全国医学教育改革发展工作会议上,李克强总理亲自批示"人才是卫生与健康事业的第一资源,医教协同推进医学教育改革发展,对于加强医学人才队伍建设、更好保障人民群众健康具有重要意义",并着重强调,要办好人民满意的医学教育,加大改革创新力度,奋力推动建设健康中国。

教材建设是事关未来的战略工程、基础工程,教材体现了党和国家的意志。人民卫生出版社紧紧抓住深化医教协同全面推动医学教育综合改革的历史发展机遇期,以全国高等学校五年制本科口腔医学专业第八轮规划教材全面启动为契机,以规划教材创新建设,全面推进国家级规划教材建设工作,服务于医改和教改。第八轮教材的修订原则,是积极贯彻落实国务院办公厅关于深化医教协同、进一步推进医学教育改革与发展的意见,努力优化人才培养结构,坚持以需求为导向,构建发展以"5+3"模式为主体的口腔医学人才培养体系;强化临床实践教学,切实落实好"早临床、多临床、反复临床"的要求,提高医学生的临床实践能力。

为了全方位启动国家卫生健康委员会"十三五"规划教材建设工作,经过近1年的调研,在国家卫生健康委员会、教育部的领导下,全国高等学校口腔医学专业教材评审委员会和人民卫生出版社于2017年启动了本套教材第八轮修订工作,得到全国高等口腔医学本科院校的积极响应。经过200多位编委的辛勤努力,全国高等学校第八轮口腔医学专业五年制本科国家卫生健康委员会"十三五"规划教材现成功付样。

本套教材修订和编写特点如下:

1. 教材编写修订工作是在国家卫生健康委员会、教育部的领导和支持下,由全国高等医药教材建设研究学组规划,口腔医学专业教材评审委员会审定,院士专家把关,全国各医学院校知名专家教师编写,人民卫生出版社高质量出版。

2. 教材编写修订工作是根据教育部培养目标、国家卫生健康委员会行业要求、社会用人需求,在全国进行科学调研的基础上,借鉴国内外医学人才培养模式和教材建设经验,充分研究论证本专业人才素质要求、学科体系构成、课程体系设计和教材体系规划后,科学进行的。

3. 教材编写修订工作着力进行课程体系的优化改革和教材体系的建设创新——科学整合课程、淡化学科意识,实现整体优化、注重系统科学、保证点面结合。继续坚持"三基、五性、三特定"的教材编写原则,以确保教材质量。

4. 本套教材共17种,新增了《口腔医学人文》《口腔种植学》,涵盖了口腔医学基础与临床医学全部主干学科。读者对象为口腔医学五年制本科学生,也可作为七年制、八年制等长学制学生本科阶段参考使用,是口腔执业医师资格考试推荐参考教材。

5. 为帮助学生更好地掌握知识点,并加强学生实践能力的同步培养,本轮编写了17种配套教材。同时,继续将实验(或实训)教程作为教学重要内容分别放在每本教材中编写,使各学科理论与实践在一本教材中有机结合,方便开展实践教学工作,强化实践教学的重要性。

6. 为满足教学资源的多样化,实现教材系列化、立体化建设,本套教材以融合教材形式出版,将更多图片以及大量视频、动画等多媒体资源以二维码形式印在纸质教材中,扫描二维码后,老师及学生可随时在手机或电脑端观看优质的配套网络数字资源,紧追"互联网+"时代特点。

<h2 style="text-align:center">获取网络数字资源的步骤</h2>

1 扫描封底红标二维码,获取图书"使用说明"。

2 揭开红标,扫描绿标激活码,注册/登录人卫账号获取数字资源。

3 扫描书内二维码或封底绿标激活码随时查看数字资源。

4 登录 zengzhi.ipmph.com 或下载应用体验更多功能和服务。

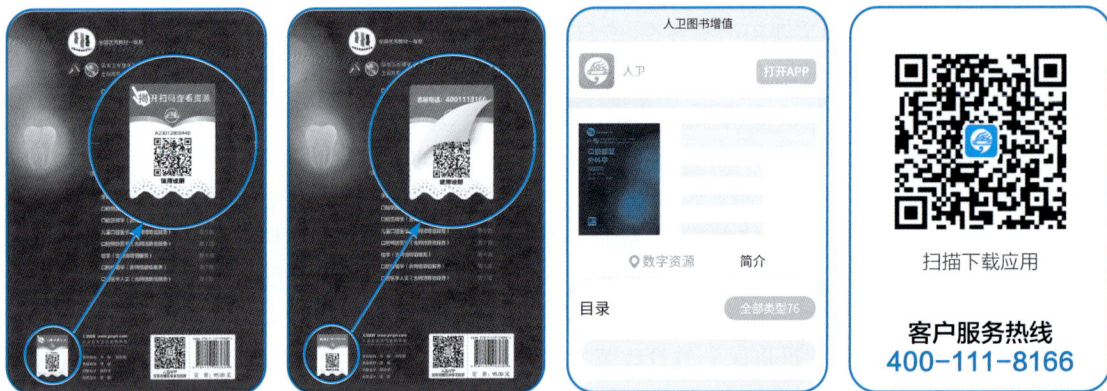

7. 本套教材采用大16开开本、双色或彩色印刷,彩图随文编排,铜版纸印刷。形式活泼,重点突出,印刷精美。

为进一步提高教材质量,请各位读者将您对教材的宝贵意见和建议**发至"人卫口腔"微信公众号(具体方法见附件)**,以便我们及时勘误,同时为下一轮教材修订奠定基础。衷心感谢您对我国口腔医学本科教育工作的关心和支持。

人民卫生出版社

2019 年 11 月

附件

1. 打开微信,扫描右侧"人卫口腔"二维码并关注"人卫口腔"微信公众号。
2. 请留言反馈您的宝贵意见和建议。

注意:留言请标注"口腔教材反馈+教材名称+版次",谢谢您的支持!

第八轮全国高等学校五年制本科口腔医学专业规划教材目录

序号	教材名称	版次
1	口腔解剖生理学（含网络增值服务）	第 8 版
2	口腔组织病理学（含网络增值服务）	第 8 版
3	口腔颌面医学影像诊断学（含网络增值服务）	第 7 版
4	口腔生物学（含网络增值服务）	第 5 版
5	口腔临床药物学（含网络增值服务）	第 5 版
6	口腔材料学（含网络增值服务）	第 6 版
7	牙体牙髓病学（含网络增值服务）	第 5 版
8	口腔颌面外科学（含网络增值服务）	第 8 版
9	口腔修复学（含网络增值服务）	第 8 版
10	牙周病学（含网络增值服务）	第 5 版
11	口腔黏膜病学（含网络增值服务）	第 5 版
12	口腔正畸学（含网络增值服务）	第 7 版
13	儿童口腔医学（含网络增值服务）	第 5 版
14	口腔预防医学（含网络增值服务）	第 7 版
15	𬌗学（含网络增值服务）	第 4 版
16	口腔种植学（含网络增值服务）	第 1 版
17	口腔医学人文（含网络增值服务）	第 1 版

中国医学教育题库(口腔医学题库)

序号	题库名称	题量	
		一类试题*	二类试题**
1	口腔解剖生理学	2 000	6 000
2	口腔组织病理学	2 000	6 000
3	口腔颌面医学影像诊断学	900	2 700
4	口腔生物学	800	2 400
5	口腔临床药物学	800	2 400
6	口腔材料学	900	2 700
7	牙体牙髓病学	2 500	7 500
8	口腔颌面外科学	3 000	9 000
9	口腔修复学	3 000	6 000
10	牙周病学	1 000	3 000
11	口腔黏膜病学	800	2 400
12	口腔正畸学	1 500	4 500
13	儿童口腔医学	1 000	3 000
14	口腔预防医学	800	2 400
15	𬌗学	800	2 400
16	口腔种植学	800	2 400

　*一类试题:包含客观题与主观题,试题经过大规模实考测试,参数稳定,试题质量高,保密性强,主要为各院校教务管理部门提供终结性教学评价服务,适用于组织学科期末考试、毕业综合考试等大型考试。

　**二类试题:包含客观题与主观题,题型丰富,覆盖知识点全面,主要为教师提供日常形成性评价服务,适用于日常教学中布置课前预习作业,开展课堂随堂测试,布置课后复习作业以及学生自学、自测、自评等。

目　录

前　言

在人民卫生出版社和全国高等学校口腔医学专业教材评审委员会的组织和指导下,第 1 版《口腔种植学》本科规划教材于 2017 年启动编写工作。在充分调研的基础上,根据掌握到的国内主要高等医学院校在本科教学中口腔种植学的课时数、讲授内容及授课方式,确定了编写大纲。同时为更好地体现教材的普遍性和代表性,邀请了国内多所院校的专家参与本教材的编写。

口腔种植学是一门涉及口腔外科学、口腔修复学、牙周病学、口腔修复工艺学和影像学等多个领域的交叉学科。按照本科教育的"三基"要求,为保证教材的科学性和实用性,本教材对口腔种植学的基本理论和基础知识进行了较为详细的论述。对于专业知识,则在口腔医学专业基本要求的基础上,侧重于从治疗方法的特点、适应证及应用中的注意事项等加以准确、系统、完整的叙述。本教材详细介绍了口腔种植临床常用方法的运用要领和技巧。按照规范的治疗流程,一步一步地进行了阐述,并配以高质量的图片,使其更加形象和易于理解;同时,还对临床治疗中常见的并发症表现、原因及处理措施进行了比较详细的介绍,强调了学习和掌握并发症的重要意义,以及风险告知义务的重要性。近年来,数字化医疗技术在口腔种植临床工作中起到了重大的推进作用,本教材对数字化在口腔种植中的应用也进行了简要介绍。

鉴于本教材是第 1 版,加之编者的经验和能力有限,教材还存在诸多不足之处,殷切希望广大教师、学生和读者提出宝贵意见,以便不断修改提高,更好地适应学科发展的需要。

宫　苹

2019 年 12 月

目　录

第一章

口腔种植学概论

口腔种植学（oral implantology）是以解剖生理为基础，研究如何应用生物材料制作人工牙根、牙冠等，修复缺失牙及周围组织，获得长期稳定、舒适的咀嚼功能和牙齿外形的一门临床医学。口腔种植学涉及医学及多个相关学科，被誉为 20 世纪口腔医学史上最具突破性进展的一门学科。

第一节　口腔种植学的发展

口腔种植学的起源和发展与外科学的发展密不可分。19 世纪 40 年代，现代外科学先后解决了手术疼痛、伤口感染和止血、输血等问题后，修复重建外科得到迅速发展。第一次世界大战结束后，欧美等国陆续成立了相关专业协会组织，开展了多种形式的研讨交流，有力地促进了口腔医学的发展和学科理论的形成。

一、口腔种植学发展简史

当今口腔种植治疗虽然与牙再植术（reimplantation of tooth）有着本质的不同，但口腔种植学的诞生和发展与其有着密切的关系。

牙再植术又名异体牙移植术（allotransplantion of tooth）。1530 年，法国曾报道贵族女子移植侍女口中拔除牙齿的事件。1782 年，被誉为现代口腔医学之父的 Pierre Fauchard 第一次提出了牙再植术的临床技术要求。据文献报道，1934 年 Cserepfalvi 在匈牙利开办了第一家牙齿银行，20 世纪 50 年代美国也相继出现牙齿银行。尽管牙再植术曾在 16—20 世纪初较为流行，甚至专门有人从事"猎牙"（tooth hunting）职业，但成功率较低。随着各类生物材料的研究发展，进入 20 世纪后，牙再植术逐渐被人工牙种植术所取代。

提高人工牙种植的成功率是近代口腔种植学关注的重要内容，主要围绕种植体材料的筛选和外形结构设计进行。

资料显示，最早关于种植牙的文献记载是法国人 Moggioli（1809）采用金质牙种植体的报道。此后直到 20 世纪中叶期间，各种不同形状、不同材料的牙种植体得到了广泛应用。这一时期使用的材料主要有钴铬钼合金、铱铂合金、钽、丙烯酸树脂以及聚甲基丙烯酸树脂等，种植体形状包括螺旋状种植体、支架式种植体、叶状种植体、根管内种植体、针钉状种植体、三角架种植体以及圆柱状种植体等。

1913 年，Greenfield 设计了一种两段式铂铱合金的篮状种植体，为现代各种骨内种植体（endosseous implant）的雏形。1939 年，哈佛的 Alvin Strock 报道了采用钴铬钼合金制作的螺旋状种植体（spiral implant）植入术，并追踪观察长达 16 年，为第一个骨内种植体长期成功的报道。1967 年，Linkou 在螺旋状种植体的设计基础上发明了自攻螺旋骨内种植体（self-tapping endosseous screw implant），这一发明经改良沿用至今。针对无牙颌患者常见的颌骨高度不足的问题，一系列支架式种植体相继被研发、应用，如黏膜内种植体（intramucous membrane implant）、黏骨膜下金属网状支架种植体（subperiosteal implant）及下颌升支支架种植体（mandibular eamus frame implant），但因创伤大，容易感染，未能得到有效推广。20 世纪 60 年代末，美国学者 Leonard I. Linkow 为骨量不足、牙槽嵴较薄的患者设计了具有一定代表性的叶状种植体（blade implant)。由于叶状种植体颈部较窄和颈部屏障结构抗感染能力较差，临床应用中种植体的折断、感染发生率较高，骨吸收明显，临床应用逐渐减少。基于 Linkow 对美国种植事业的开创性贡献，时至今日，不少美国牙医仍将 Linkow 尊称为美国现代种植学之父。1951 年，在美国圣路易斯创立了美国种植学会（American Academy of Implant Dentistry，AAID）。此后，英国、日本、瑞典、德国、荷兰、瑞士、加拿大、丹麦和澳大利亚等国也相继成立学会，成为各国学者交流信息和研讨问题的重要平台。

1952 年，瑞典哥德堡大学的 Brånemark 教授（图 1-1-1）在采用纯钛制作的观测器植入骨内研究骨髓愈合过程中血液微循环的实验时，偶然发现钛和骨发生了非常坚固的结合。20 世纪 60 年代初 Brånemark 教授开始将钛应用于牙种植的研究，并提出了种植体与骨组织"骨结合"（osseointegration）理论。Brånemark 的研究成果直接推动了早期"Brånemark 种植体"的诞生。

经过半个多世纪的研究，骨结合牙种植体结构的初步轮廓及外科植入方式已经基本清晰，即以钛或钛合金制成的两段式根形种植体设计为主流，表面呈微粗糙的螺纹状（1-1-2），外科种植方式分为埋置式和非埋置式两种。

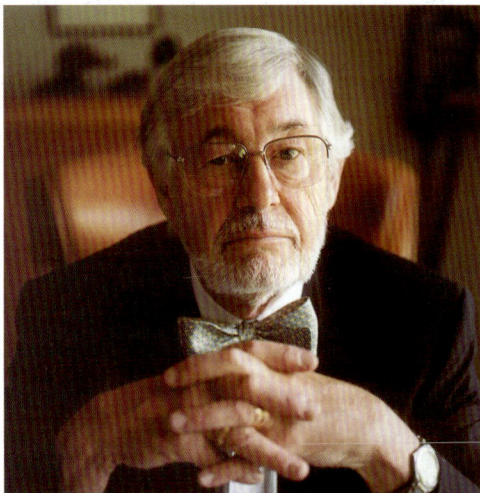

图 1-1-1 Brånemark 教授

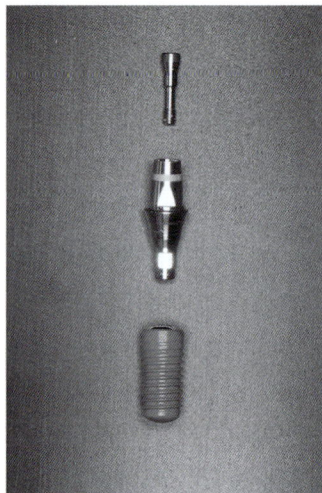

图 1-1-2 两段式根形种植体

我国口腔医学及生物材料学工作者于 20 世纪 70 年代末开始涉足口腔种植领域。20 世纪 80 年代中期，华西医科大学（现四川大学）和第四军医大学（现空军军医大学）相继成立人工种植牙课题研究组，对羟基磷灰石人工骨（HA）、玻璃陶瓷人工骨和牙种植体结构及临床应用进行了较广泛深入的研究。1992 年，陈安玉教授主编出版了我国第一部《口腔种植学》专著。张锡泽教授、邱蔚六教授编写的口腔种植学章节纳入了本科教材中，对我国口腔种植学的发展起到了极其重要的推动作用。2010 年，口腔种植学在我国列入二级学科。

二、骨结合理论

骨结合（osseointegration）即种植体表面与周围发育良好的骨组织之间在结构和功能上的直接结合，界面无纤维组织介入。骨结合是瑞典哥德堡大学的 Brånemark 教授等经过 10 余年对钛种植体植入骨组织的实验研究后首先提出，是牙种植成功的重要标志和现代口腔种植学的理论基础。

Brånemark 教授在 1977 年发表了关于"Osseointergrated implant in the treatment of the edentulous jaw. Experience from a ten year period"的重要研究成果，正式提出了"骨结合"理论。"骨结合"既表达了骨 - 种植体界面的微观状态，也描述了种植体"坚固内固定（rigid fixation）"的临床状态。骨结合至今仍是公认的种植体与周围骨组织最理想的结合状态。Brånemark 种植体（商业纯钛、螺纹状）的结构设计成为当代根形种植体设计的参考标准。

第二节　牙种植成功标准

1978 年，NIH-Harvard 会议第一次提出了口腔种植成功的评价标准（NIH-Harvard 标准）后，牙种植治疗的临床应用得到了进一步规范。

1986 年，在骨结合理论的基础上，Albrektsson 和 Zarb 教授提出了口腔种植成功的评价标准：①种植体无动度；② X 线显示种植体周围无透射区；③种植体功能负载一年后，垂直方向骨吸收小于每年 0.2mm；④种植体无持续性或不可逆的症状，如疼痛、感染、麻木、坏死、感觉异常及下颌管损伤；⑤达到上述要求者，5 年成功率 85% 以上，10 年成功率 80% 以上为最低标准。该标准在国际上得到了广泛认可。

1995 年，在珠海召开的全国种植义齿学术工作研讨会上对我国种植义齿的成功标准达成了共识：①种植体行使支持和固位义齿的功能条件下，无任何临床动度；②放射学检查显示，种植体周围骨界面无透射区；③垂直方向的骨吸收不超过种植手术完成时种植体在骨内部分长度的 1/3（采用标准投照方法 X 线片检查）；④种植后无持续和 / 或不可逆的下牙槽神经、上颌窦、鼻底组织的损伤，感染及疼痛、麻木、感觉异常等症状。以上标准中任何一项未能达到，均不视为成功。按照上述标准，5 年成功率应该达到 85% 以上，10 年成功率应达到 80% 以上。

（宫 苹）

第三节　牙种植系统的结构

一、牙种植体的组成

不同种植系统的结构设计特点不同，种植体植入缺牙区后周围骨组织受力不同，以及上部修复体戴用后义齿内部各部件间的应力分布的差异，都直接影响种植体边缘骨组织的吸收，影响种植体长期的功能性、稳定性及美观性。因此种植体结构设计是种植修复成功的关键因素之一。

目前，国内外口腔种植体系统繁多，种植体系统在结构、形态、组成等方面均有所不同，部分结构尚无统一的分类和名称。常用的种植体系统包括以下三个主要组成部分（图 1-3-1，即种植体（implant）、基台（abutment）和上部结构（suprastructure）。

（一）种植体

种植体也被称为人工牙根，是替代脱落牙根的柱形或锥形结构，通过外科手术的方式将其植入人体缺牙部位的颌骨内，与周围骨组织产生骨结合。种植体具有支持和传导殆力的功能。目前牙种植体主要由具有良好生物相容性的纯钛或钛合金制成。种植体分为颈部、体部和根端三个部分。

1. **种植体颈部**　用于固定基台，是种植体与基台的连接区，又称为种植体 - 基台连接（implant-abutment connection），于牙槽嵴处穿出骨面。某些种植系统的颈部被设计在软组织内，而另一些种植系统颈部位于骨平面或骨平面根方。与基台的接触区常被设计为平台，承担轴向咬合力。

2. **种植体体部**　有多种形状，如圆柱形、圆锥形或其他形状。种植体表面有酸蚀喷砂、钛浆喷涂等多种处理方式。

3. **种植体根端**　设计平滑和圆钝，可以减少种植体植入时对周围组织的伤害。某些种植体系统的根端设计有切割凹槽，使种植体具有一定自攻性，减小植入阻力。

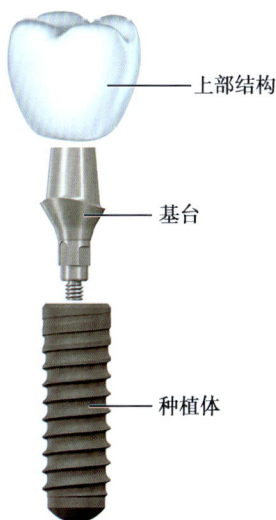

图 1-3-1　种植系统主要组成部分

上部结构

基台

种植体

（二）基台（abutment）

基台是种植系统中安装于骨内种植体平台上，用于种植体连接、支持和／或固定上部结构的部分。基台种类繁多，可根据与种植体和修复体的连接方式、基台的结构与制作方式、基台长轴、用途和材料等进行分类（表 1-3-1）。

表 1-3-1　基台的分类依据和类别

分类依据	类别
连接修复体和上部结构的固位方式	螺丝固位基台（abutment for screw retention） 𬌗向螺丝固位基台（transocclusal screw-retained abutment） 横向螺丝固位基台（transversal screw-retained abutment） 粘接固位基台（abutment for cement retention） 附着体基台（abutment for attachment）
基台长轴和种植体长轴的位置关系	直基台（straight abutment） 角度基台（angled abutment）
基台是否有抗旋转结构	冠基台（crown abutment） 桥基台（bridge abutment）
制作材料	钛基台（titanium abutment） 瓷基台（ceramic abutment） 金基台（gold abutment）
修复时机	临时基台（temporary abutment） 永久基台（permanent abutment）
是否带有肩台设计	有肩基台（abutment with shoulder） 无肩基台（abutment without shoulder）
加工方式	成品基台（customized abutment） 个性化基台（individual abutment）

常用基台如图 1-3-2 所示。

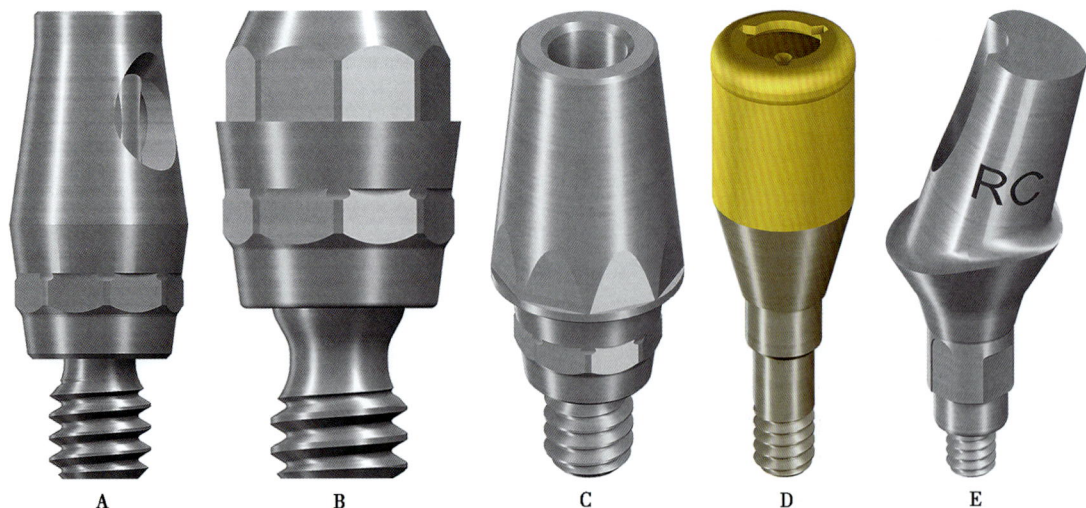

A　　　　B　　　　C　　　　D　　　　E

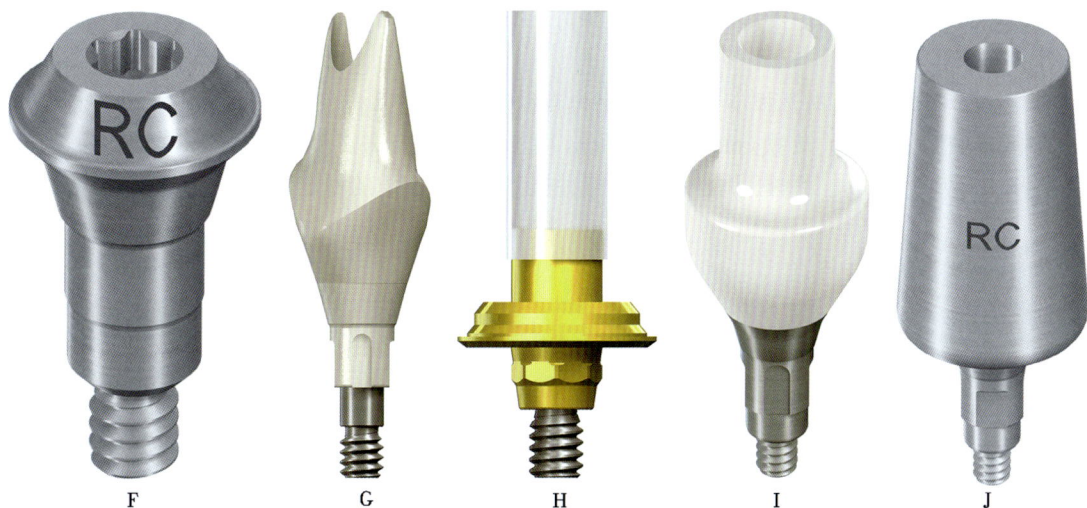

图 1-3-2　不同类型的基台

A. 𬌗向螺丝固位基台　B. 穿龈 1.5mm 八角基台　C. 粘接固位基台　D. 附着体基台　E. 角度基台　F. 桥基台　G. 瓷基台　H. 金基台　I. 临时基台　J. 研磨基台。

二、牙种植体结构的发展

在长期的基础和临床研究过程中，牙种植体的结构设计不断演化。从最初 Brånemark 教授设计的纯钛光滑表面的螺纹柱状种植体，逐渐变为纯钛粗糙表面，兼具各种形态的螺纹骨内种植体。目前种植体结构设计发展主要有以下几个方面：

（一）一段式及二段式种植体

1. **一段式种植体**（one-stage implant）　基台与位于骨内的种植体为一整体。目前使用较少，多用于制作种植体支持的过渡义齿或对美学要求不高的种植修复。

2. **二段式种植体**（two-stage implant）　是指种植体与基台为独立的两个部分，两者通过种植体中心螺丝相连接。与一段式种植体相比，两段式种植体有助于上皮袖口的封闭和颈部应力的分散，并可以根据种植体愈合后软硬组织及咬合情况选择不同形式的基台。二段式种植体是目前主流的种植体类型。

（二）骨水平及软组织水平种植体

骨水平和软组织水平种植体的主要区别在于种植体的颈部设计不同。

1. **骨水平种植体**（bone-level implant）（图 1-3-3A）　颈部与牙槽嵴顶平齐或位于牙槽嵴根方。种植体颈部设计可以为光滑表面，也可以为粗糙表面。粗糙表面有利于种植体与周围组织更好的产生骨结合，光滑表面则有利于种植体周围发生边缘骨吸收后的清洁。骨水平种植体依靠基台与周围软组织形成软组织封闭。

2. **软组织水平种植体**（soft tissue-level implant）（图 1-3-3B）　光滑颈部位于软组织之内。种植体粗糙部分植入骨内发生骨结合，而光滑颈部与周围软组织愈合形成软组织封闭，防止细菌侵入。与骨水平种植体相比，种植体与基台间的微间隙向冠方位移，避免连接处的微动和微间隙处的病原微生物对种植体周围骨组织的刺激。同时减少了牙龈成形二期手术，降低了种植体周软组织封闭遭受破坏的风险。

（三）基台与种植体的连接方式

按照种植体 - 基台的连接方式，种植体可以分为基台外连接及基台内连接种植体。

1. **基台外连接种植体**（图 1-3-4A）　种植体平台中心向冠方凸起为外连接种植体。外基台可以为外六角、外八角等形状，具有分散咬合力作用。

2. **基台内连接种植体**（图 1-3-4B）　基台内连接种植体中基台深入种植体内部，依靠种植体内部结构及基台的设计实现基台固位、定位、分散咬合力等作用。种植体内部可以为内六角、内八角、内三角等抗旋转结构，也可以设计莫氏锥度，利用基台与种植体内壁产生的机械摩擦提供固位力。

骨水平种植体修复时选择小于种植体平台直径的基台，使基台与种植体对接的位置向种植体平台中心内移，称为平台转换（platform switch，图 1-3-4C）。临床试验及动物实验表明，平台转换技术可以减少种植体周围垂直向骨吸收，维持种植体周围骨组织的稳定性。

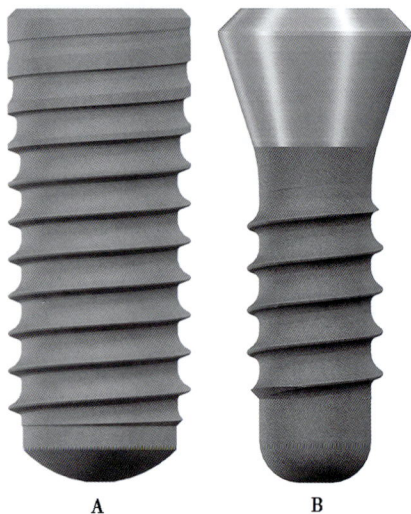

图 1-3-3　骨组织水平种植体及软组织水平种植体
A.骨组织水平种植体　B.软组织水平种植体

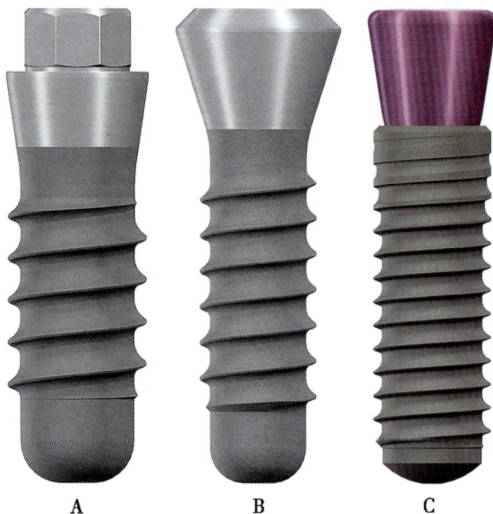

图 1-3-4　外连接，内连接及平台转换
A.组织水平基台外连接种植体　B.组织水平基台内连接种植体　C.骨水平基台内连接种植体

（四）种植体直径

对螺纹种植体而言，种植体体部直径分为不包含螺纹的内径和包含螺纹的外径。种植体直径每增加 1mm，种植体表面积约增加 25%。表面积增加可以分散种植体所受咬合力，但直径越大的种植体对缺牙区可用骨组织厚度的要求越高。

（五）种植体长度

种植体长度是指种植体植入骨内部分的长度。目前骨水平种植体是指整个种植体长度，软组织水平种植体是指种植体粗糙表面的体部长度。增加种植体长度增加骨 - 种植体界面的表面积，增强抗侧向负荷的能力，但应注意避免过长种植体损伤重要解剖结构。

（六）种植体形态

目前临床上常见的种植体外形有柱形、根形、阶梯形、楔形和锥形等。其中柱形及根形种植体应用最广泛。

1. 柱形种植体（图 1-3-5A）　形状为轴对称、上下直径相同的种植体称为柱形种植体。

2. 根形种植体（图 1-3-5B）　形状为轴对称的圆锥形，与单根牙形态类似的种植体称为根形种植体。根形种植体在即刻种植时可以与拔牙窝形状更好的吻合，当缺牙区邻牙牙根距离较近时，可以避免损伤邻牙牙根。

图 1-3-5　不同形态的种植体
A.柱形种植体　B.根形种植体

种植体形态结构尚无统一标准，各种结构设计各具优缺点。通过优化种植体设计增加骨结合面积，降低种植体周围骨吸收是种植体研究设计的持续目标。

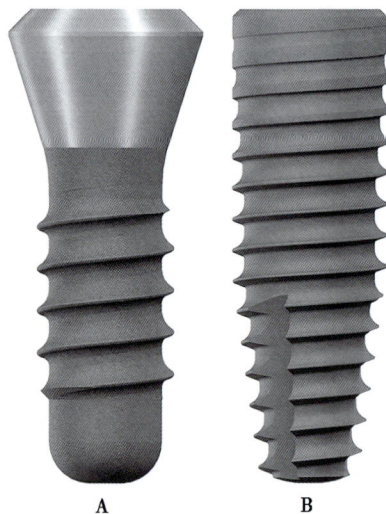

（王佐林）

第二章　口腔种植学基础

口腔种植学基础主要讨论口腔种植相关的重要基础理论，包括种植体骨结合过程、穿龈附着、相关应用解剖及组织学、种植体材料特点、表面处理技术和相关植入材料的特点等。

第一节　生物学基础

一、骨结合理论的发展

20 世纪 60 年代，Brånemark 教授发现植入骨内的钛金属与骨组织之间存在直接锚固作用，首次提出了骨结合（osseointegration）理论。然而由于研究方法上的不足，当时还没有直接的组织学证据来证实这个理论。20 世纪 70 年代中期，Schroeder 教授采用不脱矿硬组织切片技术，首次证实骨组织与种植体之间的直接结合。他用"功能性固连（functional ankylosis）"来描述这种种植体与骨组织的牢固结合，并提出：遵循合理的种植原则而植入的种植体，其表面可有新骨形成。1981年，Albrektsson 教授提出了实现种植体骨结合的必要条件，其中包括材料的生物相容性、种植体设计、表面形态、植床状态、外科操作及负载情况等。

曾有学者对骨结合的概念持怀疑态度。他们认为骨结合过程只是单纯的异物反应，而生物力学因素决定了种植体表面是否由纤维结缔组织或者骨组织所包绕。然而，不同种植体的材料与表面形貌所引起骨组织反应有明显差异，因而将骨结合过程简单认定为异物反应并不恰当。

经过数十年的研究与发展，骨结合的概念逐步明确：骨结合存在于生理状态下的骨组织与种植体之间，是一种无任何纤维组织间隔的直接结合，这种结合能够将种植体的负荷持续传导并分散在骨组织中。这一概念中并没有明确骨 - 种植体的接触范围。事实上，骨与种植体界面基本不能达到完全的骨结合，多数报道骨结合达到 50%～85%。良好的机械稳定性是实现种植体骨结合的必要条件。这种稳定性由种植体颈部充足的骨皮质以及富含骨小梁结构的骨松质共同实现。种植手术将造成一定的骨组织与黏膜的机械损伤，从而引发创伤愈合过程，而骨结合将在这一系列创伤愈合过程中逐步实现。

二、种植体穿龈附着

（一）种植体穿龈界面的组织学

种植体的长期稳定，除有赖于良好的骨结合状态外，也受到种植体周围软组织附着情况的影响。种植体周黏膜组织形成黏膜附着或穿黏膜附着（transmucosal attachment），从而实现生物学封闭（biological seal），这是隔绝种植体周围骨组织与口腔环境的重要屏障。

正常种植体周黏膜组织和天然牙龈组织均为粉红色，质地坚韧。组织学观察发现，种植体周黏膜组织与天然牙龈组织相类似（图 2-1-1，表 2-1-1）。其口腔侧被覆角化良好的牙龈上皮，种植体侧分为龈沟上皮和屏障上皮（barrier epithelium）。该屏障上皮与天然牙周围的结合上皮（junctional epithelium）有共同特征，长度约为 2mm，主要通过基底板与半桥粒附着于钛种植体表面。种植体穿黏膜附着由两部分组成，即屏障上皮和结缔组织附着区。结缔组织附着区位于屏障上皮根方至

ER2-1

文档: ER2-1
骨结合的动物研究

牙槽嵴顶之间长约1～1.5mm的区域。此处结缔组织与种植体表面的TiO_2层直接接触，其胶原纤维来自于牙槽骨嵴顶的骨膜，由骨膜向软组织边缘伸展，方向与基台表面平行。

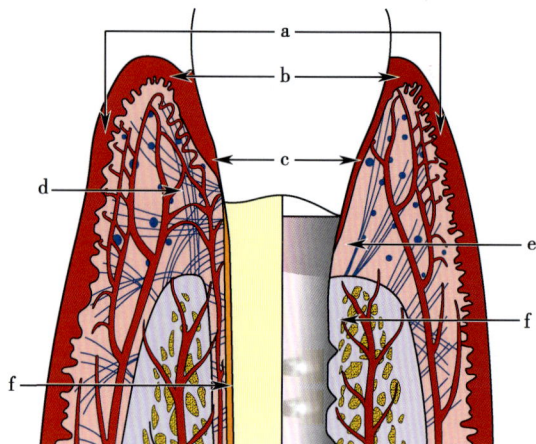

图 2-1-1　种植体周黏膜组织与天然牙龈组织

表 2-1-1　天然牙周围组织与种植体周组织结构的比较

	天然牙	种植体
a	口腔上皮	口腔上皮
b	有游离龈	没有游离龈
c	结合上皮	屏障上皮
d	结缔组织（1.06～1.08mm）	结缔组织（1～1.5mm）
e	纤维方向：扇形	与种植体表面平行
f	有牙周膜	无牙周膜

注：a～f见图2-1-1所示。

　　与天然牙周围组织不同，种植体周围无牙骨质以及牙周膜结构。穿黏膜附着区的结缔组织胶原纤维较多，而成纤维细胞和血管结构则明显较少。Moon等在狗的动物实验中显示，种植体穿黏膜附着区的结缔组织可分为A、B两区（图2-1-2）。A区与种植体表面紧邻，约40μm宽。这个区域内几乎没有血管结构，但是有大量成纤维细胞，其细胞长轴与种植体表面平行。B区与A区紧邻，约160μm，含有更多的胶原纤维与血管结构，而成纤维细胞很少。不同粗糙度表面的基台周围结缔组织成分基本一致，富含细胞的界面主要由圆形与扁平形的成纤维细胞构成。这些研究结果提示种植体表面的TiO_2层与结缔组织之间的附着可以维持，并且可由成纤维细胞修复。

　　天然牙周围软组织的血液供应有两个来源：骨膜上血管和牙周膜血管。其中牙周膜血管朝冠方走行，终止于游离龈。种植体无牙周膜结构，周围黏膜的血液供应只来源于牙槽嵴外侧的骨膜上血管（superperiosteal blood vessel），其走行至牙槽嵴上方的黏膜，形成口腔上皮下毛细血管和屏障上皮外血管丛。与钛表面连接的结缔组织仅含少量血管，都属于骨膜上血管的终末支。

（二）种植体周生物学宽度

　　与天然牙相似，种植体周围屏障上皮和结缔组织附着构成种植体的生物学宽度（biological width，BW），即从屏障上皮最冠方到牙槽嵴顶之间约3～4mm的距离，也称为生物学屏障

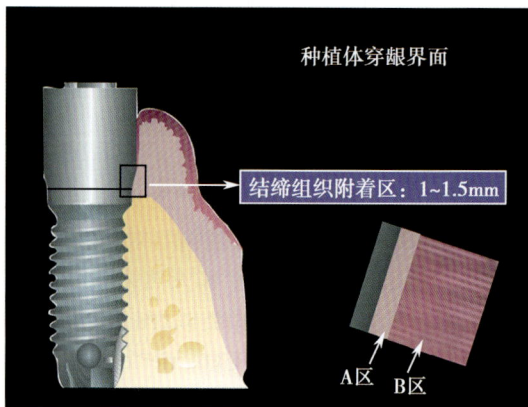

图 2-1-2　结缔组织组成

（biological barrier）。屏障上皮向根方迁移，会引起牙槽嵴的相应吸收，而沟底至牙槽嵴顶的生物学宽度保持不变。在 Bergludh 与 Lindhe 的经典实验中，实验组的牙槽嵴顶黏膜厚度人为减少至2mm，而对照组黏膜厚度仍保持 4mm。6 个月后组织学观察发现，实验组与对照组的种植体穿黏膜附着状况一致，均包括 2mm 屏障上皮与 1～1.5mm 的结缔组织附着。但是，实验组的牙槽嵴顶明显吸收，此时的附着部位根向迁移至种植体粗糙面水平。

（赖红昌）

第二节　口腔种植应用解剖及组织学

一、口腔软组织解剖

正常的软组织形态和结构是保证种植体生物学封闭和长期稳定的关键因素之一。口腔黏膜分为三类：咀嚼黏膜（masticatory mucosa），包括牙龈和硬腭黏膜，为角化黏膜；被覆黏膜（lining mucosa），包括牙槽黏膜、颊黏膜和软腭黏膜等；特殊黏膜（specialized mucosa），如舌背黏膜。口腔种植主要涉及被覆于牙槽骨表面的黏膜组织，包括牙龈、硬腭黏膜和牙槽黏膜。

（一）牙龈

1. 牙龈的解剖学　牙龈（gingiva）是包围和覆盖在牙颈部和牙槽嵴部分的口腔黏膜组织，其正常情况下呈粉红色，坚韧而几乎不活动。牙龈在口腔前庭和下颌舌侧面，与牙槽黏膜相连续，他们之间有明显的分界线，即膜龈联合（mucogingival junction）或膜龈线（mucogingival line），是健康牙龈组织的特征之一；在上颌与硬腭黏膜连续，无明显的分界线。牙龈按照其特点，可分为游离龈、附着龈和牙间乳头三部分。

（1）游离龈（free gingiva）：指牙龈边缘不与牙面附着的部分，其冠方为游离龈缘（free gingiva margin），根方为游离龈沟（gingival sulcus），内侧为釉质表面，外侧为口腔。其游离可动，呈连续的半月形弯曲，色泽比附着龈稍红。

（2）附着龈（attached gingiva）：在游离龈的根方，为紧密附着在牙槽嵴表面的牙龈组织。其色泽粉红，质坚韧，不能移动，40% 成年人附着龈表面呈橘皮状，其上的点状凹陷称为点彩。

（3）牙间乳头（interdental papilla）：牙龈呈锥状体充填于邻近两牙的牙间隙部分称为牙间乳头，也称龈乳头。龈乳头的形态受到邻牙接触关系、接触面积和牙邻面外形的影响。

2. 牙龈的组织学　牙龈是口腔黏膜的一个重要部分，由上皮层和固有层组成，无黏膜下层。其中上皮层又分为牙龈上皮、龈沟上皮和结合上皮。

（1）上皮层

1）牙龈上皮（gingival epithelium）：分布于游离龈和附着龈的表面，为复层鳞状上皮，表面明显角化或不全角化。上皮钉突多而细长，较深地插入固有层当中，使上皮与深层组织牢固地连接。

2）龈沟上皮（sulcular epithelium）：龈沟上皮位于龈沟内，为复层鳞状上皮，无角化，有上皮钉突，相对较为脆弱。

3）结合上皮（junctional epithelium）：位于龈沟的根方，为复层鳞状上皮，无上皮钉突。其从龈沟底开始，向根方附着在釉质或牙骨质表面，提供牙龈与牙表面的结合。

（2）固有层：牙龈固有层由致密的结缔组织构成。高而细长的结缔组织乳头使局部上皮隆起，隆起部分之间凹陷处相当于上皮钉突，上皮钉突的表面形成点彩。结缔组织含丰富的胶原纤维，并直接附着于牙槽骨和牙颈部。另外，牙龈固有层结缔组织还含有成纤维细胞、血管、神经和基质，以及少量的肥大细胞、巨噬细胞、中性粒细胞、淋巴细胞和浆细胞等。

3. 牙龈生物型（gingival biotype）　牙龈与牙冠的协调在前牙的美学修复中占有重要的地位，而围绕在种植体周围的软组织形态上与天然牙相同，根据牙龈组织不同的形态和厚度，可以将其分为不同的牙龈生物型。通常可将牙周探针探入龈沟内，若可视及牙周探针的轮廓，则为薄龈生物型；若不可视及探针轮廓，则为厚龈生物型。另外，也可将厚度≥2.0mm 的牙龈称为厚龈生物型；将厚度≤1.5mm 的牙龈称为薄龈生物型。

ER2-2

图片：ER2-2
牙龈生物型

不同的牙龈生物型对炎症、修复、创伤等反应各有不同。龈炎、牙周炎等牙周疾病在薄龈生物型的人群中发生率更高，且此类人群在拔牙术后骨吸收也更加明显。因此牙龈生物型是种植治疗，特别是前牙美学种植治疗需要重点考虑的影响因素之一。

（二）牙槽黏膜

牙槽黏膜（alveolar mucosa）分布于牙槽骨表面，其表面较为平滑，色泽粉红，无角化。固有层含有胶原纤维、弹力纤维和网状纤维。胶原纤维束不如咀嚼黏膜粗大，上皮与结缔组织交界比较平坦，结缔组织乳头较短粗。有疏松的黏膜下层，黏膜下层中含有丰富的血管，并且清晰可见。黏膜下层富有弹性，有一定的活动度。

（三）硬腭黏膜

腭黏膜由两部分组成，前 2/3 为硬腭黏膜，后 1/3 为软腭黏膜。硬腭黏膜（hard palatal mucosa）色泽粉红，为典型的咀嚼黏膜，表面角化较厚，以正角化为主，与硬腭的骨膜附着紧密，移动性小，能耐受摩擦和咀嚼。硬腭黏膜是种植体周软组织移植的主要供区之一。

二、上颌骨解剖

上颌骨（maxilla）位于颜面中部，是面部骨骼中最大的骨。上颌骨形状不规则，由上颌骨体、颧突、额突、腭突、牙槽突组成，称为"一体四突"。双侧上颌骨在中缝处相连，形成一个整体。

（一）主要的解剖结构

1. 上颌骨体 位于上颌骨中央，分为前外侧面、后外侧面、上面、内面及内部的上颌窦。

2. 上颌骨四突 分别为额突、颧突、腭突和牙槽突。牙槽突又称为牙槽骨，为上颌骨体前外侧面及后外侧面向下延伸的部分，是上颌牙的支持结构。

3. 切牙孔（incisive foramen） 两个中切牙腭侧的中线上有切牙孔，为切牙管（incisive canal）的出口，内有鼻腭神经血管束通过。切牙管位于鼻中隔两侧，梨状孔下缘后方 8～18mm 处，长度为 8～26mm，管的轴向与眼耳平面成 57°～89.5° 角。上颌骨前部牙槽骨严重吸收时，切牙孔可接近牙槽嵴。前牙的种植手术应尽量避免损伤切牙孔。若意外损伤，可按照骨缺损处理，一般不会出现明显的神经感觉功能异常。

4. 腭大孔（greater palatine foramen） 在第三磨牙腭侧，牙槽突与腭骨水平部共同形成腭大孔，有腭大血管及腭前神经通过。

（二）血管和神经分布

1. 上颌骨的神经分布 上颌骨的神经来源于三叉神经第二支——上颌神经。支配上颌骨及周围软组织、牙及牙周组织的主要神经分支有鼻腭神经、腭神经、上牙槽前神经、上牙槽中神经和上牙槽后神经。

2. 上颌骨的血液供应 上颌骨的血液供应主要来源于上牙槽后动脉、腭降动脉、眶下动脉以及蝶腭动脉。和下颌骨相比较，上颌骨更多的接受来自周围软组织提供的血液供应。所以上颌骨牙槽突表面的骨皮质有更多的滋养孔，以利微血管通过，这也是上颌牙槽突骨皮质较为疏松的一个原因。

3. 上颌窦的血管神经分布及走行 眶下管的前段在距眶下孔 6～10mm 处发出牙槽管，经眶下孔下方，于上颌窦前壁向前下方走行，有上牙槽前神经和上牙槽前动脉通过。自眶下管后段或眶下沟发出另一牙槽管，经上颌窦前壁下行，有上牙槽中神经通过。在上颌窦后壁则有牙槽管向下、向前走行，有上牙槽后神经和上牙槽后动脉通过。这些牙槽管在多数情况下不形成管样结构，神经血管以切迹形式在上颌窦黏膜与上颌窦骨壁之间走行。

（三）上颌骨的结构特点

1. 上颌窦（maxillary sinus） 位于上颌骨内，类似于一个横置的锥体，以鼻腔外侧壁为基底，尖端朝向颧突。上颌窦的大小和形状差别较大，即使同一人的左右侧上颌窦也存在差异。上颌窦的容积从 9.5～20mL 不等，平均为 14.75mL。

上颌窦骨壁没有重要肌肉附着，其最重要的功能刺激来自于咀嚼压力，所以当上颌牙缺失后，上颌窦壁由于缺乏来自于牙的功能刺激而逐渐变薄。吸气时上颌窦内存在负压作用，气化程度的增加能进一步导致牙槽骨吸收,使上颌窦有扩张的趋势。某些无牙颌病例的上颌窦底高度可以与鼻底平齐。这些都将增加种植手术的复杂程度和风险。

上颌窦的四个壁:①前外侧壁,又称面壁,为上颌骨的前面;②后壁,为上颌骨的后面;③上壁,即眶壁,为上颌骨的上面;④下壁,即上颌窦底,为上颌骨的内面。与上颌窦提升有关的是前外侧壁和上颌窦底。

前外侧壁:临床上常用的上颌窦侧壁开窗窦底提升术(也称为外提升术)即以此壁为径路。多数情况下,上颌窦向前可达到前磨牙根方,有时甚至延伸到尖牙根方,极个别人可达到面部中线。前壁有两个主要标志,即尖牙窝和眶下孔。尖牙区由薄层致密骨组成,周界区由厚层致密骨组成。

上颌窦底:向下达到牙槽突。很多人的上颌磨牙牙根可以伸入上颌窦,在上颌窦底形成间隔突起,分隔出许多小凹陷,称为牙槽隐窝(alveolar recesses)。在多数情况下,最低的凹陷位于第一磨牙和第二磨牙区域,偶尔上颌窦底出现骨裂,牙根尖直接被覆上颌窦黏膜。上颌窦窦底的位置向前逐渐升高,窦嵴距也随之逐渐增加。

根据上颌后牙根尖与上颌窦底的关系,上颌窦分为四种类型:

第一类:上颌后牙根尖与上颌窦底之间有较多骨质间隔。

第二类:上颌后牙根尖与上颌窦底之间只有很薄的一层骨质。

第三类:上颌后牙根尖与上颌窦底之间仅覆以窦底黏膜。

第四类:上颌后牙根尖完全位于上颌窦内。

上颌窦分隔(maxillary sinus septa):较为常见,发生率为13%～35.3%不等,高度在2.5～12.7mm。分隔的形成可能与上颌窦气化的不同阶段有关。上颌窦内的分隔是上颌窦骨皮质的突起,呈隆起状、锯齿状或棘状,分隔上附有薄的上颌窦黏膜。上颌窦分隔的存在会增加上颌窦提升手术时窦黏膜撕裂的风险,也会影响上颌窦提升术的术式。Al-Faraje将上颌窦分隔分为六种类型,用于临床上上颌窦提升术的术前评价。

Ⅰ类:单个基底部垂直分隔。

Ⅱ类:多个基底部垂直分隔。

Ⅲ类:单个局部垂直分隔。

Ⅳ类:多个局部垂直分隔。

Ⅴ类:局部水平分隔。

Ⅵ类:完全垂直分隔。

上颌窦黏膜:亦称为Schneiderian膜,组织结构与鼻腔黏膜相同,为复层柱状的呼吸道上皮,通常由上皮层(复层纤毛上皮)、基底层和固有层三部分组成。上皮层包括纤毛或非纤毛柱状细胞、基底细胞和杯状细胞。固有层较厚,由血管、腺体和骨膜组成。杯状细胞分泌黏液,能够黏附灰尘和颗粒,保持黏膜湿润,并湿化吸入的空气。纤毛柱状细胞将上颌窦黏膜产生的分泌物运输至上颌窦裂孔。骨膜部分由弹性纤维组成,具有良好的弹性,较容易分离。上颌窦黏膜分泌的黏液和纤毛运动功能能够抵抗外来病原体的侵入,防止上颌窦感染。

上颌窦黏膜的厚度在0.3～0.8mm,较鼻腔黏膜薄,血供也略差。其厚度特征为窦底部黏膜比其他壁处的黏膜厚,前外侧壁黏膜比内侧壁黏膜厚,无牙颌上颌窦黏膜有增厚趋势,吸烟者的黏膜更薄,且易碎。上颌窦黏膜在健康状态下略呈蓝色,且具有弹性。由于炎症等因素,上颌窦黏膜可能出现异常增厚和囊肿等病理改变,行上颌窦底提升术前应完善检查。

上颌窦裂孔(maxillary hiatus):正常情况下,上颌窦裂孔开口于中鼻道,有时下鼻甲的位置较低,在鼻底上方5～9mm处,上颌窦裂孔的位置也相应降低。上颌窦提升术时,应防止过度提升,造成裂孔的阻塞。

副上颌窦裂孔(accessory maxillary hiatus):发生率在30%～40%,常见于下鼻甲和中鼻甲之间,与上颌窦裂孔一样,也应尽量避免阻塞。

2. 牙槽突(alveolar process)　上颌牙槽突即通常所称的牙槽骨。两侧牙槽突在中线相接,形成蹄形状的牙槽骨弓。在牙槽骨中有与牙根形状相吻合的牙槽窝(alveolar sockets),以容纳和支持牙根。牙槽窝的游离缘称为牙槽嵴,两牙之间的牙槽骨称牙槽间隔,多根牙诸牙根之间的牙

图片:ER2-4 上颌窦分隔分类示意图

图片:ER2-5 上颌窦黏膜组织示意图

图片:ER2-6 上颌窦黏膜在CBCT上的影像表现

槽骨称为牙根间隔。拔牙后的牙槽窝经重建后被骨组织所充满，成为剩余牙槽嵴。

牙槽突内、外骨板均由骨皮质构成，中间夹以骨松质。通常腭侧骨板均较唇颊侧厚，上颌第一磨牙区的颊侧骨板因颧牙槽嵴而明显增厚。前牙及前磨牙区的外侧骨板因牙根的突度向外突出，其牙根形态清晰可辨。口腔前庭区触诊，可以触及到某些突起的牙根轮廓。上颌牙缺失后，唇、颊侧骨板较腭侧骨板吸收迅速且明显，常常形成骨缺损。因此全牙列缺失后，上下牙弓易形成反𬌗关系。整个上牙槽突向唇颊侧倾斜。偏离垂直平面10°～30°，前牙区较后牙区更明显。由于下颌牙弓的半径比上颌牙弓大，下颌切牙区牙槽骨相对于上颌舌倾，补偿了上下颌水平关系的不协调。

3. 支柱及支架结构　上颌骨在承受咀嚼压力明显的部位，骨质致密，形成尖牙支柱、颧突支柱及翼突支柱，这三对支柱均起自牙槽突向上达颅底。牙列缺损或牙列缺失后，这三对支柱部位的骨质仍然致密，有利于种植体植入后的早期稳固。

三、下颌骨解剖

下颌骨（mandible）由两部分组成，即下颌体（水平部）和下颌支（垂直部）。绝大多数口腔种植体手术在下颌体区进行，只有少数的种植手术涉及下颌升支区域。

（一）主要的解剖结构

1. 下颌体　呈弓形，分为内外两面及上、下两缘；或以颏孔和下颌管水平为界，分为下颌骨基部和下颌骨牙槽突两部分，在成人此两者高度基本相同。

下颌牙槽突与上颌牙槽突相似，前牙区牙槽突长轴略向唇侧倾斜，前磨牙和磨牙区牙槽突长轴基本呈直立状态。与上颌牙槽突相比，下颌牙槽突内、外骨板均由较厚的骨密质构成。前牙区唇侧骨板较舌侧薄，前磨牙区两者厚度相近，磨牙区颊侧骨板较厚。下颌第一、第二磨牙的颊侧尚有外斜线使其骨质增厚。

2. 下颌支（mandibular ramus）　为一几乎垂直的长方形骨板，分为髁突（condyloid process）、喙突（coronoid process）及内外两面。髁突、喙突之间为下颌切迹，有神经、血管通过。内面中央略偏后上方有一呈漏斗状的下颌孔（mandibular foramen），男性约相当于下颌磨牙平面，女性和儿童位置较低，下牙槽神经血管由此进入下颌管。

（二）血管和神经分布

1. 下颌骨的血供　主要来自于下牙槽动脉（inferior alveolar artery），下牙槽动脉为下牙槽神经的伴行动脉，与其分支颏动脉（mental artery）及切牙支，提供下颌骨、下颌牙、牙槽突、牙周膜及牙龈的血供。

2. 下颌骨的神经分布　主要来源于三叉神经的第三支——下颌神经（mandibular nerve）。与种植相关的神经主要有下牙槽神经、颊神经和舌神经。

（1）下牙槽神经（inferior alveolar nerve）：其运动支支配下颌舌骨肌和二腹肌前腹，于翼内肌与下颌支之间进入下颌神经沟，然后经下颌孔进入下颌管。出颏孔前分为粗大的颏神经（mental nerve）和较细的切牙神经（incisive nerve）。颏神经出颏孔，其分支分布于下颌前牙和第一前磨牙的唇颊侧牙龈、下唇黏膜和颏部、下唇的皮肤。切牙神经继续前行，但很少越过中线和对侧的切牙神经相吻合。

（2）颊神经（颊长神经）（buccal nerve）：自翼外肌上、下头之间穿出，于喙突内侧沿下颌支前缘向前下走行，分布于下颌磨牙和第二前磨牙颊侧牙龈及颊部黏膜和皮肤。

（3）舌神经（lingual nerve）：于翼内肌与下颌支之间下行，向前走行于下颌骨舌侧口底，分布于舌侧牙龈、口底及舌前2/3黏膜和舌下腺。

（三）下颌骨的结构特点

与种植外科密切相关的下颌骨解剖结构有下颌管、切牙管、颏孔、舌神经、下颌下腺窝等，在进行术前检查、制订修复计划前和手术时要特别注意这些结构，以防损伤相关神经或发生穿孔。另外，颏部和下颌升支外斜线常作为自体骨块移植的供区。

1. 下颌管　为下颌骨骨松质内的骨密质管道，下牙槽神经、动脉和静脉，又称下牙槽神经血管束走行于下颌管内。下颌管起自下颌升支舌侧的下颌孔，在下颌支内行向前下，在下颌体内则向前几乎呈水平，沿途发出小管至各牙槽窝，以通神经、血管，止于下颌体颊侧的颏孔。

行下颌牙种植手术时，应考虑下颌管的形态和位置，注意避免伤及下牙槽神经血管。大多数下颌管位于下颌骨的下半部分或者近下颌骨下缘，从横断面看，在下颌体的后 2/3 段外侧面较远，而在前 1/3 段距外侧面较近。下颌管与牙的垂直位置关系：在第三磨牙距离根尖 1mm，第一磨牙为 3mm，向前距离渐远，切牙管距下颌前牙根尖可达 10mm 以上。但是下牙槽神经在骨内的位置并不恒定，另外，在下颌孔和颏孔之间并不一定存在一个骨性的管道，时常缺乏明确的管壁（特别是近颏孔的位置），所以在备孔时感到更致密的骨质并不意味着接近下牙槽神经。所以，在下牙槽神经上方进行种植手术前的 CBCT 检查十分必要。

2. 颏孔　是前磨牙区和前牙区牙种植手术的重要解剖标志之一。在前磨牙区行种植牙手术时，需避免伤及颏神经血管束。老年患者或天然牙缺失后，牙槽骨萎缩吸收，故颏孔及下颌管相对上移甚至接近下颌骨上缘。

颏孔的高度可以作为可用骨高度的参考，因为下牙槽神经在出颏孔时总是向上方走行，所以即使种植体植入位置接近颏孔上缘，其末端仍在颏孔舌侧而没有手术风险。

超过 90% 的下颌管向前走行，然后反折开口于颏孔，这段结构称为颏神经襻或颏管（Anterior loop）。颏管长度约 4mm，与下颌管之间的角度一般为 55°～65°，但变异较大。也就是说颏神经可能走行于颏孔前方 3mm，所以当需要在颏孔近中植入种植体至颏孔水平以下时，种植体的远端至少要在颏孔近中缘前方 5mm；先锋钻应当定位于颏孔近中面前方 7～8mm 牙嵴嵴顶的位置（3mm+2mm 的安全范围＋种植体的半径）。在该区进行种植手术前，应对颏孔及颏管做尽可能清楚的分析判断，并精确测量颏孔及颏管上端到牙槽嵴顶距离。全景片显示不清晰，须行 CBCT 以了解横断面情况。

3. 舌神经　在下颌神经沟处位于下牙槽神经前内 1cm 处，因此行下牙槽神经口内麻醉法时，只需将针尖退出 1cm，注射麻药，即可同时麻醉舌神经。

舌神经感觉根分布于舌前 2/3 并接受来自鼓索的味觉纤维，一旦损伤会引起舌体麻痹，下颌下腺分泌唾液量减少并影响患者的味觉。在下颌第三磨牙的远中及舌侧，舌神经位置十分表浅，仅由一层薄的口腔黏膜覆盖。为了防止损伤舌神经，在磨牙后三角行远中松弛切口时应当偏向颊侧 30°（而非直线切口），因为舌神经有可能（约 10% 患者）就在磨牙后垫区表面穿过。其次，下颌后牙区舌侧翻瓣要特别小心，动作要轻，同时尽量避免舌侧减张切口。

4. 下颌下腺窝（submandibular fossa）　第二、第三磨牙区下颌舌骨肌的下方为下颌下腺窝，大约有 1/3 的患者这一解剖结构十分显著，形成明显的凹面，备孔时要特别小心舌侧穿孔。这种情况下，实际可用的垂直距离小于全口牙位曲面体层片上显示的管嵴距。下颌骨舌侧的解剖结构无法在全口牙位曲面体层片上观测到，由于上方有下颌舌骨肌，口内检查也不可见，触诊有助于舌侧解剖形态的评估，CBCT 是最佳的检查手段。

口底富含血管，如果下颌下腺窝部位的舌侧骨皮质被穿通，可能会损伤动脉，血肿立即形成或延迟形成，渐进性肿大的舌侧、舌下、下颌下、颏下血肿可能会引起舌体和口底的移位而阻塞气道。

5. 下颌支　可作为块状骨移植的供区，此区域骨质量较好，且双侧可取，并发症少，超声骨刀的应用大大降低了取骨的难度。取骨的范围包括外斜线、磨牙后三角、下颌体和下颌升支。

6. 颏部　两侧颏孔之间为种植安全区，还可以作为骨增量手术自体骨的供区，但可能并发切牙神经受损，可供骨量相对较少。

四、颌骨的萎缩及分类

牙缺失后，牙槽骨因失去功能性压力的刺激而逐渐萎缩。牙槽骨萎缩的影响因素，除局部牙周情况外，还包括口腔卫生状况、有无系统性疾病、年龄、受教育情况、生活环境及遗传因素等。因此，余留牙槽骨的骨质和骨量便因个体差异及缺牙部位的不同而表现出很大差异。因为余留牙槽骨的骨质、骨量与种植体的选用、植入部位、角度的确定及种植手术方式的设计密切相关，所以在进行种植手术之前，有必要从解剖及组织学方面了解缺牙区余留牙槽骨的宽度、高度以及密度。

（一）颌骨萎缩的特点

牙缺失后，牙槽骨持续发生水平及垂直型骨吸收。牙槽骨在缺牙后的两年内萎缩骨量的 70%～

80% 发生在最初的 1～3 个月内。

在质地上，牙齿缺失后，原有牙槽骨板结构被致密的骨小梁型的骨结构代替。拔牙后 1 周，牙槽窝内根尖处有类骨质形成，2 周后创口完全被新生上皮及结缔组织所封闭，3 周后牙槽窝根尖处出现编织骨，3 个月后新生骨小梁呈海绵状，原有牙槽窝壁界限不清，6 个月后形成粗大的骨小梁，1 年后骨组织致密。

1. 水平型骨吸收(horizontal resorption)　是最常见的吸收方式。牙缺失后牙槽间隔、唇颊侧及舌侧的嵴顶边缘呈水平吸收，而使牙槽嵴高度降低。传统意义上认为，种植体长度不应短于 8mm，与邻近结构应保持 1.5mm 左右距离，故余留牙槽骨高度不应小于 10mm。但随着短种植体的逐渐推广使用，现阶段可供使用的种植体长度最短为 5.0mm，故余留牙槽骨高度不小于 7mm。

下颌牙槽骨的吸收速度是上颌牙槽骨吸收的 4 倍，分别为每年 0.4mm 和 0.1mm。上、下颌牙槽骨水平吸收总高度为每年 0.5mm。严重的牙槽骨萎缩会引起面下 1/3 高度降低，面型苍老，并使下颌沿闭口运动方向旋转。

2. 垂直型骨吸收(vertical resorption)　也称角形吸收(angular resorption)，指牙槽骨发生垂直方向或斜行的吸收，牙槽嵴的高度降低不多(除非伴有水平吸收)，而牙槽嵴宽度减少。植入根形种植体，种植体直径至少为 3.3mm，其唇颊侧和舌侧至少应保留 1.5mm 的骨量，故余留牙槽骨宽度至少为 6.3mm。

严重萎缩的上下颌牙槽骨相对位置也会发生变化：下颌牙弓逐渐变大，上颌牙弓逐渐变小。此种变化产生的原因主要为：①上颌唇颊侧牙槽骨板薄于腭侧，吸收更显著；②上颌牙槽骨明显唇倾，不论水平型还是垂直型骨吸收均使牙弓变小；③下颌牙槽骨舌侧骨板较唇颊侧疏松，吸收更多；④下颌牙槽骨较下颌骨基部内倾，骨吸收使牙槽嵴向唇颊侧移动，严重的牙槽骨萎缩使下颌骨牙弓弧度相对增大；⑤与上颌骨基部相比，下颌骨明显突出，使上下颌骨之间呈现反𬌗的位置关系。

全口牙缺失的情况下，唇、颊及舌的压力，可加快牙槽嵴萎缩吸收。单个牙缺失时，邻牙在一定程度上减少了缺牙区牙槽骨的水平型吸收，但依然无法防止其垂直型骨吸收，临床上可见刃状牙槽嵴形成。

3. 上颌牙槽骨吸收的特点

(1)前牙区：余留牙槽骨可吸收至原有的 30%，吸收速度明显高于后牙区。牙槽骨垂直型吸收以 2 倍于水平型吸收的速度进行，内、外层骨板间常仅存少量骨松质或没有骨松质，形成刃状牙槽嵴。牙槽嵴唇侧常有轻度骨性倒凹，但总体来看，宽度从牙槽嵴顶至基底部仍呈现逐渐增加的趋势。切牙孔的相对位置会随着牙槽骨的吸收而变浅，术中应注意避开鼻腭神经。

(2)后牙区：垂直型骨吸收速度与水平型骨吸收速度基本一致，余留牙槽骨形态较圆钝。受缺牙后上颌窦进行性气化的影响，后牙区骨吸收量可至 80%。临床可见患者上颌窦黏膜与牙龈间仅存 0.5mm 左右厚度的骨板。

(3)结节区：上颌结节对应的上颌窦底位置，与牙槽嵴之间的距离基本恒定，偶发上颌窦进行性气化，骨量丧失可达 60%。一般而言，其骨量及形态均为种植体植入的理想位置，但由于骨密度较低，在种植体的选用及愈合时间上应引起注意。

4. 下颌牙槽骨吸收特点

(1)颏孔间区：骨丧失量高达 70%，牙缺失后 1 年牙槽骨高度降低 1.2mm，之后每年平均降低 0.4mm。随着牙槽骨不断吸收，骨皮质与骨松质的比例由 1:1 逐渐变大，主要原因为骨皮质增厚及骨松质致密化，最终形成刃状牙槽嵴。由于大多数牙槽神经在出颏孔前有回袢，长度甚至达 5mm 以上，故称为危险带，在行种植手术时应注意不要紧贴颏孔放入种植体。

(2)颏孔后区：骨吸收量略小于颏孔间区，但也可达 65%。虽然随着骨皮质增厚及骨松质致密化也会使骨皮质与骨松质比例由 1:1 逐渐增大，但刃状牙槽嵴少见，多表现为牙槽嵴形态更加圆钝及宽度增加。与上颌前牙区类似，下颌神经的相对位置也会随着牙槽骨的吸收而变浅，当其丧失严重时，下颌神经管可处于牙龈下方。神经管下方骨组织一般不吸收，只在下颌骨极度萎缩患者中，可见轻度吸收。

(二)颌骨萎缩的分类

1. 按照余留牙槽骨骨量分类　余留牙槽骨的宽度和高度直接决定了种植体植入的位点及种植修复效果。因此对不同吸收阶段的牙槽骨形态进行分类，归纳其吸收特征，可为种植体的选用及种植手术方式的设计提供依据。

Lekholm & Zarb（1985）描述了上、下颌牙槽骨萎缩的不同程度，提出将牙槽骨按其吸收后余留骨量分为五级（图2-2-1）：①大部分牙槽嵴尚存；②中等程度的牙槽嵴吸收；③明显的牙槽嵴吸收，仅基骨尚存；④基骨已开始吸收；⑤基骨已发生重度吸收。

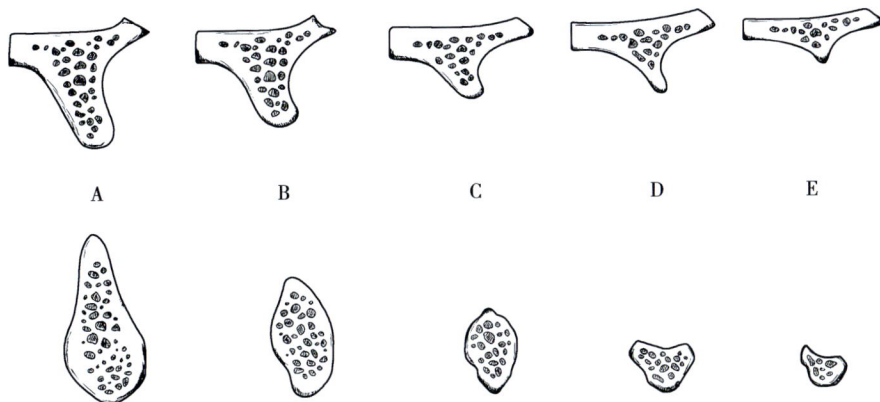

图 2-2-1 Lekholm & Zarb 余留骨量分级

A. 大部分牙槽嵴尚存　B. 中等程度的牙槽嵴吸收　C. 明显的牙槽嵴吸收，仅基骨尚存
D. 基骨已开始吸收　E. 基骨已发生重度吸收

2. 按照余留牙槽骨骨质分类　正常情况下，上颌后部牙槽骨密度最低，下颌前部牙槽骨密度最高，高于下颌后部及上颌前部牙槽骨密度。在牙槽骨内部结构中，固有牙槽骨最为致密，牙颈部周围骨密度高于根尖周骨密度。

牙槽骨的进行性吸收，不仅是牙槽骨骨量上有所变化，在骨质上也随着不同吸收阶段而有所差异。Lekholm & Zarb 根据颌骨前牙区骨密质与骨松质之间的比例关系，以及骨松质内的骨质密度将牙槽骨的骨质密度分为四类（图2-2-2）：①颌骨几乎完全由均质的骨密质构成；②厚层的骨密质包绕骨小梁密集排列的骨松质；③薄层的骨密质包绕骨小梁密集排列的骨松质；④薄层的骨密质包绕骨小梁疏松排列的骨松质。

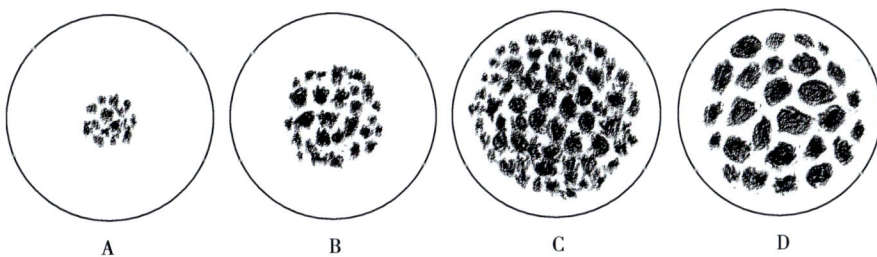

图 2-2-2 Lekholm & Zarb 骨质分类

A. 颌骨几乎完全由均质的骨密质构成　B. 厚层的骨密质包绕骨小梁密集排列的骨松质
C. 薄层的骨密质包绕骨小梁密集排列的骨松质　D. 薄层的骨密质包绕骨小梁疏松排列的骨松质

（袁　泉）

第三节　生物材料学基础

一、常用种植体材料

（一）钛及钛合金

钛及钛合金是最理想的人体植入金属材料，具有比重轻、耐高温、抗腐蚀等特点，也是目前国际上牙种植体的主流材料。钛金属机械性能良好，弹性模量和拉伸强度较低，减震幅度大，与颌骨部位骨皮质的力学性能相近。其具有高度的化学活性，表面极易氧化形成稳定的 TiO_2 氧化

膜。这一坚固的氧化层,使钛种植体与细胞、体液间形成稳定的化学结合,从而保证种植体与骨组织之间无纤维结缔组织间隔的直接结合。并且,钛离子溶出量极少,具有良好的生物相容性。

(二)生物陶瓷

生物陶瓷具有良好的生物相容性和稳定的化学性能,其弹性模量与骨组织相近,并多具有骨引导作用,可实现种植体的骨结合。因此生物陶瓷具有广阔的发展前景,可用于硬组织的代用材料和钛种植体表面处理材料。目前,陶瓷材料制作的牙种植体已经应用于临床,但其机械强度还不足,生物降解问题尚需进一步研究。

(三)高分子材料

高分子材料主要包括聚四氟乙烯、丙烯酸酯类等。这种材料易老化,在体液中降解,可能产生对机体有刺激的物质,长期植入人体的效果尚有争议。目前,复合牙种植体材料结合金属的优良性能,表面涂覆生物相容性好的生物材料,既能保证种植体的精度与强度,又能体现良好的生物相容性,具有理想的研究与应用前景。

最初应用于临床的种植体为光滑表面(machined/turned surface)的种植体(图 2-3-1)。其光滑表面是由研磨机精细打磨而成,在骨密度较好且使用二段式种植系统愈合时,具有良好的远期临床效果。但是,在骨密度低、术区植骨、即刻负载等病例中,光滑种植体的成功率显著下降。20 世纪 60 年代至 90 年代,种植体的表面经历了从光滑表面向粗糙表面的变革。一般认为,粗糙表面通过增大接触面积,可获得更好的初期稳定性;不规则的形态有利于血凝块的聚结,使血凝块与种植体表面的接触更加牢固;同时能够加快骨愈合过程。大量研究已经证实粗糙表面种植体相对于光滑表面具有更稳固的骨结合效果。钛种植体表面粗化修饰可促进新

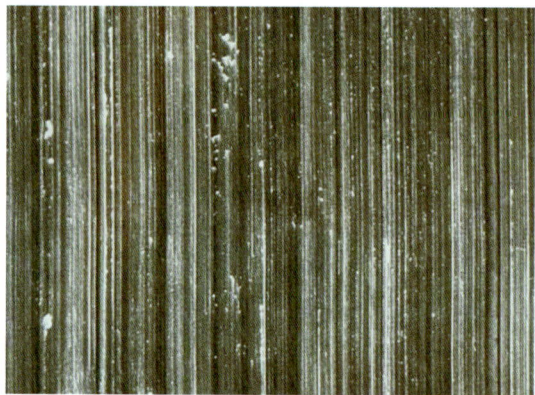

图 2-3-1　机械研磨表面

骨生成,而钛不只具有"生物惰性"和"生物相容性",也可以影响细胞的活动或组织的反应。

种植体表面处理是指通过机械或化学方法,改变种植体表面的微观形态(micromorphology)特征,使其由光滑表面变为粗糙表面,以增加种植体与骨组织的接触面积,有效提高种植体-骨界面的生物机械性能和生物活性,促进骨结合。目前使用的种植体表面主要通过喷砂、钛浆喷涂、酸蚀、涂层等方式来加工处理。近年来,分子自组装、表面纳米化处理等方式正逐渐成为研究热点。

二、骨组织植入材料

外伤、牙周病、根尖周病等造成的牙缺失常伴有牙槽骨大量吸收。同时牙齿缺失后功能性应力刺激的缺失,也将会造成骨组织的进一步萎缩。因而,种植治疗常需要通过植骨术来保证种植体初期的稳定性,提供力学支持,避免骨缺损区因被纤维组织填充而不愈合,依靠受体骨缺损周围的骨组织逐渐长入而实现愈合。

骨移植材料的生物力学机制主要基于以下三方面:①骨引导性(osteoconduction):为血管的长入和新骨的形成提供一个支架或引导物,例如磷酸三钙,羟基磷灰石及人工聚合材料等;②骨诱导性(osteoinduction):通过成骨诱导蛋白,刺激植骨区周围的间充质干细胞向成软骨细胞或成骨细胞分化,形成新骨,例如脱钙骨基质(demineralized bone matrix,DBM)和骨形成蛋白(bonemorphogenetic proteins,BMPs)等;③成骨作用(osteogenesis):骨移植材料内含有骨原细胞(成骨细胞或者骨祖细胞),分泌骨基质并逐渐矿化成骨。只有自体骨才有这种机制,如自体髂骨和骨髓移植物。常用于种植手术的骨植入材料包括患者自身骨组织、同种异体骨组织、异种骨组织以及人工合成的骨替代材料(图 2-3-2)。

(一)自体骨(autografts)

自体骨取自于患者本身,如拔牙创、上颌结节、磨牙区、颏部和髂骨等处的骨组织,或术中备

```
                        骨移植材料
                        bone grafts

    ┌──────────┬─────────────┬─────────────┬──────────────┐
  自体骨      同种异体骨     异种移植骨      人工合成材料
autografts  allografts    xenografts    alloplastic materials
                │              │                │
          ┌──┬──┬──┐    ┌──┬──┬──┐      ┌──┬──┬──┐
        新  冷  脱   动  珊  海    磷  多  生
        鲜  冻  矿   物  瑚  藻    酸  聚  物
        冻  干  冷   来  矿  矿    钙  物  活
        骨  骨  冻   源  化  化    类  类  性
            FDBA 干  的  来  来            陶
                骨   矿  源  源            瓷
                DFDBA 化
                     骨
```

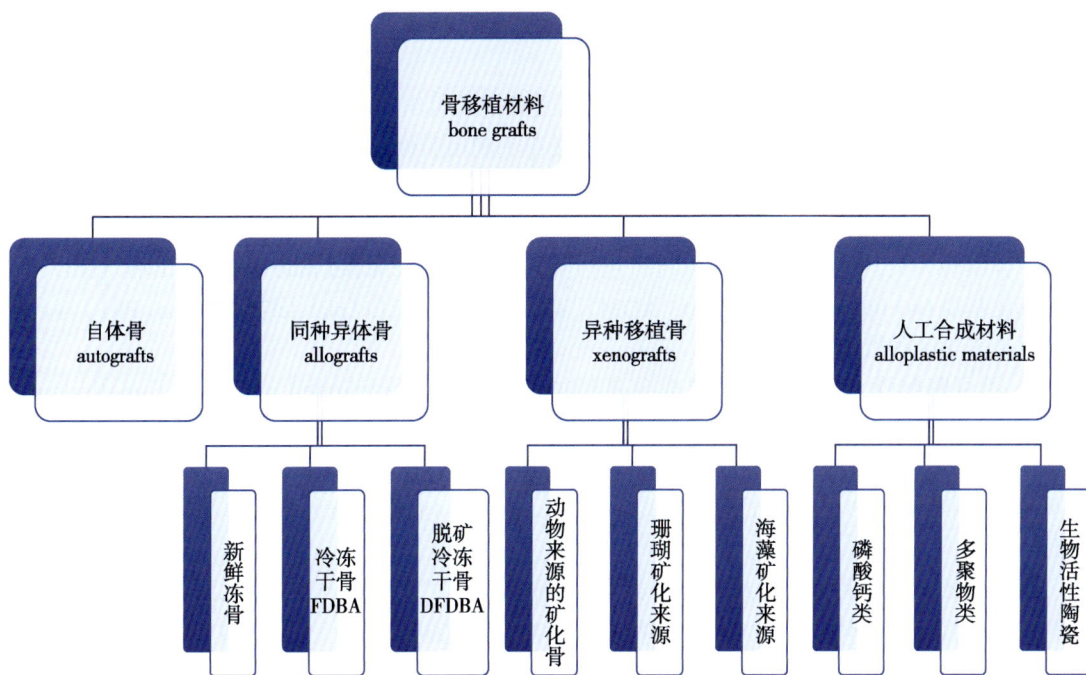

图 2-3-2　骨移植材料

种植窝时获得的骨碎片。骨松质中骨髓丰富，可迅速再血管化，骨再生能力和抗感染能力强。骨皮质移植稳定性好，但再血管化慢。骨基质中可逐渐释放生长因子。自体骨中具备与人体相同的组织结构、机械性能和生物学特点，是骨缺损重建的金标准。但是自体骨移植后存在不同程度的骨吸收，且开辟供骨区增加了患者供区的手术创伤，而且对于广泛的骨缺损，存在自体骨骨量受限的问题。因此，在引导骨再生的临床程序中，通常将自体骨与骨替代产品联合应用。

（二）同种异体骨（allografts）

同种异体骨材料来源于同一物种的不同个体，如新鲜冷冻骨和骨髓、冻干骨（freeze-dried bone grafts，FDBA）、脱钙冻干骨（decalcified freeze-dried grafts，DFDBA）。异体骨（allografts）有天然的骨组织结构、良好的骨传导作用和少量的骨诱导潜能。由于同种异体骨弥补了自体骨来源不足的缺点，在临床上有很大的应用前景。新鲜冷冻骨的免疫原性和传播疾病的风险较高，因而很少被用于 GBR 治疗程序。同种异体冻干骨和脱矿冻干骨经过处理后免疫原性显著下降。但其处理过程中成骨细胞等成分被去除，如何能在降低免疫反应的同时而不影响其骨诱导作用有待于进一步研究。

（三）异种骨（xenografts）

异种骨主要包括哺乳动物、珊瑚、海藻等骨移植材料。由于高等哺乳动物的骨组织结构、成分与人体骨组织类似，力学性能与同种骨接近，植入后能为骨缺损提供与同种骨相近的支撑，为细胞生长提供有利的环境与足够的营养成分，有利于成骨细胞黏附。目前，在临床应用中占据主要地位的是去蛋白牛骨基质（deproteinized bovine bone mineral，DBBM），临床应用后其多孔结构内有新骨形成。珊瑚骨的结构类似骨松质，有利于纤维与血管长入。珊瑚骨脆性大、无骨诱导性、降解快，主要用于骨间隙的充填与修复，但目前仍没有商品化。

（四）人工合成骨材料

人工合成骨移植材料主要指各类骨移植的异质材料（alloplastic materials），包括磷酸钙生物材料如羟基磷灰石（hydroxyapatite，HA）、β- 磷酸三钙（β-tricalcium phosphate，β-TCP）、硫酸钙（calcium phosphates），生物活性玻璃（bioactive glasses）等。磷酸钙生物材料具有良好的生物相容性，不会引起任何炎症与排异反应，具有骨引导性。其中羟基磷灰石不可吸收，有利于长期维持骨再生空间的稳定，而 β- 磷酸三钙吸收迅速，并在降解过程中快速释放钙和磷酸离子，有利于新骨的成熟，因此，将此两者混合成为双相磷酸钙用于各类骨缺损病例。

三、软组织植入材料

临床上软组织缺损的治疗，常采用屏障材料及其他软组织增量材料。屏障材料主要用于引导骨再生（guided bone regeneration，GBR），其意义在于利用膜性材料的覆盖，屏蔽软组织长入骨缺损区，而为成骨细胞的增殖和新骨生成提供足够时间。其中常用的生物膜必须具备阻隔细胞与引导特定组织再生的特性。根据其在体内降解与否，目前临床应用的 GBR 膜分为不可降解膜和生物可降解膜两大类。其他软组织增量材料包括釉基质衍生物（enamel matrix derivatives，EMD、无细胞真皮基质（acellular dermal matrix，ADM）、富血小板纤维蛋白（platelet-rich fibrin，PRF）等，常被应用于美学区种植治疗。

1. **不可降解膜**　此类产品主要成分是膨体聚四氟乙烯（expanded poly-tetrafluoethylene，e-PTFE）。PTFE 于 1969 年被发现，并于 1971 年上市销售。当时，W.L.Gore 最先将 e-PTFE 材料展示给一名心外科医生，证明其在阻止水渗透的同时能允许气体通过其多孔的结构。此后，e-PTFE 在基础和动物实验，以及心血管科、泌尿科、妇科、儿科、口腔科和普外科等各个学科中均得到了广泛应用。

聚四氟乙烯是一种人工合成的氟多聚物，依靠其碳氟之间极强的连接，从而使其具有非降解性和生物惰性。目前体内还没有已知的酶可以降解碳氟之间的结合。早在 20 世纪 80 年代至 90 年代，e-PTFE 就作为 GTR 术的首选材料。除了 e-PTFE 膜，目前还有钛加强的 e-PTFE 出售。

临床和实验研究证实在 GBR 操作中应用 e-PTFE 可以取得良好的效果。但是不可降解膜在体内不能吸收，需要二次手术取出。而且，不可降解膜的使用出现的并发症较高，其中以伤口裂开感染最为常见。

2. **生物可降解膜**　生物可降解膜可在手术愈合过程中降解吸收，不需要二次手术取出，手术操作性能佳。目前有两种材料主要应用于生产生物可降解膜，即人工合成脂肪族聚酯和来源于不同动物的胶原。常见的可降解膜有胶原膜、聚乳酸膜等。

大多数商业化生产的胶原膜是 I 型胶原，在牙周结缔组织中占主导的胶原纤维，或者是 I 型和 III 型胶原的复合物。屏障膜中的胶原来源广泛，包括小牛腱组织、小牛真皮组织、小牛表皮组织和猪真皮组织，其组织相容性好、抗原性低、韧性强、引导组织再生能力强，降解周期为 2～3 个月。

然而，尽管胶原膜有着更佳的组织亲和性，但其机械性能较差。另外，由于其生物学降解是通过酶激活巨噬细胞和多核白细胞，可能因降解速度快而不足以形成屏障功能。为了延长胶原膜的屏障功能，一些交联技术如紫外线照射、戊二醛、叠氮磷酸二苯酯和己二异氰酸酯等被应用。其中最常用的是戊二醛技术，但有报道称在处理过程中遗留了细胞毒性物质。

合成聚酯用于屏障膜的材料主要是聚羟基乙酸（PGA）、聚乳酸（PLA）或者是其共聚物。其他的脂肪族聚酯为聚二氧六环酮和三亚甲基碳酸酯。这些合成材料能通过严格控制条件重复生产，所以在数量上比天然材料如胶原有着明显的优势。另外 PGA、PLA 和其共聚物可以通过三羧酸循环完全降解为二氧化碳和水。

无论是胶原材料还是合成聚酯，它们的机械性能较差，所以需要支撑材料（如自体骨、骨替代材料）来防止膜塌陷。当骨移植材料与生物可降解膜联合应用时，GBR 一般会产生良好的临床效果，甚至与不可吸收膜 e-PTFE 疗效相当。

3. **其他软组织增量材料**　其他软组织增量材料因其具有促进牙周软组织再生的作用，也被逐渐应用于种植治疗，这一类材料包括釉基质衍生物、脱细胞真皮基质等。釉基质衍生物具有良好的促进骨质和牙骨质再生能力，可以促进牙周韧带细胞的迁移、黏附、增殖和细胞矿化结节的形成，同时还能刺激牙周韧带细胞 IGF-1、TGF-β1mRNA 水平的表达和其蛋白的分泌，并且减少和抑制成牙骨质细胞、牙囊细胞的矿化，已被应用于牙周组织再生的临床治疗，效果较为理想。同样，脱细胞真皮基质也被用于牙周软组织的增量中。

（赖红昌）

第三章

口腔种植治疗计划

口腔种植修复的目的是通过种植牙修复以替代缺失牙的功能及外形。口腔种植治疗计划对于实现种植牙个体化修复、提供治疗评价的标准、促进医患沟通、有效处理突发事件及提高成功率具有重要的意义。正确而完善的治疗计划是实施有效治疗的重要保证，是启动治疗工作前的重要环节。口腔种植治疗计划主要包括种植术前准备、手术计划、修复计划、健康维护计划及对相关问题的处理措施，本章将进行系统介绍。

第一节　口腔种植术前准备

口腔种植手术是将人工材料制成的牙种植体植入颌骨内，手术过程对人的生理、病理状况会有一定的影响。种植体植入后，骨组织与种植体形成骨结合是种植成功的关键，骨结合的形成需要局部骨组织拥有正常的新陈代谢、功能性改建。因此术前患者全身及局部的检查评估是治疗计划中必要的、不可或缺的内容。

一、一般检查

1. 既往史及现病史　了解患者全身健康情况，有无手术的禁忌证；牙缺失的时间、原因及对种植修复的理解及需求等。

2. 口腔种植专科检查　口腔软硬组织检查，主要包括余留牙及牙周健康状况、颞下颌关节结构与功能、咬合功能、影像学检查，并做好术前咬合、笑线及面型等记录

3. 手术前须完成各项检查，如血常规、凝血功能、肝功能、血糖及感染筛查（乙肝、丙肝、艾滋病、梅毒等）。

4. 口腔准备　术前2～4周进行全口牙周洁治及口腔余留牙的牙疾治疗。建议吸烟患者戒烟或减少吸烟量。

5. 手术前主刀医师必须亲自查看患者，向患者及家属或患者授权代理人履行告知义务，包括：手术目的、手术风险、费用项目等内容，征得其同意并由患者或患者授权代理人在手术知情同意书上签字。如遇紧急手术或急救患者不能签字，患者家属或授权代理人又未在医院不能及时签字时，按《医疗机构管理条例》相关规定执行，报告上级主管部门，病历详细记录。

6. 做好病史、治疗及手术方案记录。

7. 通知手术室手术时间安排，手术通知单上注明所需特殊器械。

（周　磊）

二、口腔种植影像学检查

口腔影像学技术是一种无创、有效、直观检查局部解剖结构、骨质、骨量、口腔内余留牙情况及种植体与骨组织界面结构、修复体边缘密合性的重要手段，是口腔种植治疗过程中的重要检查内容。口腔种植影像学检查应根据诊断目的选择合适的影像学检查方法。应尽量以最小的辐射剂量和最低的成本获得最有价值的临床信息。

（一）根尖片（periapical radiography）

根尖片主要用于判断缺牙区骨密度、骨小梁情况或种植体与邻牙的近远中向位置关系（图 3-1-1），观察缺牙区两侧邻牙健康情况及牙根方向。但由于受到拍摄角度的影响，图像存在一定程度的失真，根尖片只能初步判断缺牙区近远中向及垂直向可用骨量。

（二）全口牙位曲面体层片（panoramic radio-graphy）

全口牙位曲面体层片用于检查余留牙情况、颌骨有无异常、局部骨高度、拟种植区与上颌窦底、鼻底、下颌管上壁及走向、颏孔等解剖结构的位置关系等，是口腔种植治疗中常用的影像学检查手段。种植术前，可采用以下两种方法测量拟种植区的颌骨高度：

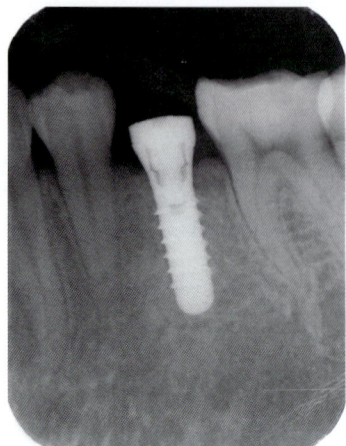

图 3-1-1 种植体与邻牙的近远中向位置关系

1. 标准直径钢球计算法 制取患者口腔牙列印模，翻制石膏模型并在拟种植区牙位放置已知直径的标准正圆钢球（通常直径为 5mm，进行校正）（图 3-1-2）或制作放射模板，拟种植区骨实际高度的计算公式（单位：mm）：

$$颌骨实际高度 = \frac{钢球实际直径}{X线片测量的钢球直径} \times X线片测量的颌骨高度$$

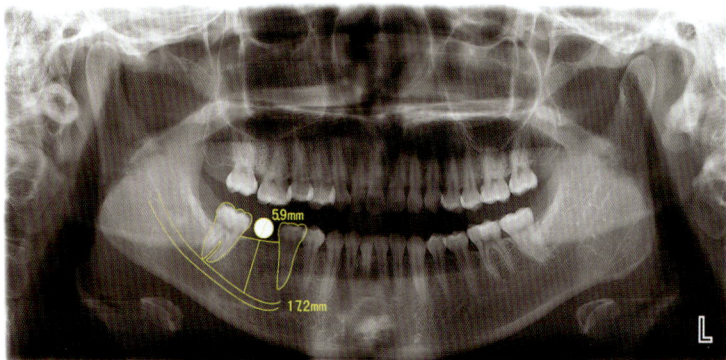

图 3-1-2 全口牙位曲面体层片测量图

2. 计算机软件测量法 采用计算机测量软件对曲面体层片进行数据测量。患者拍片时也同样在口内拟种植部位固定放置一个标准正圆钢球（通常直径为 5mm），拍摄完成后，应用测量软件对钢球的直径进行自动校正，测量出拟种植区颌骨的实际高度。该方法简便，对所获得的图像可进行放大、增强和存储等操作，便于观察与分析局部影像，数值更为准确。

但是曲面体层片是二维图像，有一定的放大率，存在图像重叠或扭曲现象，有时对一些重要的解剖结构及病变显示不清。

（三）锥形束 CT（cone beam computer tomography, CBCT）

CBCT 具有三维空间分辨率高、成像精确度高、数据采集时间短、曝光辐射量低等特点，是目前口腔种植修复重要的影像学检查手段之一。

CBCT 不仅能在轴位、冠状位和矢状位方向上显示颌骨的解剖结构和病理改变，而且可以根据临床需要以任意轴向为中心显示所需部位的三维影像，可以较准确测量种植区颌骨的高度、厚度、密度，指导医师选择合适的种植体型号，模拟种植体在颌骨内的最佳植入位置、方向及角度。清晰地显示上颌窦腔内有无异常改变、下颌管及颏孔的准确位置、种植体周围的骨量、动态观察牙槽骨的变化（图 3-1-3）。

数字化种植技术的迅猛发展，实现了以修复为导向的种植体植入。专业化的种植软件可利用 CBCT 扫描的数据，通过快速成型技术，设计并制作出数字化种植手术导板，指导医师实施种植手术。目前已有多种成熟的口腔种植数字化导航系统为临床提供服务，根据应用软件系统的不同，

学习笔记

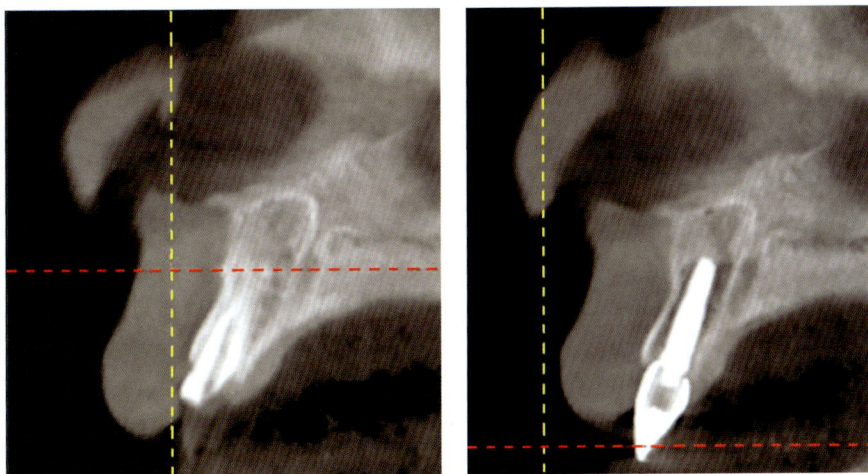

图 3-1-3　即刻种植手术前后观察剩余骨板厚度

分为动态系统（实时导航系统）和静态系统（导板支持系统）。数字化种植手术导板的应用，不仅可以优化种植体植入的位置，避开手术危险区，还可以实现以修复为导向的种植体植入。

（邓春富）

三、牙种植手术的适应证及禁忌证

口腔种植术应严格掌握手术适应证及禁忌证，评估手术风险，如患者有不利于手术的疾病必须及时请相关科室会诊。

（一）适应证

1. 无系统性疾病。

2. 牙缺失，邻牙健康，局部软硬组织健康。

3. 张口度正常，颞下颌关节功能无异常。

4. 颌间间隙无明显异常。

5. 全身健康状况能耐受种植体植入手术。

6. 患者主动要求。

（二）禁忌证

患有严重系统性疾病，威胁生命安全并有功能丧失者，如急性白血病、癌症、糖尿病晚期、局部严重感染等。

1. 绝对禁忌证　是指如采用种植治疗有可能危及患者的全身健康和生命，或严重影响种植体的骨结合和出现慢性并发症的身体状况。

（1）近期发作过心肌梗死的患者：这类患者往往在首次治疗 6～12 个月才能达到稳定状态。这种稳定状态情况必须保持至少 3～6 个月才能考虑手术，因为手术产生的心理压力可促发血管收缩和心跳加速诱发心律失常。另外，治疗中常使用心血管保护剂、β 受体抑制剂、降血压药和抗凝剂等，这些药物的使用，有可能导致并发症的发生，如果在病情尚未完全稳定前就进行种植外科手术，就有较大的危及患者全身健康甚至危及生命的风险。

（2）近期施行人工心脏瓣膜手术的患者：置换人工心脏瓣膜的患者受到细菌的攻击时会对心脏瓣膜的寿命有很大的威胁。口腔被认为是此类细菌感染的主要门户，另外，人工心脏瓣膜置换术后，常使用抗凝剂，这会增加术中及术后出血的风险，因此，在心脏手术后 15～18 个月，患者的状态稳定后，才能考虑种植手术。在制定治疗计划时必须考虑到手术压力、抗凝失衡和感染（急性感染性心内膜炎）的风险。

（3）严重的肾功能不全：对任何形式的种植手术和骨移植手术来说，都是一个绝对的禁忌证。肾功能损害可导致抗感染能力下降，代谢性骨质疏松并有极大的术后感染和骨再生能力弱的风险。

（4）失控的内分泌系统疾病：严重的对治疗无反应的糖尿病以及其他内分泌系统如甲状腺、

甲状旁腺、肾上腺、脑下垂体和卵巢等的严重功能异常都可影响患者的软硬组织代谢，导致伤口愈合困难、感染和骨代谢紊乱。

（5）静脉注射双膦酸盐类的患者：双膦酸盐类药物常用于治疗多种骨疾病，包括骨质疏松症、多发性骨髓瘤、恶性肿瘤骨转移、变形性骨炎等。近年来有使用该药患者在口腔手术后出现颌骨坏死的报道，出现该并发症的患者多数是静脉用药者，因此，静脉注射双膦酸盐类患者应视为口腔种植术的禁忌证。

（6）近期行放疗和化疗的患者：正在进行放疗和化疗的肿瘤患者可出现免疫功能下降、骨髓抑制、消化功能障碍等，从而影响骨的代谢及全身的防御机制，影响种植体与周围骨组织形成骨结合。放化疗后至少6个月内，视为种植术的绝对禁忌证。

（7）吸毒、酗酒：大多药物成瘾者对疾病抵抗力差，有感染的倾向、营养失调、心理障碍、口腔卫生差和追踪困难。酗酒则常常导致肝功能损伤，该类患者常因营养失调、肝脏功能不全、心理障碍、口腔卫生不良和严重的感染导致伤口愈合迟缓。

（8）需要定期服用类固醇的患者：长期应用类固醇并伴有伤口愈合障碍，钙磷代谢紊乱（骨质疏松症）和骨髓发育不良者。

（9）其他疾病：患有严重的心理障碍及精神病；恶病质和血液系统疾病（如白血病、血友病及各种严重影响凝血功能的疾病）等。

2. 相对禁忌证　是指某些系统性疾病或不良生活方式，经过治疗或改变不良生活方式后可接受种植手术。

（1）胃肠道功能紊乱：如反复发作的大肠炎、慢性痢疾和克罗恩病（Crohn病）等可导致磷钙比例失调，应该在长期有计划的治疗及改变不良的饮食方式和习惯并康复后进行。

（2）轻度肾功能不全：轻度肾功能不全但经过治疗后功能及全身状况改善者。

（3）心理疾患、精神病以及缺乏必要的理解和配合：患有心理疾患、精神病患者经过治疗并进行必要的心理测试及相关检查，能理解和配合治疗者。

（4）其他疾病：曾经做过骨放射治疗、可控制的糖尿病、夜磨牙症患者等。

第二节　牙种植手术计划

1. 根据术前检查结果及修复设计制订手术方案　一般通过X线片及研究模型综合分析局部骨质及骨量，确定拟种植位置和方向，种植体的直径和长度，以及手术方式。对于较复杂的病例，可通过CBCT数据经三维重建后虚拟修复设计确定手术方案。

2. 根据手术方案，准备合适配套的手术器械和多种尺寸种植体供手术选择。

3. 术前用药　必要时可使用青霉素类及其他抗菌药物，预防性用药时间为术前30～60分钟；术前应用0.12%氯己定含漱液或其他抗菌含漱液漱口。

4. 按照种植手术流程完成种植体植入。

5. 术后用药及注意事项

（1）依据手术大小，必要时使用青霉素类或其他抗菌药物、口服布洛芬缓释胶囊等镇痛剂3～5天。口服1.5mg的地塞米松类固醇药物，使用一般不超过3天。术后48小时内冷敷以减少毛细血管扩张及渗出。0.12%氯己定含漱液或其他抗菌含漱液7～10天。

（2）术后当天不刷牙，仅含漱。第2天采用较软的牙刷仔细清洁口腔余留牙。

（3）术后1周避免食用辛辣、较硬或纤维性食物，以免刺激、损伤手术切口。

（4）术后1周避免游泳、打球等运动。

（周　磊）

第三节　修复治疗计划

虽然修复是在种植体植入并完成骨结合后才开始，但最终的修复效果是整个治疗的目的，所以应该在手术前就制订修复方案,确保整个治疗效果的可预期性。

一、修复结构设计

根据患者要求、口颌系统功能结构、拟种植区骨质量及研究模型综合分析,确定种植修复方案。修复设计一般包括:

(一)固定式种植义齿(fixed implant supported denture)

1. 粘接固位式种植义齿。

2. 螺丝固位式种植义齿。

(二)可摘式种植义齿

1. 无牙颌种植覆盖义齿(implant supported complete overdenture)。

2. 局部种植可摘义齿(implant supported removable partial denture)。

二、修复方式

在完成牙外科植入后,根据术中状况及缺牙位置、患者要求,修复的方式分为即刻修复、早期修复或延期修复。国际口腔种植学会于 2008 年对负荷方案的分类及定义进行了共识性研讨并提出以下定义,目前已得到多数专家的认可(表 3-3-1)。

表 3-3-1 负荷方案的定义

负荷方案	定义
即刻修复	种植体植入后,48 小时之内戴入修复体,与对颌牙无接触
即刻负荷	种植体植入后,48 小时之内戴入修复体,并与对颌牙接触
常规负荷	种植体植入后,经过 3~6 个月的愈合期,然后戴入修复体,恢复咬合
早期负荷	种植体植入后,48 小时至 3 个月内戴入修复体,恢复咬合
延期负荷	种植体植入后,较常规负荷(3~6 个月)更长的愈合期,然后戴入修复体,恢复咬合

第四节　健康维护及应变措施

种植义齿的维护是长期成功的保证,不仅需要医务人员的专业维护,更需要患者日常生活中的积极配合。

一、健康维护

(一)口腔卫生宣教(oral hygiene instruction,OHI)

(二)种植义齿的自我维护

1. **良好的口腔卫生习惯及生活习惯** 纠正患者不良的咬合习惯,如咬硬物、偏侧咀嚼等。

2. **覆盖义齿的维护** 指导患者如何清洁口腔内特殊基台及种植覆盖义齿。

3. **控制吸烟** 建议患者减少吸烟量,一天不超过 10 支或戒烟。

(三)定期随访

种植义齿修复后要定期随访,及时发现种植体及修复义齿存在的问题。监测患者口腔卫生情况。种植术后 1 周、1 个月、3 个月及义齿修复完成后 1 周、1~3 个月、1 年以及之后每年复诊 1~2 次。

(四)专业维护

专业维护包括种植体周健康维护及咬合调整等。

二、应变措施

口腔种植手术及修复后不同阶段都可能由于多种原因出现生物或机械性的并发症,及时发现、评估并作出正确的处理十分重要。

(周　磊　邓春富)

第四章 牙种植外科技术

第一节 牙种植手术器械

牙种植术所需用的器械可分为种植外科动力系统、种植专用器械以及通用外科器械等类别，手术中还会用到一些耗材。

一、种植外科动力系统

（一）种植机

电力驱动的外科动力系统由种植机、手机及钻头（或超声骨刀刀头）组成，具备低转速、高扭力性能，可有效降低热损伤。

种植机由控制台和马达组成。控制台有控制转速、扭力、水量及手机转速比的按键。比较方便的是通过控制台选择具体所需要的转速比和速度，有些动力系统则通过脚闸在 2 000rpm 范围内调节实际的转速。机头是安装钻头并连接到马达上的器械，有直机头和弯机头。机头配备有内冷却或外冷却管。

（二）超声骨刀

超声骨刀有不同的工作头，通过微小的高频震颤运动切割骨组织，可避免损伤软组织及神经和血管。

二、种植专用器械——种植工具盒

几乎所有的种植系统都配有专用器械，生产厂家通常将这些器械工具组合成专用的器械工具盒，以配套相应的种植体。在进行种植窝洞的制备过程中，为减少制备过程中产热，避免周围骨组织的热灼伤，通常需采用直径逐级增大的钻头，进行逐级备洞。不同的种植系统，钻头的直径、形态、标记以及刻度线等不同。主要的器械包括球钻、先锋钻、成形钻、攻丝钻、深度指示杆、螺丝刀、棘轮扳手及延长杆等。

三、通用外科器械

通用外科器械可集中于一个手术包中，便于管理、消毒和使用。有些器械不是每次手术都会用到，但这些工具的存在有助于解决术中可能出现的一些意外情况。种植手术通用外科器械包括：吸引器、牵引器（拉钩）、手术刀柄、骨膜剥离器、线剪、组织剪、止血钳、咬骨钳、持针器及治疗杯等。

除了上述所讲述的牙种植手术器械，诊室或手术室中需要有充足的储物空间存放种植相关的工具和器械，便于术者及助手使用。尽可能配备生命体征参数监护系统（监测如血压、脉搏、三联心电图、血氧饱和度等）以及急救车等设备，有助于实现有效而安全的治疗。

（陈 波）

第二节 种植手术分类

依据不同的分类方式，种植手术可以分为以下几种类型：即刻种植、早期种植及延期种植；埋入式种植及非埋入式种植；翻瓣种植术与不翻瓣种植术。

一、即刻种植、早期种植及延期种植

根据种植体植入的时间可将种植手术分为即刻种植（immediate implant placement）、早期种植（early implant placement）及延期种植（delayed implant placement）。

（一）即刻种植

Ⅰ型种植（即刻种植）是指在牙拔除的同时将种植体植入牙槽窝的一种种植方式。

（二）早期种植

Ⅱ型种植（软组织愈合的早期种植）是指在软组织愈合之后、牙槽窝内具有临床意义的骨充填之前植入种植体，通常为拔牙后4～8周；Ⅲ型种植（部分骨愈合的早期种植）是指在牙槽窝内具有临床意义和/或X线片上的骨充填后植入种植体，通常为拔牙后12～16周。

（三）延期种植

延期种植即常规种植，是指在牙槽窝完全愈合后植入种植体，通常在拔牙后6个月或更长时间。

二、埋入式种植及非埋入式种植

根据种植体植入术时，种植体是被埋置于软组织内还是暴露于口腔内而分为埋入式种植（submerged implant）和非埋入式种植（non-submerged implant）。

（一）埋入式种植

埋入式种植时，应严密闭合创口。埋入式种植将种植体与口腔隔离，降低了潜在感染的危险。种植体愈合不受咬合力影响，避免了微动可能导致的骨结合失败。

埋入式种植体需经过两次手术才能进行上部结构修复。第一次手术为种植体植入术，称为Ⅰ期手术（first-stage surgery）。种植体经过愈合期后，需行第二次手术暴露并取出覆盖螺丝，安装愈合基台，必要时还需要同期取出不可吸收性屏障膜和钛钉等，并进行必要的软组织处理，形成种植体穿龈袖口，称为Ⅱ期手术（secondary-stage surgery）。埋入式种植延长了治疗时间并造成软组织的二次创伤。

（二）非埋入式种植体

非埋入式种植，愈合基台或覆盖螺丝暴露于口腔内。非埋入式种植时，种植体周围软组织与周围骨组织具有同样长的愈合期，有利于建立良好的软组织封闭。非埋入式种植不需要Ⅱ期手术暴露种植体，可以缩短治疗周期，减少软组织损伤。由于非埋入式种植时种植体与口腔未完全隔离，因此要求患者必须保持良好的口腔卫生，防止基台周围菌斑聚集导致的骨吸收及骨结合失败。

三、翻瓣种植术与不翻瓣种植术

根据术中是否分离黏骨膜瓣，可将种植手术分为翻瓣种植术（flap implantation）及不翻瓣种植术（flapless implantation）。

（一）翻瓣种植术

传统的种植手术需翻开种植术区黏骨膜瓣，暴露骨面后进行种植，称为翻瓣种植术。与不翻瓣手术相比，翻瓣种植术创伤较大，患者术后肿胀疼痛等术后反应大。但当存在慢性炎症组织需要清除，软硬组织有缺损需要增量时，翻瓣种植术能提供开阔的手术视野，便于医生操作及发现问题及时处理。

（二）不翻瓣种植术

种植手术仅在种植术区牙槽嵴顶开窗，而不需翻开黏骨膜瓣，称为不翻瓣种植术。与翻瓣种植术相比，不翻瓣种植术有利于保证种植体周围血供，避免缝合，减少软组织损伤，保持了种植体周围原有的黏膜形态。同时减少了种植术中出血，术后水肿及疼痛程度。但由于手术视野限制，不翻瓣种植术无法及时发现软硬组织不足等问题。当难以判断种植体周围软硬组织情况时，应实施翻瓣种植术。

第三节　牙种植体植入术

所有的牙种植体植入术均应在充分、完善的术前准备完成之后进行。术前准备工作包括选择适应证、建立种植病历、全身及口腔情况检查、影像学检查、实验室检查、口腔洁治和其他口腔疾病治疗、与患者沟通并签署手术知情同意书、制取术前模型和制作外科模板、获取术前口腔内外资料、确定种植手术方案、准备手术器械和种植体以及术前用药等。

一、牙种植术术前准备

（一）实验室检查

主要进行血液常规检查。包括血常规、出血凝血时间、传染性疾病及血糖等项目。检查应在术前1天或3~5天之内进行，了解患者近期的身体状况。

（二）牙周治疗

术前进行全口牙周洁治，确保口腔卫生状况良好，牙周无活动性炎症。

（三）患者签署术前知情同意书

术前应向患者讲述种植手术治疗方案、手术步骤、手术效果和费用，可能发生的如下牙槽神经损伤、上颌窦穿孔、种植体失败等并发症，术中可能发生的无法预期的情况及处理方法，征得患者同意并签署手术知情同意书。

（四）获取患者术前口腔内资料

使用专业的照相机记录患者口内情况，包括口腔内正、侧面咬合像和缺失牙列的𬌗面像，严重缺损患者还应记录患者正面像和侧面像。相片资料为制作修复体外形、色泽等提供参考，并对术前术后治疗效果进行比较。

（五）术前用药

对于接受口腔种植手术且感染风险高的患者，可术前口服抗生素减少术后感染风险，如：①近期内术区曾发生感染；②即刻种植手术；③多颗牙种植术，术区翻瓣范围大，手术时间长；④骨移植术，包括GBR技术；⑤特殊种植外科技术，如上颌窦底提升术；⑥患者血糖高、免疫力低；⑦患者吸烟。

（六）术区消毒

包括口腔周围皮肤消毒和口腔内消毒。

1. 口腔周围皮肤消毒　使用碘伏或氯己定消毒口腔周围皮肤，消毒范围上至眶下，下至上颈部，两侧至耳前。消毒3遍后铺无菌孔巾，仅暴露口腔及周围部分皮肤。

2. 口腔内消毒　采用消毒漱口液含漱进行口腔消毒，含漱液应遍布口腔前庭、固有口腔和口咽部等处。对氯己定类药物过敏的患者应换用其他含漱液或用消毒药品直接消毒。

二、种植体植入步骤

（一）麻醉

牙种植术主要采用口内局部浸润麻醉方法。根据手术及切口设计的范围，将药物缓慢注射于唇颊侧、舌腭侧和牙槽嵴骨膜下方。

（二）手术切口设计

1. 切口设计原则

（1）术野充分暴露。

（2）黏膜瓣有充足血运。

（3）不损伤邻近组织。

（4）尽量减少愈合瘢痕。

（5）可无张力关闭创口。

（6）保护龈乳头。

2. 切口设计的影响因素

（1）手术方式：埋入式种植可选择牙槽嵴顶或偏离牙槽嵴顶的水平切口，创口对位缝合，将种植体完全置于黏膜下方，使种植体在愈合过程中不受干扰。非埋入式种植需要将愈合基台暴露在口腔中，设计牙槽嵴顶处的水平切口。

（2）骨缺损因素：因骨缺损需同期行骨移植的种植患者，应适当延伸切口范围，充分暴露术区，以便于操作及软组织获得充分的松弛。

（3）附着龈的质量：水平切口位于附着龈中间时，愈合瘢痕少，种植体颈缘的软组织由角化牙龈组成，可以抵抗咀嚼时食物的摩擦。角化牙龈量充足时，可以在附着龈区域内改变切口颊舌向位置，方便软组织处理（如局部转瓣等）。

（4）美学效果：上下颌前牙区唇侧软组织切口在愈合后易形成瘢痕，当笑线较高时，影响美学效果。如局部已有黏膜瘢痕存在，尽量沿原有的瘢痕切开，避免产生新的瘢痕。

（5）邻近的解剖结构：牙槽骨吸收萎缩严重时，上颌切牙乳头和下颌颏孔都接近甚至位于牙槽嵴顶之上，牙槽嵴顶的切口应避开此处，防止损伤神经血管束；下颌骨舌侧避免损伤舌下肉阜等解剖结构，防止术后造成局部血肿；避免龈乳头处切口以减小该处牙龈高度下降。

3. 切口类型　种植手术常用切口包括牙槽嵴顶切口、偏离牙槽嵴顶的切口、其他类型切口。

（1）牙槽嵴顶切口（crest of ridge incision）：是常用的切口，适用于无牙颌及牙列缺损的种植手术，可分为 H 形切口、T 形切口、角形切口或梯形切口、一字形切口等（图 4-3-1）。

1）H 形切口：适用于缺隙两端为天然牙的牙列缺损病例，以及存在一定骨缺损需要植骨的埋入式和非埋入式种植手术病例。H 形切口的水平切口位于牙槽嵴顶，两侧切口位于两端天然牙近缺隙侧龈沟内。

2）T 形切口：其水平切口位于牙槽嵴顶，保留一侧的龈乳头，纵形切口位于该侧邻牙的龈沟内。适用于一侧为天然牙，另一侧为烤瓷冠、种植修复体或有保留价值的残冠、残根；一侧为天然牙，另一侧为游离缺失；两端为天然牙，近远中距离相对较大时的埋入式或非埋入式种植手术。

3）角形或梯形切口：为水平切口加近中或 / 和远中端的颊侧垂直松弛切口。垂直切口稍长，暴露的术区相对较大，适用于需要应用骨组织增量和上颌窦底提升术等技术的病例。

4）一字形切口：只有牙槽嵴顶的水平切口，不增加任何垂直切口为一字形切口。一字形切口可用于埋入式种植手术或不需要进行龈乳头成形的种植手术。术中发现骨缺损，可以将一字形切口调整为 H 形切口和 T 形切口等其他切口。

（2）偏离牙槽嵴顶的切口：偏离牙槽嵴顶的切口包括前庭区切口和腭侧切口两种。

1）前庭区切口：水平切口位于前庭区牙槽黏膜，切口两端向嵴顶纵形或斜行延伸，即形成前庭区切口（vestibular incision），其黏膜瓣上下宽度一致，或蒂部较宽，形成矩形或梯形瓣。前庭区切口适用于牙列缺损和牙列缺失的埋入式种植手术。

2）腭侧切口：水平切口和垂直切口均位于腭侧，适用于牙列缺损和无牙颌的埋入式种植手术。上颌腭侧粘膜血供丰富，瘢痕形成少，较美观。但腭瓣张力较大，关闭创口困难。

（3）其他类型切口：包括Ⅱ期手术的切口和即刻种植手术切口等。

（三）翻瓣

剥离切口两侧黏骨膜瓣，充分暴露种植区域骨面。

（四）修整牙槽骨

用刮匙或球钻去净骨表面粘连的软组织及拔牙后可能残留的肉芽组织。如软组织未清除干净，可能造成种植体纤维性愈合。

种植区骨面的过锐骨尖将影响种植窝袖口形态和黏膜愈合，需采用球钻或咬骨钳修平。修整过程中尽量避免损伤龈乳头下骨组织，并保存骨皮质以利于保持种植体初期的稳定性。

（五）预备种植窝

以植入非埋入式柱状种植体为例介绍常规种植体植入技术（图 4-3-2）。

1. 定位　用直径 3mm 左右的球钻在设计的种植体中心位置对应的骨面上钻磨，预备出浅凹，作为下几级钻继续预备的中心点。

学习笔记

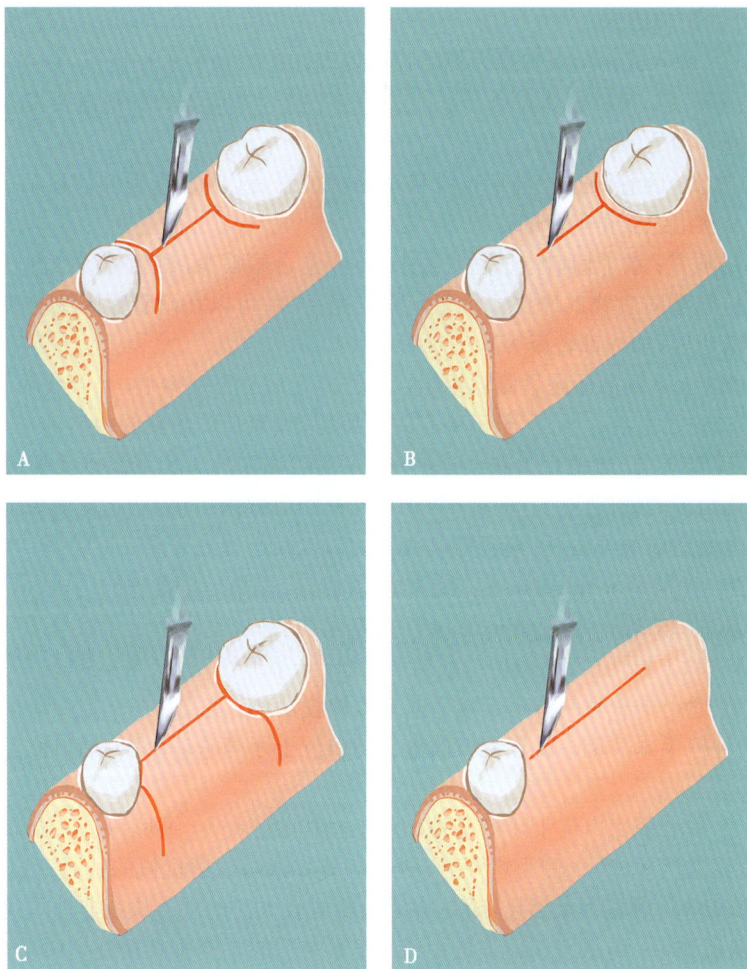

图 4-3-1　牙种植体植入术常用的手术切口
A. H 形切口　B. T 形切口　C. 梯形切口　D. 一字形切口

2. **导向**　使用直径 2.2mm 左右的先锋钻按预定方向制备种植窝，确定种植方向及深度。之后放入同样直径的指示杆测量深度，观察位置和方向。如存在误差可以进行调整，改变方向或增加深度，直至符合要求。

3. **扩孔**　依照直径逐级扩大的原则，采用直径由小到大的扩孔钻进行种植窝直径的扩大。预备时应采取提拉的方式扩大种植窝，有利于将骨屑带出种植窝，减少因此而产生的热量。软组织种植体颈部一般位于邻牙釉牙骨质界根方 2mm，骨水平种植体颈部一般位于邻牙釉牙骨质界根方 3～4mm。

4. **颈部成形**　颈部成形钻的颈部外形和种植体颈部的外形一致。颈部成形后允许种植体领口植入稍深，可以起到两个作用：①降低穿龈高度，增强美学效果；②使种植窝颈口接近于倒锥形，与种植体领口密合，具有机械锁合力，可达到良好的稳定效果，为即刻负重创造条件。

5. **螺纹成形**　当种植区骨质密度较高时，可以采取攻丝钻在种植窝内壁形成螺纹形状，方便种植体顺利旋入。

6. **冲洗和吸引**　种植体植入前用冷藏后的 4℃生理盐水反复冲洗种植窝，降低局部温度。

7. **植入种植体**　种植体表面的螺纹具有一定的自攻能力，可以用机用或手用适配器顺时针旋入种植体。种植体植入后，机用或手用逆时针方向取下连接体。

8. **放置覆盖螺丝或愈合帽**　非埋入式种植体一般以穿龈方式愈合，需安放愈合基台。根据缝合后的软组织厚度选择不同高度和宽度的愈合基台。埋入式种植术应将黏骨膜瓣复位，软组织不足时进行移植或转瓣等处理，无张力严密缝合创口。

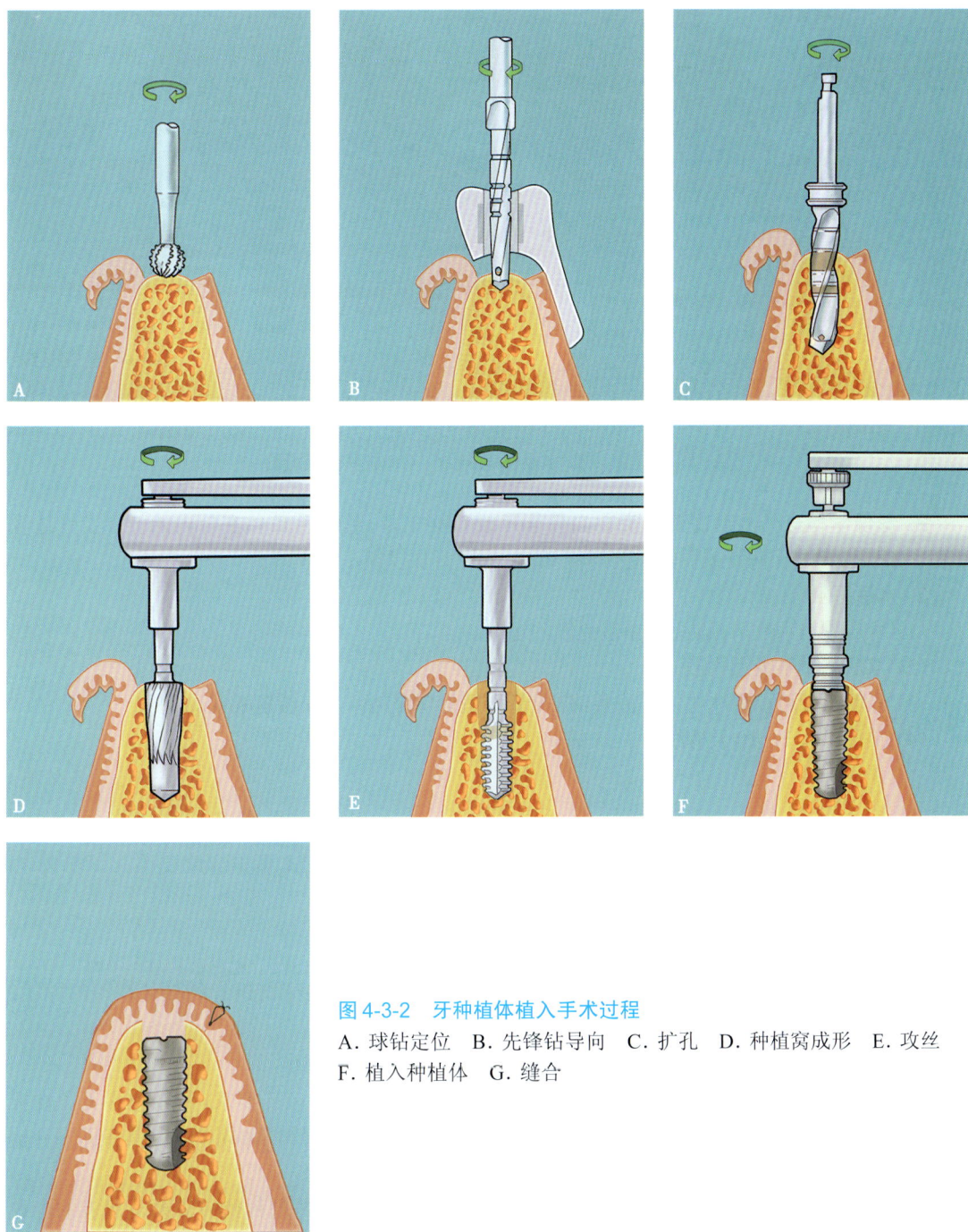

图4-3-2　牙种植体植入手术过程
A. 球钻定位　B. 先锋钻导向　C. 扩孔　D. 种植窝成形　E. 攻丝
F. 植入种植体　G. 缝合

（六）缝合

　　种植外科常用缝合方法有间断缝合法（interrupted sutures）、水平褥式缝合法（horizontal mattress sutures）和垂直褥式缝合法（vertical mattress sutures）等。用于无牙颌种植手术等较大黏膜创口的缝合方法有：间断缝合法、连续水平褥式缝合法（continuous horizontal mattress sutures）和连续缝合法（continuous sutures）等（图4-3-3）。缝合后应检查是否完全无张力封闭，并无活动性出血。

（七）术后处理

　　手术后的处理包括术后用药、影像学检查和术后医嘱等。

　　1. 术后用药　术后酌情使用抗生素预防感染。对于简单的种植手术（种植体数量少，手术时间短，患者身体状况良好），术后口服抗生素，复杂的种植手术需要静脉应用抗生素。术后当天，如果患者感觉局部疼痛，可以口服止痛剂。

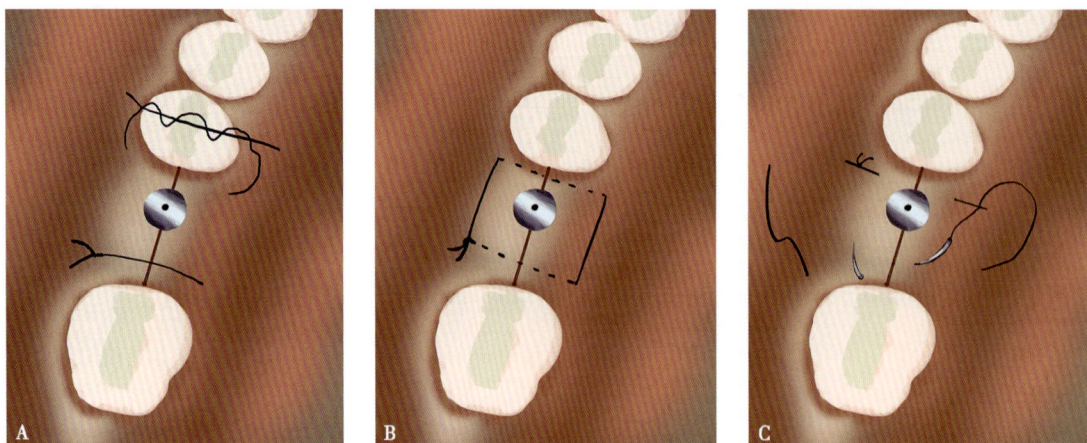

图 4-3-3　常用种植体植入术缝合方法
A. 间断缝合　B. 水平褥式缝合　C. 垂直褥式缝合

2. 影像学检查　术后需要拍摄曲面体层片或 CBCT 片,检查种植体在骨内的位置及骨边缘高度。如果位置过于偏斜或损伤重要解剖结构,应及时加以纠正。

3. 术后医嘱

(1) 术后漱口水漱口预防感染,避免剧烈运动。

(2) 术后尽量不吸烟饮酒。

(3) 轻度水肿可以用冰块局部冷敷,严重者可适量口服地塞米松缓解症状。

(4) 常规术后 7～10 天拆线。

（王佐林）

第四节　即刻种植与早期种植

一、即刻种植

即刻种植(immediate implant placement)指在牙拔除后即在拔牙窝进行种植体植入的方法。20 多年来,即刻种植成为种植临床医生关注的热点。

（一）即刻种植的适应证

1. 非美学区域即刻种植　非美学区域需满足常规种植外科适应证要求,种植位点无急性根尖周病和牙周病,根方有 3～5mm 的骨量,保证植入的种植体能获得初期稳定性,则具备即刻种植的基本条件。

拟行即刻种植的病例应符合牙种植术的一般体检要求。选择即刻种植前需要对患者的全身和局部状况进行全面的评估。系统性疾病、未控制的牙周病、菌斑控制不良、吸烟习惯、患有夜磨牙症等均是可能导致种植治疗失败的风险因素,同时也增加了并发症的发生率,从而导致即刻种植的失败。

2. 美学区域即刻种植　美学区域不翻瓣即刻种植,应尽量选择厚龈生物型,要求拔牙窝骨壁完整,唇侧骨板厚度在 1mm 以上。种植体植入后,保证种植体唇侧到牙槽骨壁的距离(horizontal defect dimensions, HDD)至少有 2～3mm 以上,间隙需植入吸收速率低的骨替代材料。

翻瓣即刻种植适合于拔牙位点没有急性感染,保证种植体植入在良好的三维位置后可获得良好的初期稳定性。唇侧骨板存在的小缺损通过植骨材料和屏障膜进行引导骨再生术(guided bone regeneration, GBR),可获得更为可靠的唇侧骨板的增量。

（二）即刻种植后软组织退缩的风险

1. 在动物和人体上的研究结果显示,即刻种植不能防止拔牙后牙槽骨的吸收改建,唇侧的吸收较舌侧尤为明显。尤其是不翻瓣即刻种植,虽然与天然牙相邻的牙龈乳头可以获得良好的充盈,但唇侧龈缘退缩发生率较高,修复后1～3年龈缘退缩可达1mm以上,退缩的程度随着时间而增加。

2.薄龈生物型、唇颊侧骨壁缺损、种植体植入偏唇侧时,更容易出现龈缘退缩。种植体唇向错位是即刻种植常见的并发症。种植体植入时,腭侧骨板致密的骨皮质产生的阻力,经常导致种植体向唇侧倾斜,而医生在手术中可能并不能察觉。

（三）即刻种植的术前准备

首先要遵循种植手术术前准备的基本原则。对选择施行即刻种植的病例均应在治疗前对准备拔除的牙以及周围牙槽骨、软组织、咬合情况及邻近组织结构等进行充分评估,以免因准备不足而影响手术的进行。应拍摄根尖片、全口曲面体层片或锥形束CT,进一步了解术区可用骨高度和宽度、唇侧骨板有无缺损及骨质情况等。制订完善的治疗计划。术前需进行充分的医患沟通,患者应理解并知情拔除患牙后有可能无法完成即刻种植以及相应的备选治疗方案。对于需要软组织移植的患者,术前取模,制作腭护板,术后即刻戴入,可减少术后软组织供区的不适感。术前有即刻修复计划的病例,应提前做好修复准备。

（四）即刻种植的基本步骤

1.微创拔牙与拔牙创处理　即刻种植应遵循微创拔牙原则,选择微创器械,拔除患牙过程中应注意保护唇颊侧牙槽骨壁。对于术前评估包括CBCT检查符合不翻瓣即刻种植的患者,局部浸润麻醉后,用牙周探针进一步检查拟拔除牙的周围牙槽骨。如检查确定有完整的牙槽骨壁,适合的牙槽骨高度,可考虑不翻开黏骨膜瓣微创拔除患牙(图4-4-1,图4-4-2)。而对于翻瓣即刻种植的患者,则按尽可能减少创伤,尽量保存牙龈乳头的原则,设计翻瓣切口,并仔细分离黏骨膜瓣。

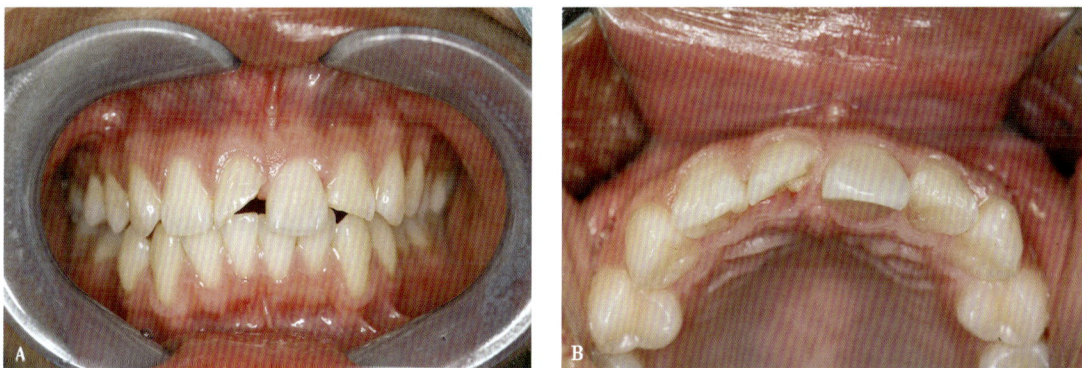

图4-4-1　11牙折
A.正面观　B.殆面观

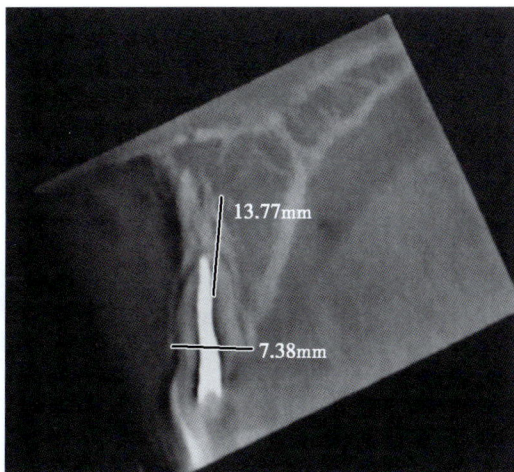

图4-4-2　CBCT显示11唇侧骨板完整,唇腭向宽度大于7mm

做过牙髓治疗的牙齿易折或与周围牙槽骨粘连,拔牙操作更应仔细轻柔,减少骨损伤。有些病例可以使用高速手机分根,这样就不易损伤牙根周围的牙槽骨。

使用微创拔牙器械有助于减少对周围牙槽骨的损伤。通过锐利而薄的刃部,在腭侧牙根和固有牙槽骨之间尽量楔入,逐步切断牙周韧带,直到患牙松动,再用根钳微创拔除患牙。这是临床较为常用的方法。此外,还可在根管内拧入一固定装置,通过专用的器械将牙根牵拉出牙槽骨(图4-4-3)。

种植窝预备之前,应彻底去除牙槽窝内的软组织、肉芽组织及其他异物,对有慢性炎症的牙槽窝更应仔细搔刮,并使用3%过氧化氢、复方氯己定及生理盐水反复冲洗。若在拔牙后发现根尖周有脓性分泌物,则应停止即刻种植,将拔牙窝清创后择期进行早期种植或延期种植。

2. 牙槽窝备洞与植入种植体　牙槽窝预备时,要小心操作,根据骨质情况采用逐级备洞或级差备洞方法制备种植窝,深度应比原拔牙窝增加3~5mm。特别注意钻头方向始终紧贴腭侧骨板,避免对唇侧骨板施加任何压力。如果操作不当,腭侧的致密骨壁会使制备种植窝的钻头向唇侧偏斜,不仅仅导致将来种植体植入位置及轴向不佳,而且容易在备洞时损伤唇侧骨板,或者侵犯唇侧间隙。尤其是在不翻瓣即刻种植术中,要保证种植体植入时获得至少2mm以上HDD(图4-4-4)。

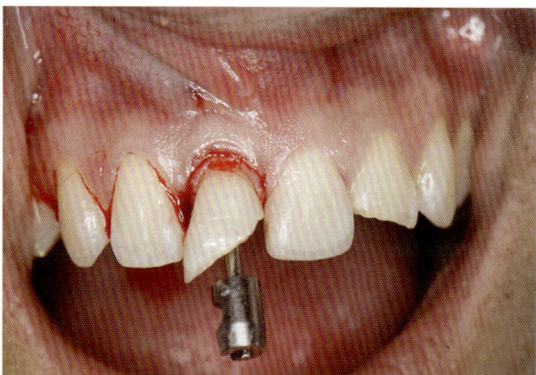

图 4-4-3　11 微创拔除

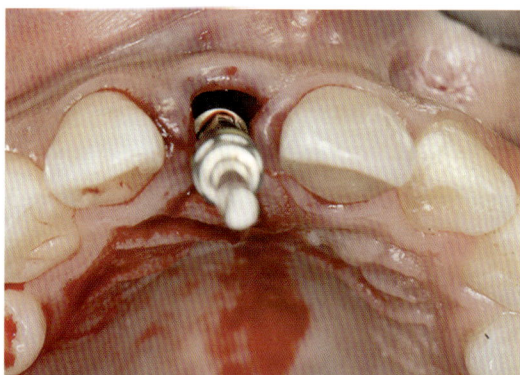

图 4-4-4　即刻植入种植体,唇侧 HDD 大于 2mm

严格控制种植体在拔牙窝中的三维位置,理想位置是种植体近远中与邻牙牙根之间的距离大于1.5mm;两枚种植体之间距离大于3mm;唇颊侧方向种植体穿出点长轴延伸线应位于两侧邻牙外形高点连线的腭侧至少1mm;冠根方向种植体肩台应该位于修复体龈缘根方3mm处;必须依照种植修复体的位置形成正确的种植体轴向。

对于即刻种植来说,种植体植入初期稳定性的获取不应依赖于植骨材料的填充,良好的初期稳定性可以有效地降低种植术失败概率。如果种植体植入后有可见的松动度,在前磨牙区域或无牙颌磨牙位点,可以考虑更换大一号直径的种植体,在上颌前牙区,则应放弃植入,考虑早期种植或者进行植骨,拔牙窝位点保存,调整为延期种植。临床上应避免在美学区域使用过宽直径的种植体。

3. 骨缺损处理　即刻种植中常遇到种植体和骨壁之间存在空隙以及骨壁缺损的情况。过去10年中,关于种植体与拔牙窝骨壁之间的间隙是否植骨存在很多争议。目前的共识是,为补偿唇侧骨板吸收,不翻瓣即刻种植应保证2mm以上的唇侧间隙,间隙内植入吸收速率低的骨替代材料(图4-4-5)。

而对于翻瓣即刻种植术,其优势主要体现

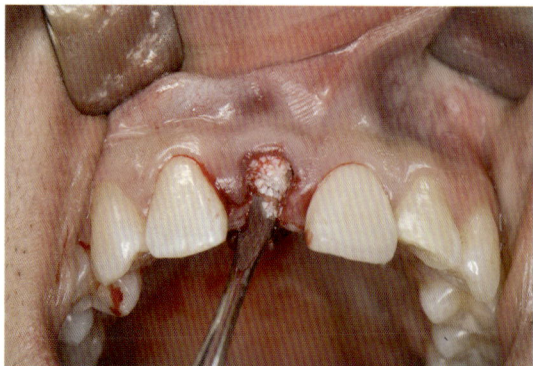

图 4-4-5　唇侧 HDD 间隙内植入骨替代材料

在骨缺损的处理上。翻瓣后不仅在唇侧HDD间隙内植骨,而且能够在唇侧骨板外进行骨增量,通过覆盖屏障膜,获得更可预期的骨增量效果。

4. 关闭创口　对于不翻瓣即刻种植,临床上应根据不同的临床条件选择拔牙创关闭方式。常用的方法有:安放愈合基台穿龈愈合、结缔组织移植封闭、即刻临时修复结合拉拢缝合关闭创口。软组织瓣减张冠向复位后严密缝合临床现较少采用。自腭部取结缔组织进行移植,既起到了关闭拔牙创口的作用,减少移植物感染的风险,同时又有利于改善软组织的丰满度,尤其适用于薄龈生物型患者(图4-4-6)。术后除活动义齿临时修复的方式,对于邻牙牙周及咬合条件良好的患者,可进行马里兰桥临时修复(图4-4-7)。对于条件良好,种植体初期稳定性良好的患者,可以通过即刻临时修复体关闭创口。对于翻瓣即刻种植,同期行引导骨再生术者,除了松弛切口,通常需水平切开黏骨膜瓣下的骨膜,使软组织瓣充分减张松弛,如果存在牙槽嵴顶部的裂开性骨缺损,应严密缝合创口。如果牙槽嵴顶处唇侧骨板厚度大于2mm,骨缺损为穿孔性,则可以直接安放愈合基台。

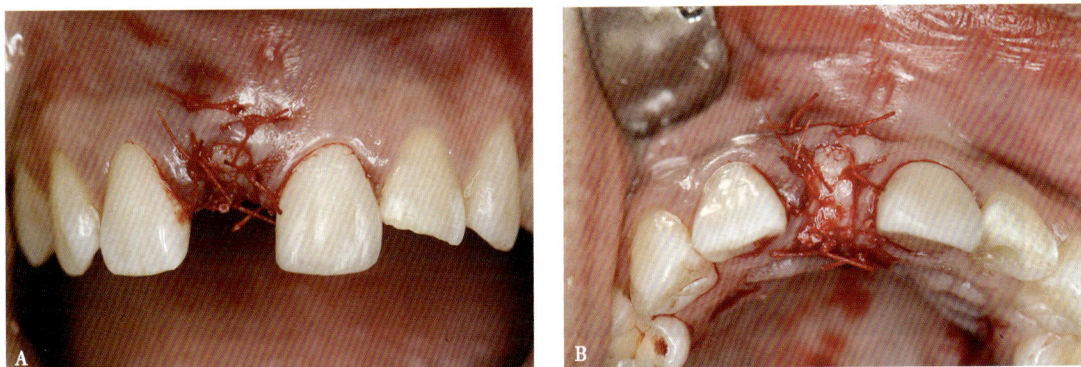

图4-4-6　部分去上皮腭部的结缔组织封闭创口
A. 正面观　B. 貉面观

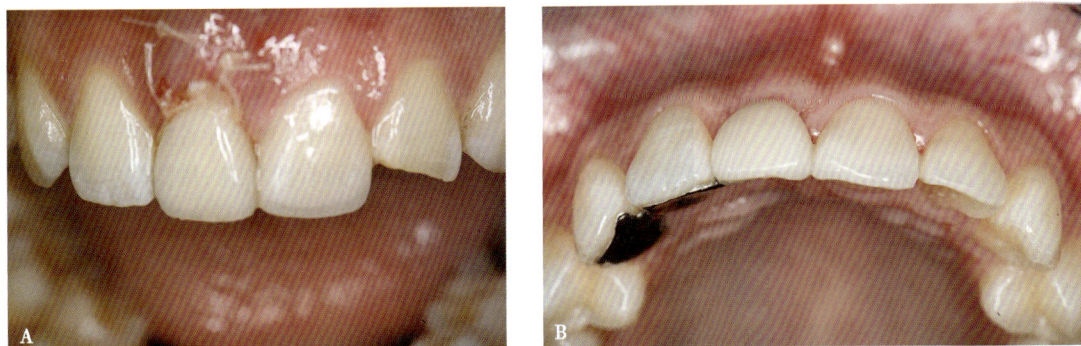

图4-4-7　即刻种植术后马里兰桥临时修复
A. 术后当日　B. 术后3个月

5. 术后护理　术后使用抗生素3～5天,复方氯己定含漱液含漱至少1周,要求患者禁烟,保持良好的口腔卫生,若使用不可吸收线,7～10天拆线。

6. 即刻种植的长期效果评估　种植修复后种植体周围骨皮质的稳定性是种植修复长期效果的重要基础。对上颌前牙即刻种植位点,良好的骨组织的支撑是获得美学及生物学长期稳定性的重要基础(图4-4-8～图4-4-10)。

第五章

美学区的牙种植

牙列美学区是指在大笑时可以见到的牙列范围，具体由牙、牙龈及牙槽突三部分构成。种植美学区的牙列范围包括前牙区，部分口裂较大的患者前磨牙也属于美学区范畴。

在美学区，成功的牙种植治疗，除功能修复与长期疗效之外，美学效果也是一项重要的评价指标。由于牙种植体软硬组织结合方式与天然牙齿存在本质差异，为获得良好的美学修复效果，美学区种植在种植外科、种植修复和技工等方面具有区别于非美学区的技术特点和要求。本节将重点讨论种植美学外科部分，种植美学修复技术将在第六章中介绍。

第一节　口腔种植美学的评价标准

美学效果是美学区种植治疗的一项重要评判指标，恢复天然牙齿的美学形态是其最高标准。然而，由于种植义齿与天然牙之间的结构差异，种植美学也仅仅是对缺失牙齿在形态上的恢复，并非结构重建。因此，种植美学的评价标准是恢复与邻牙及牙列之间的自然、和谐，主要包括三个方面：

1. **牙冠修复体部分**　与邻牙、对侧同名牙以及整个牙列和谐、对称，具体指标包括修复体的形态、排列、色泽及通透性等。

2. **种植体周围软组织部分**　与邻牙以及对侧同名牙的牙龈组织形态和谐、一致，具体指标包括种植体软组织颈缘位置、弧形、龈乳头充盈度、周围角化黏膜宽度、色泽及质地等。

3. **牙槽突部分**　牙槽突唇侧丰满度，理想状态是应呈现出根形隆起的牙槽突轮廓外形。

常用种植美学评价方法有两种，主要用于客观评价单颗牙齿的种植美学效果。目前，尚缺乏针对多颗牙缺失的种植美学评价标准。

第二节　种植美学外科的基本原则

种植美学外科基本原则是以种植外科原则为基础，基于对牙种植体周围软硬组织生物学规律的认识，重点规范种植体的三维位置、轴向、骨量、种植体直径及分布等内容，具体包括以下几方面：

1. **牙种植体近远中向的定位原则**　牙种植体修复1年之内，颈部边缘骨将发生改建，呈现出一定程度的吸收。因此，为了防止因颈部边缘骨改建引起牙槽嵴顶垂直高度降低，从而导致龈乳头区软组织充盈不良或退缩等并发症，种植体周围应保持足够的生物安全区。目前普遍认为该安全区的宽度为1.5mm，即种植体与邻牙根之间的距离应大于1.5mm，种植体与种植体之间大于3mm（图5-2-1），这是确定种植体近远中向位置的一个基本原则。此外，种植体还应与牙冠位置相对应，以恢复种植修复体良好的美学萌出形态。

2. **牙种植体唇腭（舌）向的定位原则**　牙种植体颈部唇向应位于牙冠颈缘腭侧1~2mm。在手术中，通常以邻牙釉牙骨质界连线做参照，该连线向腭（舌）侧0~1mm被认为是种植体理想的定位区间，种植体应避免向唇侧突出邻牙釉牙骨质界连线或者偏向腭侧2mm以上。种植体唇腭（舌）向位置不良是导致龈缘退缩、牙冠过长或牙槽突唇侧凹陷等美学并发症的常见原因（图5-2-2）。

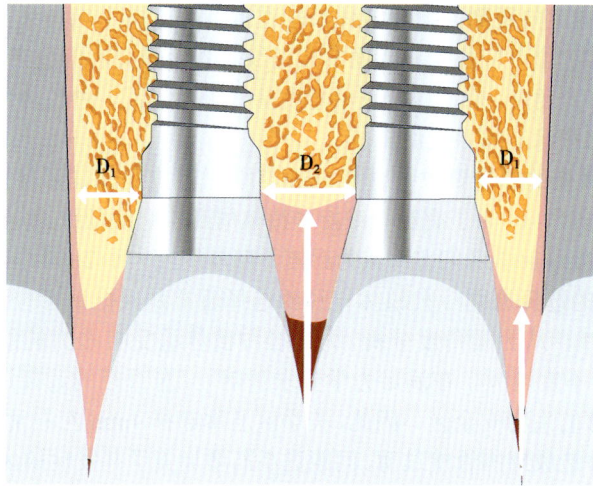

图 5-2-1　种植体近远中定位

D₁: 种植体颈部与邻牙根最小安全距离 1.5mm　D₂: 种植体之间最小间距 3mm

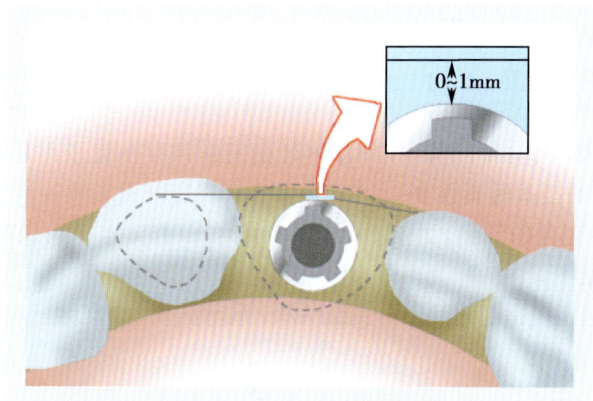

图 5-2-2　种植体唇腭向位置

3. **牙种植体垂直向的定位原则**　研究表明,牙种植体周围软组织存在相对稳定的生物学宽度,即种植体周围龈缘至牙槽嵴顶之间的距离,具体由龈沟、结合上皮和结缔组织层三部分构成,平均宽度约为 3mm。因此,牙种植体的垂直向定位应以龈缘为参照,植入深度在该平面以下约 3mm(以两段式种植体为例),过浅或过深均易造成种植体周围颈缘退缩或种植体外露等美学并发症(图 5-2-3)。

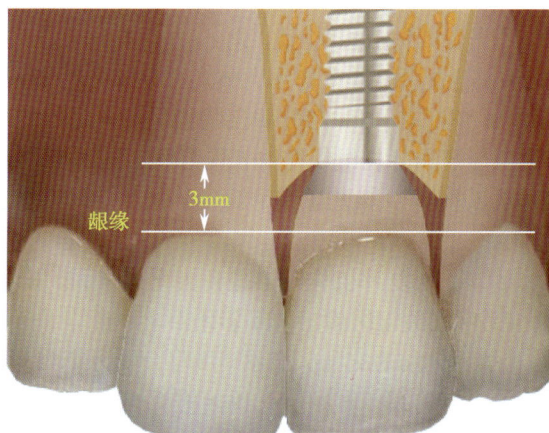

图 5-2-3　种植体垂直向定位

4. 牙种植体长轴的定向原则 牙种植体长轴在近远中方向上应与牙冠一致,在唇腭(舌)方向上种植体在牙冠的穿出位点应位于其舌面窝或切缘。当牙槽突唇侧根方存在骨凹陷时,种植体可以选择向唇侧倾斜一定角度,后期修复采用角度基台予以纠正。种植体唇倾角度一般不易大于15°,角度过大容易导致龈缘退缩并发症。

5. 牙种植体唇侧骨壁的厚度要求 唇侧 1mm 的骨壁厚度是保证牙种植体正常行使功能的一个必要条件。然而,在美学区,为了有利于维持种植体周围软组织颈缘稳定性,防止因种植体边缘骨吸收带来的不利影响,目前学者们普遍认为唇侧骨壁厚度应大于 2mm。

6. 牙种植体直径的选择原则 种植体直径的选择通常是根据缺牙位置、大小及咬合等力学相关因素进行综合判断。从力学角度分析,大直径种植体承受咀嚼力的能力要优于小直径种植体,但是在美学区直径不宜过大。在满足力学要求基础上,对直径的选择还需重点考虑能否保证在种植体周围留有足够的生物安全区。因此,美学区通常选择 4mm 左右常规直径种植体,以避免因使用过大直径种植体造成周围骨壁过薄、间距过小而增加美学并发症的风险。

7. 牙种植体分布的设计原则 由于牙种植修复后存在边缘骨改建,在选择相邻牙位植入种植体时,即使两者间有 3mm 以上的安全距离,但是牙槽嵴顶高度仍然会出现一定程度的降低,从而影响龈乳头的充盈和稳定。因此,在三颗及三颗以上连续多颗牙缺失时,首选设计方案是两颗种植体之间应相隔 1 个或以上牙位,以降低美学风险。

第三节 种植美学的风险因素

美学区种植难度大,风险高。其一,前牙区牙槽突常常存在骨量不足的问题,需要足够的外科训练,而且种植美学的技术敏感性高;其二,众多患者自身因素影响种植美学修复和患者主观评价,需要医生对治疗有充分的评估,并有针对性地制订种植方案。术前做好患者的风险评估是种植美学治疗的一个关键环节。

种植美学的风险因素概括起来可以分为三大类:局部因素、心理因素及全身和其他因素。

一、局部因素

缺牙区条件决定种植治疗方案的设计,具体包括缺牙区的暴露程度(如微笑曲线的高低、口角的大小)、缺牙区的软硬组织条件、缺牙间隙、邻牙健康状态与牙周附丽及口腔卫生等方面。下面将重点讨论影响种植美学修复的几个常见因素:

1. 牙龈生物型(gingival biotype) 是根据牙周组织的生物或生理特征所进行的一种临床分类,具体可分为薄龈生物型和厚龈生物型。薄龈生物型,除牙龈组织厚度薄之外,常伴有龈乳头高耸、龈缘弧度大、牙冠修长、牙槽窝唇侧骨壁薄等解剖特点,机械或炎症刺激易导致牙龈退缩。该类患者种植美学风险高,容易出现种植体周围龈缘退缩、颈部有金属影透出、种植体周围黑三角等并发症。与此相反,厚龈生物型,主要表现为牙龈组织厚,龈缘弧度较平缓,牙冠呈方圆形,具有一定抵御牙龈退缩的能力,该类患者种植美学风险偏低。

2. 天然牙齿的形态 根据牙冠形态,中切牙大体上可分为方圆型、椭圆型和尖圆型,不同类型牙齿的龈乳头高度和龈缘弧度不同,并且与牙龈生物型呈现一定的相关性,如尖圆型牙冠通常对应为薄龈生物型,而方圆型牙冠的牙周组织往往表现为厚龈生物型。尖圆型牙齿伴有高耸的龈乳头,易导致种植体周围龈乳头区软组织充盈不足的美学并发症,因此这类患者的种植美学风险明显高于其他两类(图 5-3-1)。

3. 邻牙的牙周附丽水平 在恢复种植体周围龈乳头充盈方面,邻牙牙周附丽是支撑并维持天然牙与种植体之间龈乳头高度的关键因素。如果邻牙因牙周炎症导致牙周附丽丧失、牙槽骨吸收、龈乳头退缩,那么它与种植体之间的龈乳头充盈高度将会受到影响,从而增加种植美学风险。

4. 缺失牙齿数量 天然牙齿的存在有利于支撑牙槽嵴的高度,尤其对维持邻间隙区牙槽嵴顶的附丽高度发挥重要作用,因此单颗牙缺失种植美学具有较好的预期效果。多颗牙齿连续缺失往往伴有牙槽嵴顶垂直高度降低,这是造成种植体之间以及与种植桥体之间龈乳头过低或缺如的

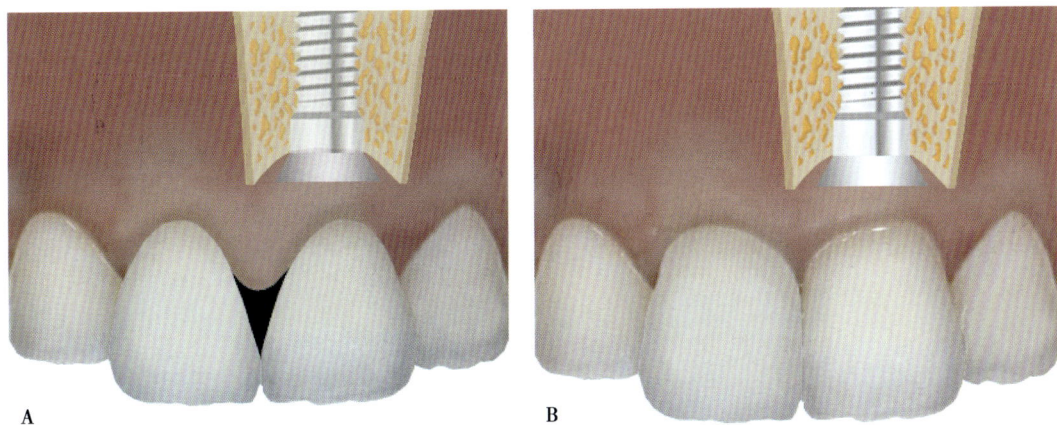

图 5-3-1 牙齿形态影响种植体周围龈乳头充盈
A. 尖圆型牙齿 B. 方圆型牙齿

主要原因。与单颗牙缺失相比，多颗牙连续缺失种植美学风险高，可靠性低，这一结论已得到广泛的学术共识。

5. 牙槽突骨量 牙槽突充足的骨量是决定种植美学的解剖学基础，尤其是牙槽嵴顶的垂直高度，它对重建种植体周围软组织的美学效果发挥着至关重要的作用。然而，在前牙区由于牙槽突的解剖和生物学特点，骨量不足的问题广泛存在，比例甚至高达 90% 以上。自 20 世纪 90 年代以来，以引导骨再生为基础的各类骨增量技术为解决牙槽突骨量不足提供了有效的外科手段。研究表明，牙槽突的水平骨增量效果相对可靠，而垂直高度不足仍然是当今的一个技术难点。牙槽突骨量不足增加种植的美学风险，当伴有垂直骨缺损时美学风险则进一步增大。

二、心理因素

心理因素决定患者对治疗过程、治疗效果的主观合理判断以及对治疗方案的整体配合。治疗之前医生首先需要对患者的心理因素做初步评估，重点了解其主诉、对治疗的预期效果以及对风险的承受能力，进而判断其对种植治疗认知的科学性与合理性，防止因认知上的偏差和对医嘱依从性上的欠缺给治疗效果带来不必要的风险。

三、全身和其他因素

全身系统性疾病和不良生活习惯除影响种植体成功率以外，如糖尿病、免疫系统疾病、吸烟等也可通过影响机体免疫力、炎性反应程度以及骨吸收等方面增加种植的美学风险，对这类风险因素不能忽视。

（李德华）

第四节 美学区种植外科

良好的软硬组织形态是评价美学区种植成功的重要指标。然而，美学区牙槽骨唇侧骨板常存在过薄甚至缺如等问题，形成凹陷外观，一方面更易引起骨吸收，另一方面缺少硬组织支持将导致修复体唇侧龈缘退缩，最终造成相邻龈缘线不连续、种植体暴露、龈乳头解剖形态消失等美学缺陷。本节将对目前临床上常用于美学区的种植外科技术进行介绍。

一、牙槽嵴保存

牙槽嵴保存（alveolar ridge preservation）是指在拔牙期间或拔牙术后，采取的以最大程度维持拔牙窝愈合后牙槽嵴形态为目的的方法。

牙齿缺失后，牙槽骨失去功能性刺激，改建十分活跃并发生骨吸收。前牙美学区唇侧骨板较薄,吸收后常导致牙槽骨凹陷,造成垂直高度尚可而水平宽度不足的情况(图5-4-1)。美学区单颗牙缺失后6~8个月,牙槽骨宽度显著减小,在中线位置吸收较多,唇侧骨板吸收较腭侧严重,呈倒置V形吸收(图5-4-2)。一般认为,牙槽骨吸收自拔牙开始,前6个月最为迅速,之后逐渐减缓且持续终生,最终导致大量骨丧失。

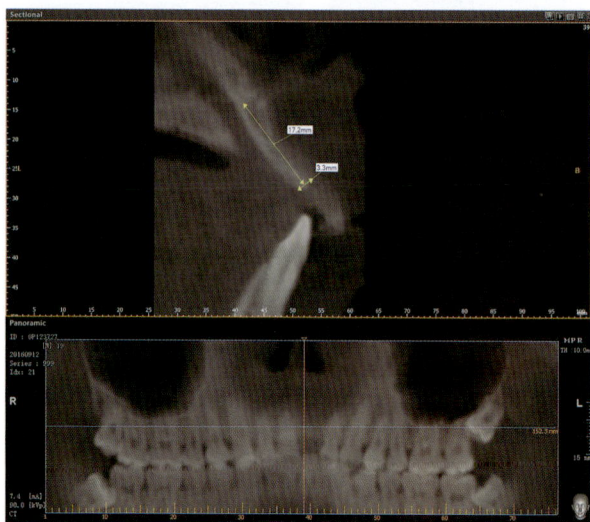

图5-4-1　美学区常见骨高度足够而宽度不足

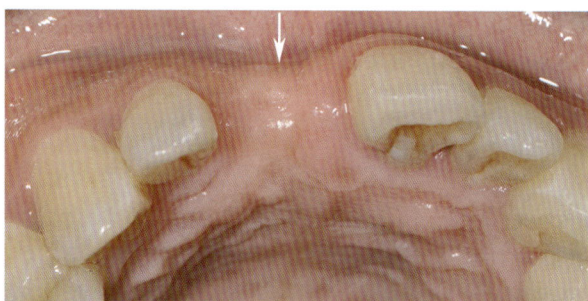

图5-4-2　美学区常见骨高度足够而宽度不足

良好的牙槽骨形态是种植修复的基础,尤其在美学区,种植体唇侧骨板厚度不足导致骨缺损、骨裂开、软组织退缩等不良并发症的发生概率大大增加,从而增加种植治疗美学修复失败的风险。软组织一旦丧失,重建其美学结构并不容易,相比于后期进行复杂的软硬组织增量手术,在拔牙同期通过外科手段减缓软硬组织吸收是一个简单有效的方法。

牙槽嵴保存的常用方法有三种:①单纯应用植骨材料充填拔牙窝;②单纯应用屏障膜覆盖拔牙窝;③植骨材料与屏障膜联合应用。

其中第三种方法应用最为广泛和成熟,属于引导骨再生(guided bone regeneration,GBR)术的一种形式,其临床手段是通过微创拔牙以减少牙槽骨破坏,彻底清理拔牙窝填入植骨材料,覆盖屏障膜,并使用黏膜瓣转移技术部分或完全关闭拔牙窝,目的是在拔牙窝自然修复过程中最大化的减少骨吸收与软组织退缩,同时增加角化龈宽度与厚度,为延期种植提供良好的软硬组织条件,以期获得理想的美学效果。

(一)微创拔牙

微创拔牙是指采用微创拔牙器械及微创拔牙技术拔除患牙,在拔牙过程中最大程度地保护牙槽窝周围软硬组织,使拔除患牙的创伤最小化。多数学者认为拔牙时过多破坏牙槽骨将导致骨改建更加显著,因此临床上倾向于微创拔牙。拔牙过程中应尽量避免过大分离黏骨膜瓣及破坏局部血供,以保护拔牙位点的血液循环和软组织的解剖形态与结构,从而避免骨吸收和软组织退缩,这在美学区域尤其重要。

患牙拔除后仔细探查拔牙窝,以确定骨壁有无破损,并仔细搔刮、清理肉芽组织及残存的牙周膜,生理盐水反复冲洗(图5-4-3A,图5-4-3B)。

(二)拔牙窝填充植骨材料

拔牙窝内填充植骨材料旨在减少骨改建过程中的骨丧失,促进拔牙窝内骨再生并防止拔牙后软组织塌陷。填充植骨材料3～6个月后骨改建渐趋稳定,此时应对保存位点的软硬组织条件进行评价,再制定种植计划,必要时需要二次软硬组织移植,二次移植一般可与种植体植入同期进行。

在填充植骨材料时,根据唇侧骨板完整与否决定是否翻瓣。通常情况下,应尽量维持唇侧骨板完整性,避免切开唇侧牙龈或翻瓣,直接将植骨材料填入拔牙窝内(图5-4-3C);当唇侧骨板有穿孔且范围较大时,需向唇侧翻开黏骨膜瓣,暴露缺损区,填充植骨材料后于缺损区唇侧覆盖屏障膜。填充植骨材料后应初期关闭创口,防止植骨材料外漏,以减少感染和骨吸收的风险。初期关闭创口的方法包括唇侧黏骨膜瓣减张缝合、腭侧黏骨膜瓣转移、游离组织瓣移植等。

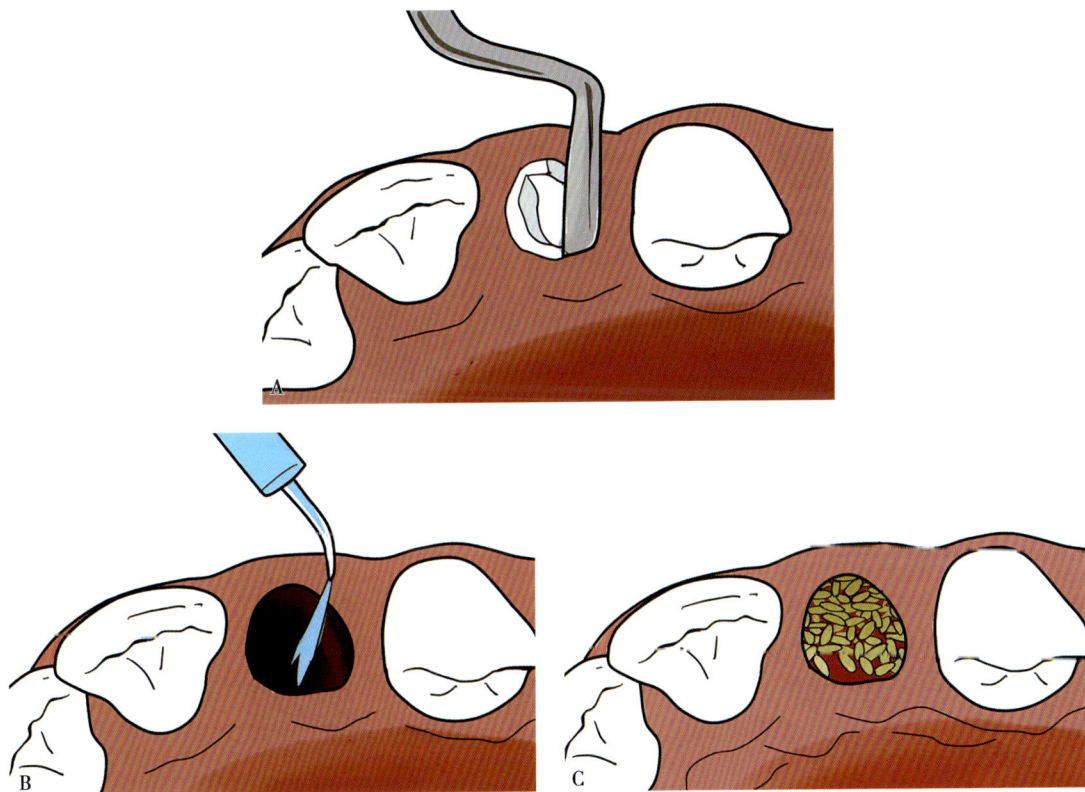

图5-4-3 牙槽嵴保存
A. 微创拔牙 B. 清理拔牙窝 C. 填入植骨材料

二、即刻种植

单纯即刻种植对拔牙位点软硬组织的维持效果并不理想。临床上常用即刻种植联合其他技术,以获得理想的软组织美学效果,包括良好的龈乳头形态和唇侧龈缘位置。

(一)龈乳头

丰满的龈乳头可通过即刻种植联合即刻修复获得。研究表明,经此联合处理,尽管拔牙后前3个月龈乳头仍稍有下降,但由于即刻修复具有引导颈部周围龈组织成形的作用,下降的龈乳头会在修复后期缓慢恢复,时间约为0.5年到1年不等。

(二)种植体唇侧龈缘位置

唇侧龈缘退缩是美学区种植存在的普遍现象,原因常为前牙区过薄的唇侧骨板发生吸收。

一个行之有效的解决办法是联合使用引导骨再生术（guide bone regeneration，GBR）（图 5-4-4）。这是因为，植入的种植体与唇侧骨板间常存在一定的间隙，在间隙内填充的植骨材料一方面增厚了唇侧骨板，使新生骨得以沿人工骨支架长入并维持在所需位置；另一方面维持唇侧软硬组织丰满度，有效防止其退缩。临床效果显示该联合可有效减少垂直向、水平向的骨吸收以及软组织退缩。

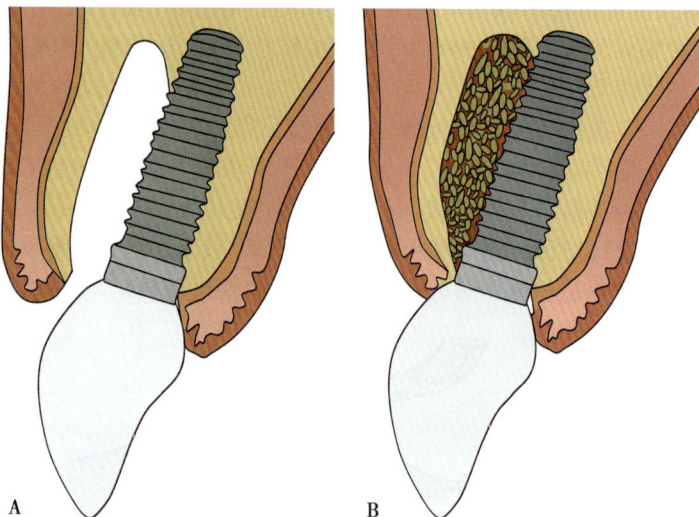

图 5-4-4　即刻种植联合 GBR
A．偏拔牙窝腭侧即刻植入种植体　B．放置植骨材料并关闭创口

微创拔牙后为了获得较多的软硬组织，牙槽嵴保存和即刻种植都是可供选择的方案。只要牙槽窝无根尖周感染或牙周感染，且术者对包括引导骨再生术在内的相关手术较为娴熟、预计可以获得理想的种植体初期稳定性和美学效果，就可以考虑即刻种植，否则，可先进行牙槽嵴保存，分步完成种植修复。

三、美学区种植的软组织外科处理

（一）美学区种植术中翻瓣设计的重要原则

翻瓣设计的切口位置与黏膜剥离范围可影响种植体周围软硬组织血供、形态，尤其影响龈乳头成形，此项操作是保存及重塑种植体周围软组织的基础，应引起种植科医师的重视。正确的翻瓣设计应基于术前对目标位点软硬组织，尤其是龈乳头形态的评估，处理过程应遵循以下重要原则：

1. 保存种植位点的血供。
2. 尽量保存龈乳头。
3. 便于暴露上颌前牙区常见的唇侧骨倒凹等。
4. 龈瓣易于剥离、复位及无张力缝合创口。
5. 若需进行软、硬组织移植，切口应便于相关操作。

（二）种植体周软组织外科塑形

种植二期手术时常规利用愈合基台进行种植体周围软组织塑形。但是愈合基台与永久基台或最终修复体的穿龈轮廓并不完全相同，单纯的愈合基台塑形不能获得理想的牙龈外形及厚度。在某些病例中，为了获得更好的美学效果，需要在最终修复前对种植体周围软组织进行切除性塑形以形成与天然牙龈相似、美学效果良好的软组织外形。

切除性塑形适用于唇侧附着龈宽度达 5～6mm 的情况。沿牙槽嵴顶作水平切口向唇侧翻瓣，波浪形或半月形切除少量唇侧龈瓣，使软组织与种植体穿龈结构大小形态一致，两者贴合。若涉及多个种植体时，则由前往后、自近中向远中依次处理，然后沿种植体穿龈部位根向复位，塑形龈瓣、减少切口张力，分别缝合种植体之间软组织。

（三）美学区种植治疗中的软组织移植

由于种植体周围软组织质地脆、血运差，易发生退缩，尤其是在薄龈生物型病例中，更易发生软组织美学缺陷。当剩余软组织宽度或厚度不足，不能单纯运用上述简单的塑形方法恢复软组织形态时，可进行软组织移植手术。软组织移植手术的方法复杂多样，早期主要为游离软组织瓣和带蒂软组织瓣移植，之后在此基础上出现了一些改良的软组织移植方法。需要注意的是，硬组织是软组织生长的基础，任何软组织移植均需建立在完善的硬组织处理的基础上，当硬组织不足时，需先进行骨增量手术恢复硬组织形态，如只单纯进行软组织处理而不进行骨组织增量，则无法达到长期稳定的美学效果。

1. **游离龈瓣移植术** 主要用来增加种植体周围角化组织。在受区制作半厚瓣，注意保留牙槽骨表面骨膜，去除骨膜上组织包括上皮组织、结缔组织及肌肉纤维；供体来源于自体咀嚼黏膜，包括硬腭和牙龈，而出于美观的考虑，应除外上颌腭皱襞。常选择前磨牙腭侧或第一磨牙近中腭侧黏膜，从距龈缘 4mm 处向腭中线方向取瓣，瓣的平均厚度在 1.5～2.5mm，主要构成为上皮层、固有层及黏膜下层，取瓣过程中应避免损伤神经血管束或在移植瓣中带入脂肪组织，瓣的大小应略大于缺损部位，修整去除脂肪组织并使瓣光滑、平整而规则，立即缝合固定于目标位置，注意移植瓣的结缔组织面要与受区骨膜相接触。

由于游离组织不带血管，移植后血供单纯来自受区骨膜，因而必须保证其固位稳定，以利于组织的血管化。需要指出的是，游离组织瓣经过一段时间后会发生部分吸收，因此移植量应大于所需量。

此方法操作简单，增宽附着龈及形成新的附着龈成功率高，缺点是移植龈瓣血供较差且与周围组织颜色的协调性不强。

2. **带蒂软组织瓣移植术** 该方法是在缺损邻近处腭侧取带蒂的上皮下组织瓣移至唇侧，瓣的设计应遵循两大原则：一是保证血供充足，二是保证组织量充足。组织瓣自带血管，因而确保了血供，成活率高且抗感染性强，在美学区域可用于龈乳头重建和唇侧软组织增量。

缺损区腭侧由远中向近中做一切口，切口长度是缺损宽度的两倍，切开非全厚瓣，切取带骨膜的结缔组织瓣，瓣的前部与软组织相连。将其剥离、翻开、旋转并覆盖受区，关闭创口，同时将供区创口关闭并缝合。

3. **上皮下结缔组织瓣移植术** 该方法可简要描述为半厚瓣联合结缔组织移植，移植瓣可获得来自骨膜和唇侧瓣的双重血供。即从上颌单纯切取游离的结缔组织，将其插入并固定在受区袋状瓣下方。具体包括受区和供区的处理两方面，其中，受区在缺损区以外做一个由附着龈伸向膜龈联合的垂直切口，锐性分离至膜龈联合以外的区域，从而在骨膜和上皮之间建立盲袋，制备过程中避免颊侧瓣穿孔；供区位于上颌前磨牙或磨牙腭侧，仔细解剖分离获得 2～3mm 厚度的结缔组织瓣（图 5-4-5），去除上皮，将其放入受区袋状瓣下方，固定并缝合（图 5-4-6）。需要注意的是，分离出供体瓣后，剩余供区组织要求至少有 1.5～2mm 的厚度，以避免供区组织坏死。

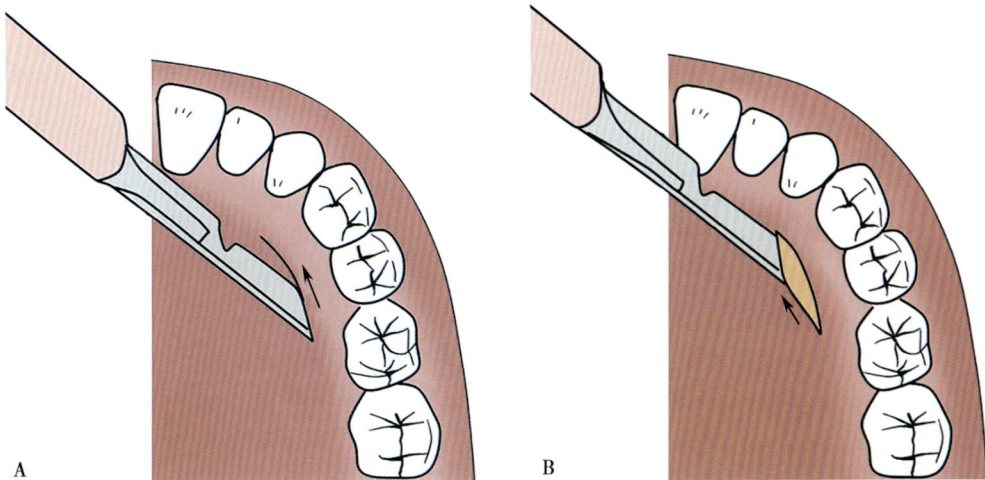

A   B

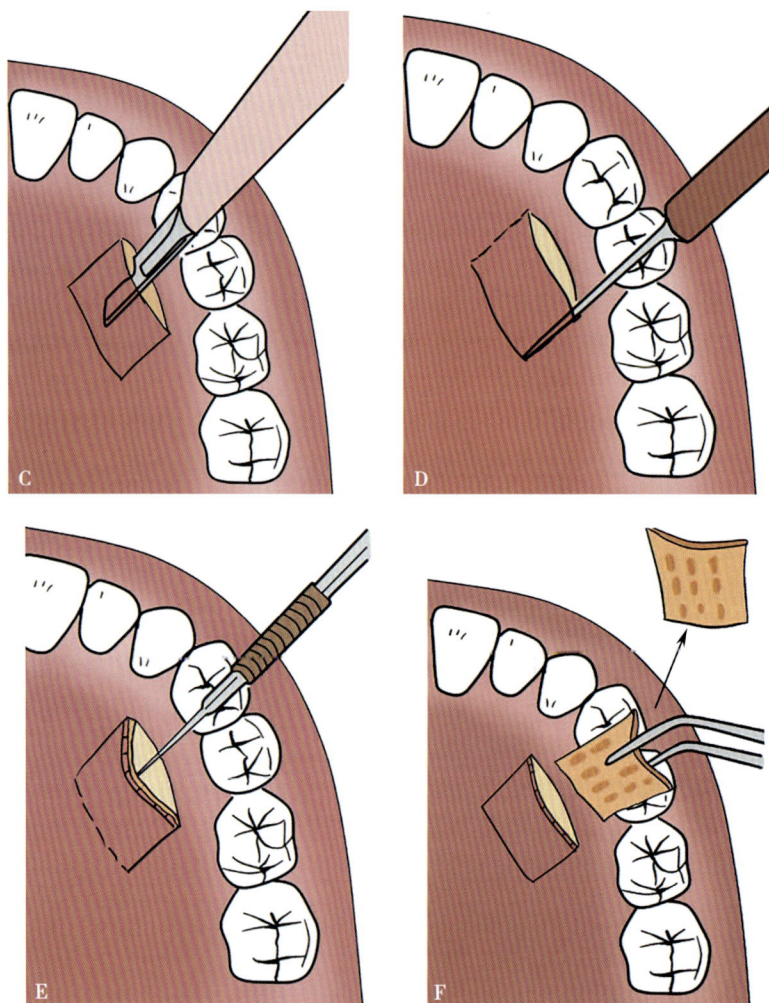

图 5-4-5 上皮下结缔组织瓣的制备（供区）

A. 切口位置　B. 切开上皮和结缔组织　C. 沿骨膜表面分离结缔组织
D. 翻起半厚瓣　E. 分离 2～3mm 厚度结缔组织瓣　F. 取出结缔组织瓣

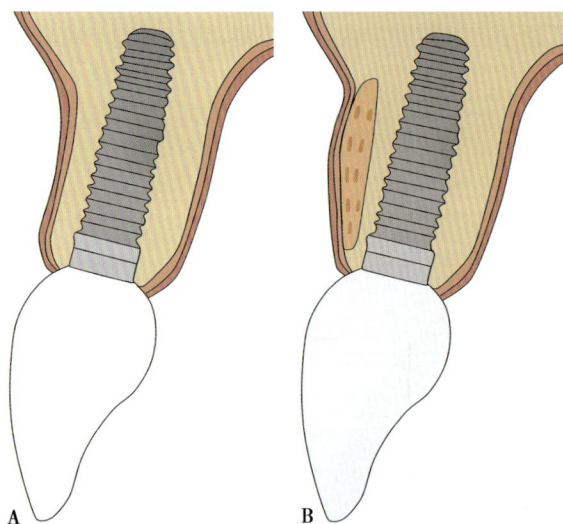

图 5-4-6 上皮下结缔组织瓣移植（受区）

A. 种植体颊侧小缺损　B. 移植结缔组织瓣

（邓飞龙）

第一节　种植义齿结构和分类

种植义齿（implant supported denture）由三部分组成，即种植体、基台和上部结构（冠、桥）。本节将对种植义齿的上部结构进行介绍。

一、种植义齿上部结构

（一）种植义齿上部结构

种植义齿上部结构即固定于种植体上方的牙冠、固定桥或覆盖义齿修复体，修复缺失的临床牙冠，是承担种植义齿咀嚼功能的最终结构，是种植体植入的根本目的。修复体通过基台与种植体连接，并得以固定、支持（图 6-1-1）。

学习笔记

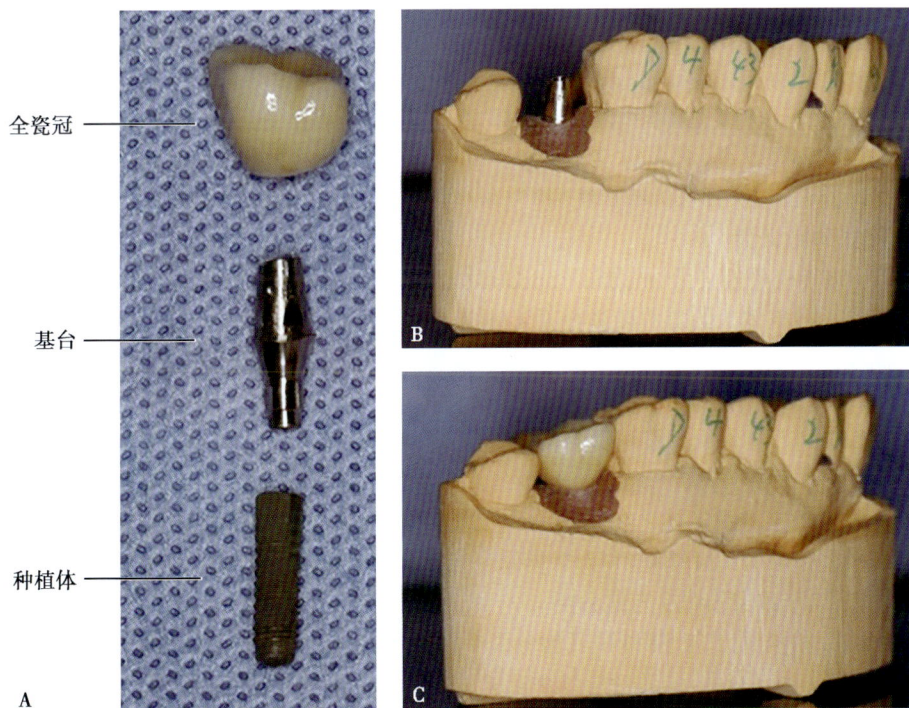

图 6-1-1　种植单冠修复
A. 种植义齿结构　B. 基台就位于模型　C. 全瓷冠就位于模型

全瓷冠

基台

种植体

（二）种植义齿上部结构应具备的特点

1. 材料具有良好的生物及力学相容性，相关力学参数应与天然牙接近，不损伤对颌牙和相邻牙。
2. 外形结构设计与基台、种植体相匹配。
3. 上部结构就位时，需与基台有良好的被动适合性及抗旋转性。
4. 无咬合功能障碍，与口腔余留牙协调，舒适、外观自然、美观。

45

5. 结构及功能稳定。

（三）种植义齿上部结构修复中的主要相关配件

种植义齿修复与常规义齿修复流程相似，需制取印模、灌注模型、制作上部结构外形及佩戴。由于种植体及基台结构、方向具有一定的可预知性，目前各种植体系统均匹配了转移、定位种植体的相关修复配件，可较准确地将口内种植体与相邻牙结构关系反映到工作模型上，能更准确、方便制作上部结构。

修复配件主要包括：

1. 取模柱（impression post，也称基台替代体 abutment analog） 用于制取印模时将种植体在牙槽骨内的位置、方向转移到工作模型上的部件，然后在工作模型上更换成修复基台，完成上部结构的制作。

2. 种植体替代体（implant analog） 替代口腔内种植体位置、复制于工作模型上的结构。将种植体替代体准确复位、固定于取模柱后，灌注石膏，完成工作模型。

3. 修复螺丝（prosthetic screw） 用于固定上部结构于种植体或基台上的螺丝。

二、种植义齿分类

种植义齿的分类一般是根据上部结构固位方式或缺牙数目进行分类。

（一）根据固位方式分类

1. 固定式种植义齿（fixed implant supported denture） 上部结构通过粘接剂或专用螺丝固定于种植体基台上，常用于单颗牙缺失和多颗牙缺失，修复设计包括冠、联冠或固定桥，患者不能自行取戴。种植固位义齿外形近似于天然牙，配戴舒适，固位及支持力强，咀嚼功能佳。固定式种植义齿根据固位方式分为粘接固位式和螺丝固位式种植义齿。

（1）粘接固位式种植义齿：通过粘接剂固定于种植体基台上的修复体。除单冠修复外，粘接固位式种植义齿要求基台之间（或与天然基牙之间）有良好的共同就位道，以保证上部结构准确就位。粘固式固位常用于种植单冠、联冠或跨度较小的固定桥设计。

（2）螺丝固位式种植义齿：基台与修复体之间采用螺丝固位的一类种植义齿，该类修复体的顶端或侧面留有固位螺孔，修复体准确就位于基台上，采用金属螺丝固位。螺丝固位式种植义齿患者不能自行摘戴，但医师可拆卸清洗、检查和维护。

2. 可摘式种植义齿

（1）无牙颌种植覆盖义齿（implant supported complete overdenture）：无牙颌种植支持式覆盖义齿是通过固定于种植体上的附着体进行无牙颌义齿的支持、固位，患者可自行取戴，能够较好地恢复面部丰满度。一般用于牙槽骨吸收严重或只接受种植 2～4 颗种植体的无牙颌患者，根据种植覆盖义齿固位体结构的不同，可分为套筒冠固位种植覆盖义齿、杆卡式固位种植覆盖义齿、球帽式固位种植覆盖义齿及磁性固位种植覆盖义齿等。

（2）局部种植可摘义齿（implant supported removable partial denture）：这类修复设计极少使用，常见于种植体植入方向偏离原定位置、种植体数量不够等，而患者又不愿取出重做时，将该种植体作为支持结构进行可摘义齿修复，可有效防止义齿下沉而出现压痛。本书中不做详细介绍。

（二）根据缺牙数目和修复方式分类

按缺牙数目和修复方式，将种植义齿分为单颗牙种植义齿、多颗牙种植义齿和无牙颌种植体支持式义齿。

1. 单颗牙种植义齿 又称种植单冠，即在基台上直接制作全冠，可采用螺丝固位，亦可行粘接固位，患者不能自行取戴，美观、舒适。通常由一个种植体支持固位一个人工牙冠，个别情况（多为第一磨牙）也可能用两个种植体支持固位一个人工牙冠。采用螺丝固位方式时，种植体必须有可靠的抗旋内部结构，以避免人工牙冠与种植体之间发生松动、旋转。

2. 多颗牙种植义齿 按固位方式分为固定式种植义齿和可摘式种植义齿，后者极少用。固定式种植义齿可分为种植体支持式联冠、种植体支持式固定桥，患者不能自行取戴。

3. 无牙颌种植体支持式义齿 按固位方式分为无牙颌种植体支持式固定义齿和无牙颌种植体支持式覆盖义齿。下颌无牙颌种植固定义齿通常设计 6 颗以上种植体，上颌无牙颌种植固定义齿则设计为6~8个种植体。按上部结构与基台的连接形式，无牙颌种植覆盖义齿主要有球帽附着式种植义齿、套筒冠附着式种植义齿、杆卡附着式种植义齿和磁性附着式种植义齿等。

第二节　种植义齿修复的基本原则

种植义齿应保护口腔组织健康，具有良好的咀嚼功能，符合生物机械学原理，稳定和固位性能良好。主要包括以下6个方面：

一、正确恢复缺失牙的形态和功能

完美的形态和健康的功能是种植义齿修复的基本要求，但形态和功能密切相关。种植义齿的牙冠解剖形态应与对颌牙相吻合、协调，并能维护种植体周组织健康。形态、色泽美观、自然，上下颌牙列有正常的覆𬌗覆盖关系，与邻牙匹配，行使功能时应舒适、咀嚼效率高。𬌗力加载点应尽量接近于种植体长轴，建立正确、稳定、协调的咬合关系。避免出现咬合高点和非功能性咬合。

二、良好的固位、支持和稳定

1. **固位力**　种植义齿的固位力与基台的聚合度、𬌗龈高度、修复体的适合性、金属支架的固位方式、螺栓的紧固度及数量等密切相关。

2. **支持力**　在骨量允许的情况下，种植体植入位点应均匀分布，种植体数量愈多、种植体周围骨结合率愈高，对种植义齿的支持力愈强。

3. **稳定性**　稳定性与种植义齿在承受𬌗力时是否产生较大的杠杆作用有关。影响其稳定性的常见因素有三个方面：

（1）两个种植体之间的桥体与支点线位置的关系：当桥体中心位于支点线上时，稳定性较好；桥体中心位于支点线一侧或前方时，偏离越多则稳定性越差。

（2）多个种植体支持的种植义齿稳定性好。

（3）避免悬臂设计：悬臂越长，稳定性越差。

三、保护口腔软、硬组织健康

1. **骨组织的健康**　种植义齿应维护骨组织的健康，种植体周围的骨组织在种植修复1年后，垂直向吸收率应小于0.2mm，无角形吸收。

2. **软组织的健康**　种植体周牙龈附着紧密，由胶原纤维形成的牙龈袖口紧密包绕，质地坚韧，色泽与邻牙健康牙龈相近。

3. 不损伤余留牙。

4. 颞下颌关节、咀嚼肌功能无异常，张闭口自如。

四、坚固耐用

种植义齿修复材料应在与天然牙、种植体、颞下颌关节及肌肉生物力学功能相协调的前提下，具备较高的耐磨强度，以保证咀嚼功能的正常行使。

五、合理的𬌗力传导和应力分散

种植义齿修复设计应使𬌗力传导沿种植体长轴，有效分散种植体所受到的𬌗力，严格控制种植义齿所承受的侧向力，无咬合障碍。

六、美学

前牙区种植义齿美学是重要的修复指标。正确选择种植体、种植体植入位置、方向及深度，分时段对软硬组织量及形态进行外科手术和过渡性修复体修整、塑形，力争获得较为理想的美学效果。

（宫　革）

第三节　上部结构修复流程及印模制取

种植体植入颌骨后，一般需要3～6个月后才能进行上部结构修复。种植上部结构修复如同常规修复，需要印模制取、修复体制作加工、修复体口内试戴及修复后定期维护等过程，但在具体步骤中又有较大差别。

一、上部结构修复流程

（一）印模制取

1．检查种植体及口腔情况　黏膜是否健康，患者有无不适感等。

2．拍摄X线片（根尖片、全口牙位曲面体层片或CBCT）　检查种植体周骨结合情况，种植体周是否有阴影。

3．选择印模帽和种植体替代体，选择托盘，制取硅橡胶印模，必要时取咬合记录。

（二）制取印模，灌制模型

1．印模完成后，在规定时间内灌注人工牙龈。

2．灌制石膏模型。

3．转移咬合关系，在𬌗架上固定上下颌石膏模型，调磨基台，制作上部结构。

（三）完成上部结构，口内试戴

固定永久基台后（图6-3-1），试戴上部结构（图6-3-2），如常规固定修复，需检查边缘就位及触点，调改咬合及覆𬌗覆盖关系，对上部结构进行上釉和抛光，利用扭矩扳手紧固中央螺丝（图6-3-3），封闭基台上方螺丝孔。最后粘固上部结构。

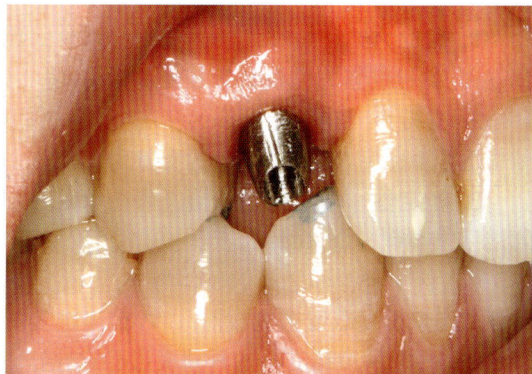

图6-3-1　基台固定

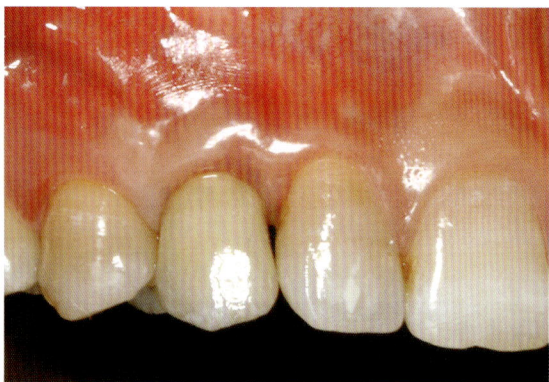

图6-3-2　试戴上部结构

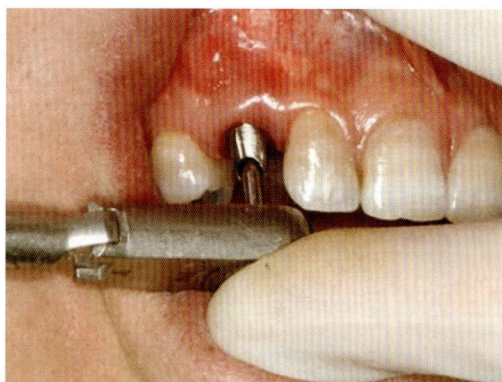

图6-3-3　扭矩扳手紧固固位螺丝

（四）修复后维护

种植义齿配戴3个月后应就诊复查，进行必要的调𬌗和口腔卫生检查、指导。如有不适随诊，以后每年复查1次。

二、印模制取

印模制取是种植义齿修复的一个重要环节，是保证种植修复精确度的关键步骤。种植义齿的印模技术通常采用能与基台或种植体头端吻合的印模帽来协助取得精确印模，取模时更注重种植体或基台位置的精确复制。种植体印模的精确性除了与取模方法有关外，印模材料、印模帽设计、种植体植入角度及数量等均会影响印模的精确性。

（一）印模材料

1. 总体要求

（1）精确记录口腔内各组织的形态，印模清晰光滑。

（2）具有尺寸稳定性和化学稳定性。

（3）可做消毒处理。

（4）凝固后具有一定强度，能稳定印模帽，不发生位置变化。

2. 常用的印模材料

（1）硅橡胶印模材料：分为缩合室温硫化型和加成聚合型两种。

（2）聚醚橡胶印模材料：属于亲水性聚合物，能吸收少量水分，补偿印模材料本身的收缩，使模型准确性提高。另外，聚醚橡胶属于硬质材料，不适于口腔倒凹大而复杂的患者，因而其使用受到了一定限制，凝固后不宜放在比较潮湿的地方以免影响准确性。

（二）印模制取方法

为便于描述下述转移方法，先阐述基本的名词含义。

印模帽转移体（impression copings）：取印模时将口内基台或种植体位置准确转移到工作模型上的特殊部件，又称取模柱或转移杆等。印模帽的结构特点是下端可与种植体上端或基台上端完全吻合。上端变化较多，可分为两类：第一类，间接印模帽，取模时，将固定螺丝旋入口内种植体或基台内，印模取出后，印模帽仍在口内，必须单独将印模帽从口内取出，再与种植体代型或基台代型连接后放置于印模相应的孔洞中。第二类：直接印模帽，取印模时，印模帽通过固定螺丝与种植体相连，印模取出时先将固定螺丝旋松，印模帽与印模一同取出，然后将种植体替代体与印模帽紧密相连后，灌制模型。

种植体替代体（implant analog）：是种植义齿制作过程中代替种植体的替代品，其形态可能与相应部件有所不同，但连接部分的结构、尺寸与相应部件完全一致，在模型中替代种植体的位置。

下面按照不同类型印模技术的分类进行介绍。

1. 根据托盘类型分类　可分为非开窗式印模和开窗式印模（表6-3-1）。

目前临床上制取印模过程中常采用的托盘有：①成品不锈钢托盘，用于制取种植体所在牙列的印模，由于印模材料为硅橡胶或聚醚橡胶印模材料，属于硬质材料，在口内脱位过程中，印模材料产生的脱位力较大，因此需采用强度更大的不锈钢托盘，避免托盘发生形变，影响印模准确性；②成品树脂托盘，具有一定强度，多用于开窗式印模，便于在种植体相对应的部位进行开窗；③成品铝制托盘，强度低于前两种托盘，适用于藻酸盐印模材料。

（1）非开窗式印模（closed tray impression）：临床上常见以下两种形式：

1）采用不锈钢封闭式托盘和不带有固定螺丝的印模帽制取的印模：印模帽带有弹性结构，可以直接以卡扣的形式固定于种植体或基台上，不需要螺丝固定。将印模帽扣压在基台头端或种植体上，听到"咔嗒"声，并能自由旋转表明已经就位。将少量印模材料用注射枪或印模材料输送器推注到印模帽周围，使印模材料充满此关键部位的表面和间隙，然后将盛有印模材料的托盘就位于牙列上，待印模材料凝固后将托盘取下，印模帽即被带出口外。然后将种植体替代体或基台替代体卡扣固定到印模材料内的印模帽中，制作人工牙龈，灌注石膏模型。

2）印模帽带有固定螺丝：先将印模帽通过螺丝固定于种植体上（图6-3-4），托盘取出时印模帽并没有一并取出，印模

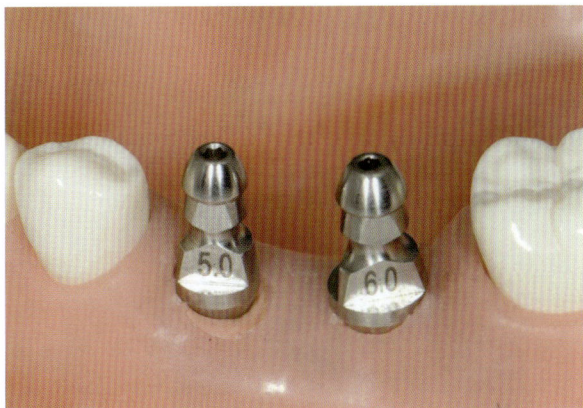

图 6-3-4　转移体固定于种植体上

视频：ER6-2
非开窗式印模

内可见印模帽的阴模（图 6-3-5），需要松开螺丝取下，将印模帽与种植体替代体连接好（图 6-3-6），再插回印模相应的位置（图 6-3-7）。制作人工牙龈，灌注石膏模型，通过此方法，达到模型中种植体替代体与口内种植体的位置、方向一致的目的。

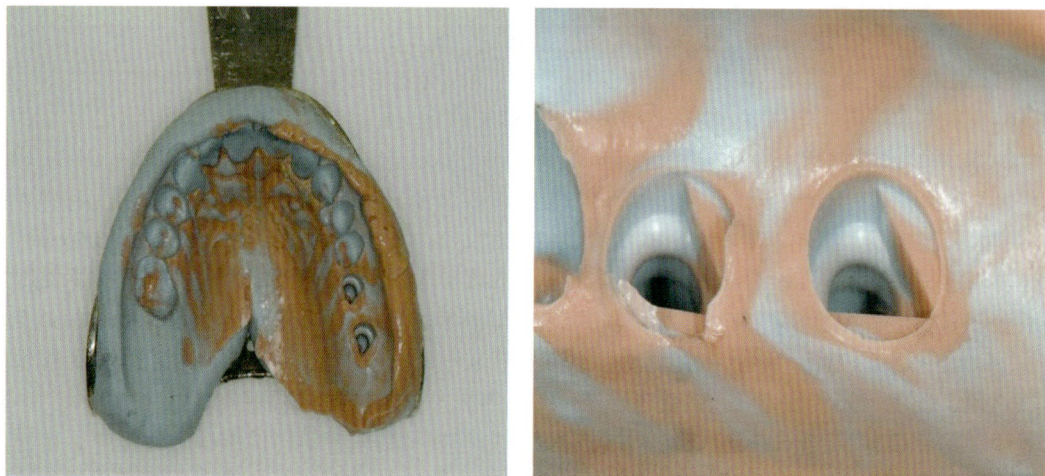

图 6-3-5 印模内可见转移体的印模

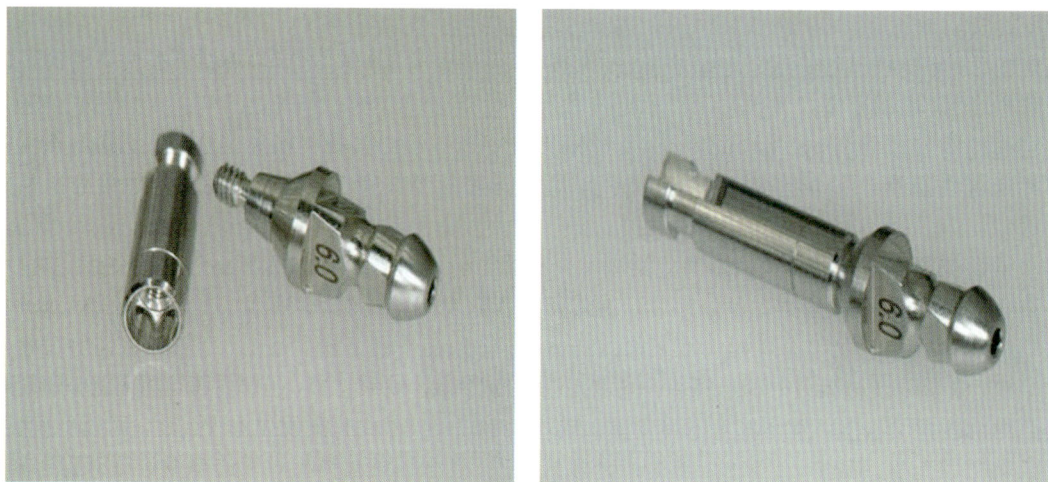

图 6-3-6 口内取下的印模帽和种植体替代体连接

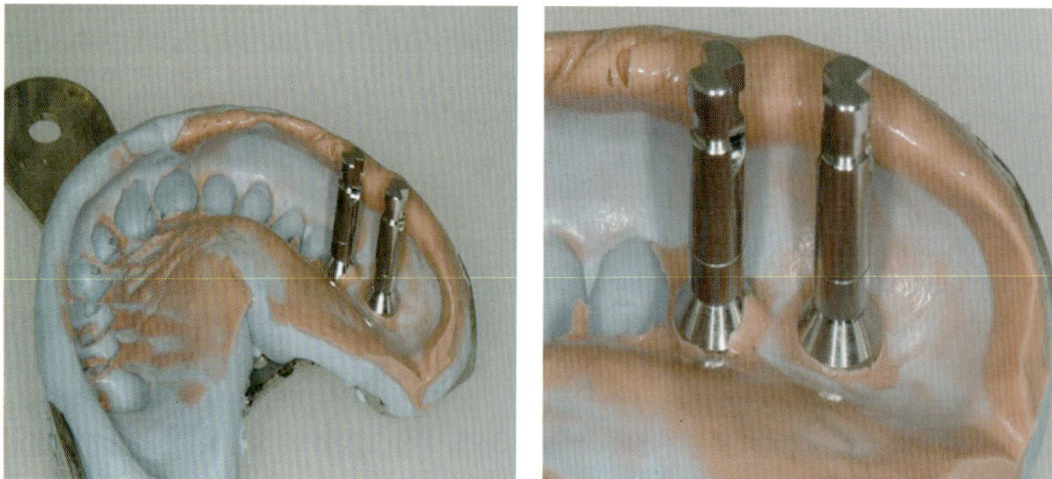

图 6-3-7 将印模帽与种植体替代体连接后于印模上就位

非开窗式印模制作操作相对简单，常用于个别牙缺失的简单修复或制取初印模。

（2）开窗式印模（open tray impression）：使用开窗的托盘和中央带有固定螺丝的印模帽制取的印模，称为开窗式印模。开窗的托盘可为成品托盘，或制作的个别托盘。制取开窗式印模时先将印模帽用固定螺丝固定到种植体或基台上，试戴开窗的个别托盘，将少量印模材料用注射枪或印模材料输送枪推注到印模帽周围（图6-3-8），使印模材料充满此关键部位的表面和间隙，将盛有印模材料的托盘在口腔内就位，材料硬固前暴露出印模帽固定螺丝的螺丝孔。印模材料硬固后，拧松固定螺丝，使其完全脱位，将托盘从口腔内取出，印模帽连同固定螺丝一起随印模被带出口外。在印模内安装种植体或基台替代体，将种植体替代体用固定螺丝固定在印模帽上（图6-3-9），制作人工牙龈，灌注石膏模型。

开窗式印模制作操作相对复杂，常用于种植固定桥、种植体位于龈下过深的情况。对于种植固定桥的印模，考虑到种植固定桥的涉及牙位较多，为了确保修复体与基台之间为被动就位，首先需要保证印模的精确度，为此，常采用开窗式印模；当种植体位于龈下过深时，由于种植体非开窗式转移体长度不足，可能会导致位于印模中的转移体部分过短，无法保证足够的固位力，造成转移体连接种植体代型于印模中就位后出现不稳定的现象，因此多采用长度更长的开窗式转移体，进行开窗式印模。

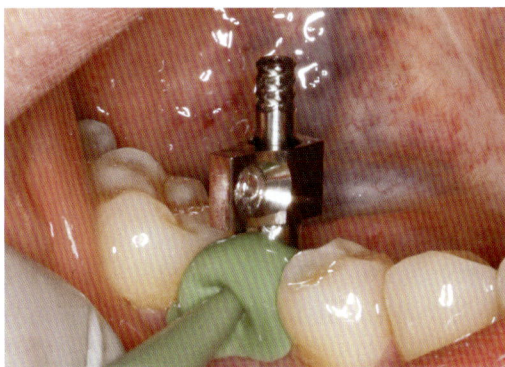

图6-3-8　直接在印模帽周围推注印模材料

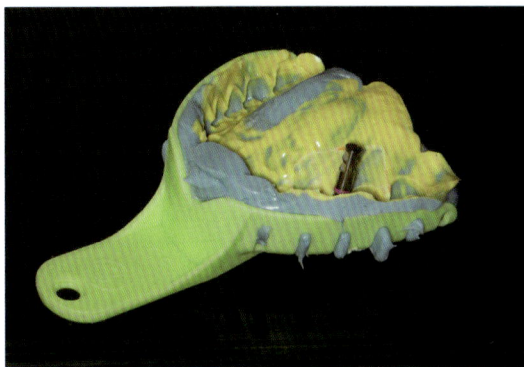

图6-3-9　种植体替代体与印模帽相连

表6-3-1　开窗式印模和非开窗式印模制取的详细步骤

	第一步	第二步	第三步	第四步	第五步	第六步
非开窗式印模	选择印模帽	印模帽口内就位，如有必要拍X线片确认	采用封闭式托盘制取硅橡胶印模	材料完全凝固后直接取下印模，可见印模帽在口内	将口内印模帽卸下后连接种植体替代体，然后将其置入印模中	制作人工牙龈
开窗式印模	选择印模帽	印模帽口内就位，如有必要拍X线片确认	采用开窗式托盘制取硅橡胶印模，材料硬固前暴露出印模帽固定螺丝的螺丝孔	旋松固定螺丝后取下印模，可见印模帽留在印模内	选择种植体替代体，将其连接在印模中的印模帽上，拧紧螺丝	制作人工牙龈

无论采用非开窗式印模或开窗式印模，一个共同的操作要点就是每次将两个对接件吻合时都需要注意防止异物进入吻合面，紧固的螺丝或导杆要拧紧。可通过X线片确定印模帽是否与种植体间完全对接吻合，若发现基台与种植体间存在间隙，应进一步确认妨碍基台完全就位的障碍点并予以消除。

对于多颗种植牙的印模，将不同印模帽之间进行固定连接，可以降低印模帽移位的可能性，从而提高印模精确度。此时可采用二次印模法。第一次常规开窗印模后，将间接印模帽固定于模型上，在印模帽上制作树脂块，相邻树脂块之间要保持一定间隙，并且树脂块不能影响固定螺丝的活动。然后将印模帽戴入口内，可见树脂块之间的间隙，用树脂填充此间隙从而将各个印模帽相连

（图6-3-10），达到保持各个印模帽之间相对稳定的目的。然后常规采用开窗式印模取得终印模。

　　另外，还可采用下述稍简便的方法：在口内用牙线将几个印模帽相互缠绕连接，再利用收缩率低、不产热、快速凝固的树脂将其连成坚固的整体，从而确保每一个印模帽的稳定性，再常规采用开窗式印模。上述两种方法均是建立在印模帽完全就位的基础上，需拍X线片确定印模帽是否完全就位，因为任何一个印模帽未能完全就位，所取得的模型都不准确。

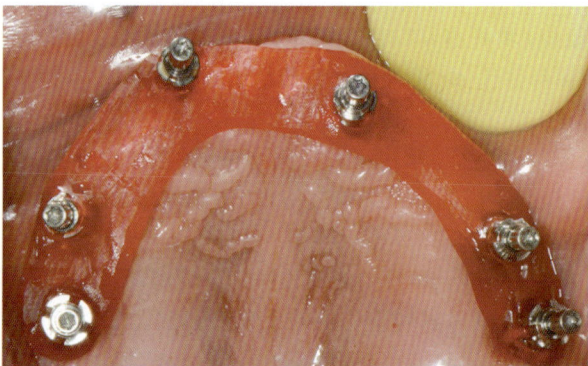

图6-3-10　用树脂将各个印模帽相连

　　（3）无硅橡胶印模：此方法操作简单，但适用范围较窄，通常用于前牙即刻种植即刻修复时，在种植手术完成后即刻印模，从而节省时间。方法为：术前确定可进行即刻种植即刻修复后，取患者术前的模型，修整模型，保留拟手术区牙龈边缘及形态，同时留出种植体替代体的间隙。种植体植入后，初期稳定性好，满足即刻修复的条件，固定直接印模帽，在印模帽和缺牙区近远中至少相邻两个牙位切端推注速凝树脂，注意唇腭侧都需推注速凝材料并防止进入倒凹区，并且不能影响固定螺丝的活动。待速凝材料凝固后，旋松固定螺丝，取下印模帽（图6-3-11），与种植体替代体连接，印模帽与种植体替代体的连接处缠绕棉球，目的是防止固定种植体替代体时材料将印模帽与替代体固定住，连接好后在模型中就位（图6-3-12），确保速凝与邻牙密合，即可初步确定印模较准确。将种植体替代体采用树脂或石膏等固定后，即可在此模型上制作种植体支持的临时冠进行即刻修复。

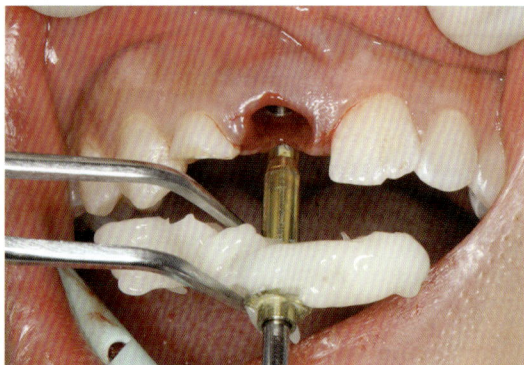

图6-3-11　取下的印模帽

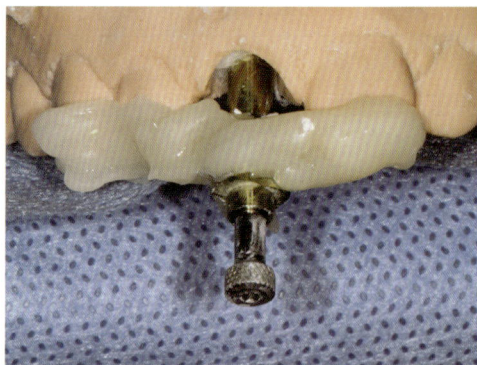

图6-3-12　连接好的种植体替代体就位于模型上留有的间隙中

　　2. 根据转移对象分类　可分为种植体水平印模和基台水平印模。

　　（1）种植体水平印模（implant level impression）：此方法为针对种植体的位置进行取模。卸下愈合基台后，直接在种植体上安装种植体的印模帽，完成印模后，口外连接印模帽与种植体代型。制作人工牙龈，灌注石膏模型。这种方法在口外选择基台，故可选择不同类型的基台，能通过角度基台的选择或基台的调磨获得共同就位道。

　　（2）基台水平印模（abutment level impression）：此方法为针对基台的位置进行取模，类似于固定修复对基牙的取模。卸下愈合基台后，在种植体上安装合适的基台并用专用扭矩扳手拧紧，然后在基台上安装基台的印模帽。完成印模后，将基台替代体与印模帽相连，制作人工牙龈，灌注石膏模型。此法是在口内选择基台，技工不能调改。在多个基台联冠修复中，由于难以获得共同就位道，较少使用。在单冠修复中使用较多。

3. **个性化印模**　使用暂时冠塑形牙龈袖口形态后，常规取模不能准确复制牙龈轮廓的形态。所谓个性化取模，即通过转移体转移穿龈轮廓，这对于美学区缺牙修复尤为重要。个性化取模可分为两大类：第一类为间接个性化取模，即利用材料复制暂时冠穿龈形态后间接取模；第二类为直接个性化取模，即直接利用暂时冠取模。

4. **常规印模法**　与传统固定修复印模方法相同，主要应用于粘接固位修复。随着印模材料及印模技术的发展，常规印模法较少应用于临床。

（三）口内咬合记录

记录上下颌正确的位置关系是建立正确咬合关系及设计修复体的关键，种植修复与常规的全口义齿修复一样需要进行口内咬合关系记录及转移。但种植修复时由于已有种植体提供固位，利用其固定蜡堤或硅橡胶咬合记录可使转移过程较为简单和准确。对于单颗牙缺失的患者，通常不需要咬合记录也能在模型上确定稳定的咬合关系，但对于多颗牙缺失，要考虑进行咬合记录。常用方法有以下几种：

1. **采用基台进行记录**　选择合适的基台调磨，使其与对颌牙有足够的修复空间，然后固定于口内种植体上。再按照常规修复时的记录方式采用蜡、硅橡胶记录上下颌咬合关系。

2. **采用专用的种植咬合记录组件、基台、临时基台等部件进行记录**　将这些组件调磨后置于口内种植体上，不能干扰咬合，然后进行咬合记录。

（满　毅）

第四节　种植过渡性义齿的功能及应用

种植体植入颌骨后，通常需要 3～6 个月的愈合期，才能进行上部结构修复。对于这段缺牙期，过渡性义齿（transitional denture）的应用尤为重要，它是指在种植体植入后至上部修复体完成期间所配戴的临时性义齿。设计良好的种植过渡性义齿不但能暂时满足患者对功能及美学的需求，还能引导种植体周软组织成形；并且可根据过渡性义齿的使用情况观察患者的咀嚼功能特点，了解患者对美学的期望和要求等，这些对于永久性种植义齿的设计制作都有重要的参考价值。在条件允许的情况下，应尽可能将种植过渡性义齿纳入治疗计划。

一、种植过渡性义齿的修复时机及要求

固定式过渡性义齿通常可在种植一期术后即刻戴入，针对行软硬组织增量术的患者应在拆线时检查创口愈合情况，确保软组织愈合良好，无感染及黏膜破裂，方可戴入过渡性义齿。可摘式过渡性义齿一般在术后 2 周戴入，避免影响软组织愈合。

由于种植过渡性义齿在种植体周软硬组织愈合阶段使用，必须满足以下要求：①基本的功能及美学需求；②对周围组织无损伤，无垂直向压力；③易于制作和维护；④耐用；⑤具有一定的诊断价值。

二、种植过渡性义齿的分类及修复方法

种植过渡性义齿根据固位方式分为牙和 / 或黏膜支持式过渡性义齿（tooth/mucosa supported transitional denture）：包括邻牙支持固定桥、粘接桥、可摘局部义齿、全口义齿等；种植体支持式过渡性义齿（implant supported transitional denture）：包括螺丝固位过渡性义齿和粘接固位过渡性义齿。

（一）牙和 / 或黏膜支持式过渡性义齿

1. **邻牙支持固定桥（fixed bridge）**　种植位点的邻牙计划进行全冠修复时，可以利用邻牙做树脂固定桥。这种过渡性义齿固位及稳定性良好，不但能满足外观和功能的需求，还有助于缺牙区软组织的愈合成形，对最终修复的美学效果和功能具有一定的指导作用。

2. **粘接桥**（resin bonded fixed partial dentures） 比较常用的种植过渡性义齿，是用酸蚀-粘接技术将带翼的义齿固定到邻牙腭侧面的修复方法。该方法主要适用于邻牙覆𬌗覆盖正常，能保证腭侧固位翼的强度，并能提供足够的粘接固位面积的情况。Ⅲ°深覆𬌗、重度磨耗等造成可利用粘接面积不足时慎用。其作用与固定桥相同，但由于粘接面积有限，容易脱落。

3. **可摘局部义齿**（removable partial denture） 也是临床常用的一种种植过渡性义齿，在口内情况不适合做固定式过渡性义齿时，可摘局部义齿是最佳的选择，它能够较好的恢复缺牙区的外形、丰满度及功能，并且易于调改。但由于义齿的活动特点，功能状态下可能在种植区域产生压力，戴入前应适当缓冲种植位点对应的义齿组织面；行垂直向骨增量术的患者应慎用。

4. **全口义齿**（complete denture） 无论是在生理上还是心理上，无牙颌患者对于恢复口腔功能和面部美观的愿望都更为迫切。种植体不适合即刻负重时，全口义齿可以作为无牙颌患者种植体愈合期间的过渡性义齿，暂时恢复患者面容和咀嚼功能。此种过渡性义齿的应用有利于颌位关系的调整和维持，促进口颌系统肌肉的协调与稳定，指导永久修复体的设计，使患者更容易适应最终的种植义齿。缺点是对牙槽嵴产生垂直向及水平向压力，患者的使用情况难于控制，不适于行组织增量术后的患者。

（二）种植体支持式过渡性义齿

种植体支持式过渡性义齿是指直接在种植体上衔接基台，并在基台上制作的临时义齿。主要作用：①即刻修复（immediate restoration）：术后48小时内在种植体上完成临时修复，恢复美观和部分功能；②引导软组织成形：在最终修复前，使用临时修复体，对种植体周软组织形态进行引导成形，达到理想的美学效果；③信息传递：对未来种植体周软组织的美学效果和最终理想的修复体外形具有诊断价值。

种植体支持式过渡性义齿制作要求如下：

1. 设计合适固位方式的临时义齿，不同基台提供不同的固位方式 在种植体三维位置理想、修复空间充足、基台不需调磨时，可选用实心临时基台，制作粘接固位临时义齿（图6-4-1）。选用中央螺丝固位临时基台时，制作成基台一体式临时义齿，靠中央螺丝直接固位于种植体上，便于拆卸及调改（图6-4-2）。若多颗牙连续缺失时，临时义齿应为树脂冠桥或联冠。

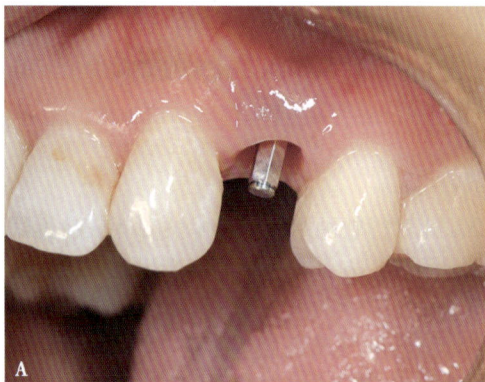

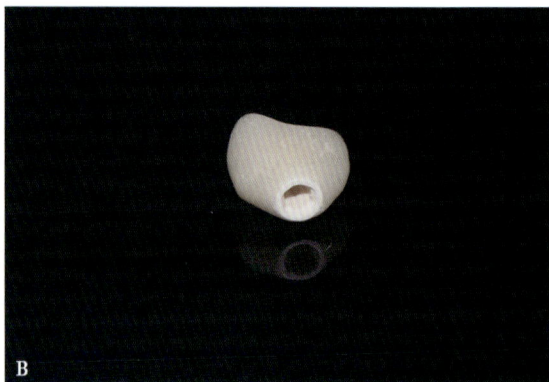

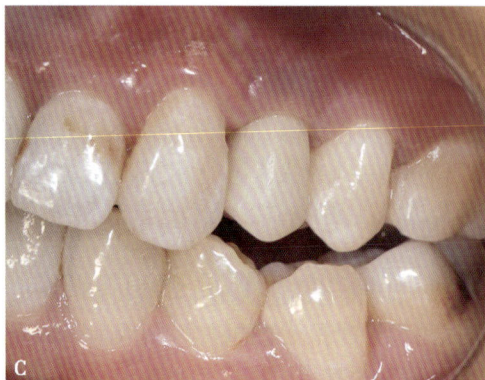

图6-4-1 粘接固位过渡性义齿
A. 安装实心临时基台 B. 临时冠 C. 利用粘接剂将临时冠固定于临时基台上

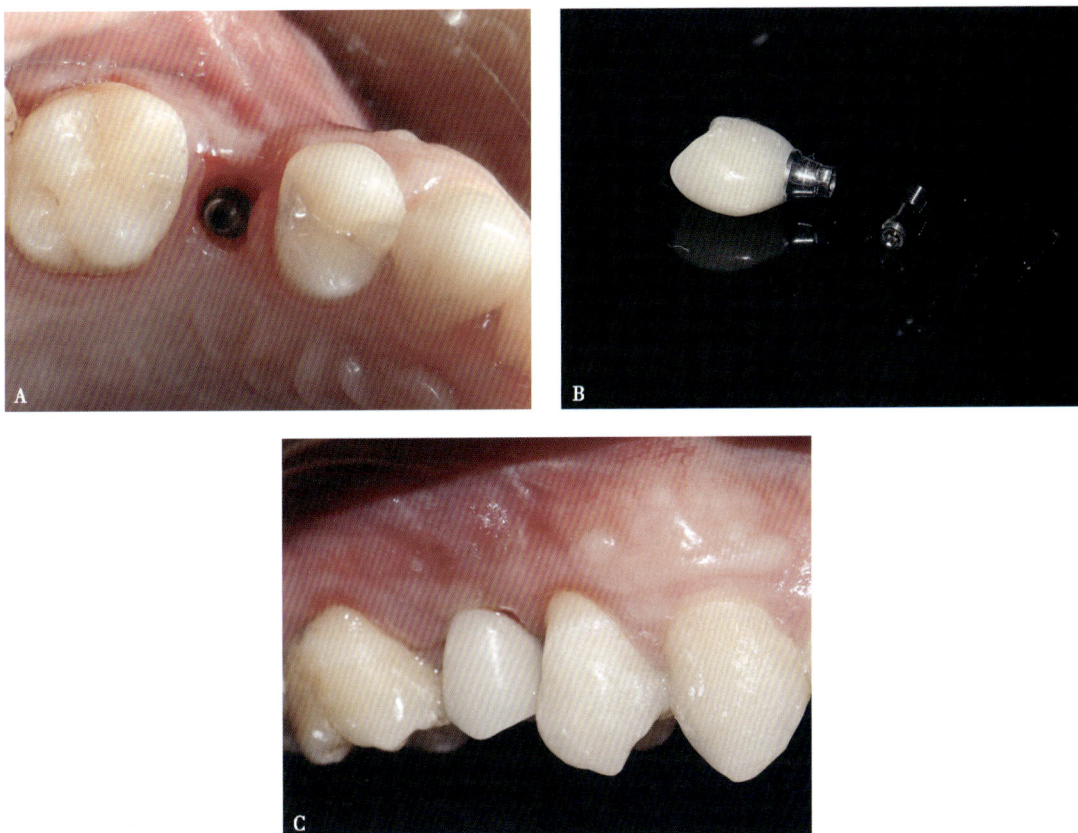

图 6-4-2 螺丝固位过渡性义齿
A. 种植体植入术后 3 个月　B. 基台一体式树脂冠　C. 利用中央螺丝将牙冠固位于种植体上

2. 过渡性义齿外形应与邻牙协调，避免对软组织造成过大压力，可逐步调整颈部轮廓，通过 1~3 次添加树脂，建立理想的修复体形态，使种植体周软组织袖口及唇侧轮廓外形与周围邻牙相协调（图 6-4-3）。

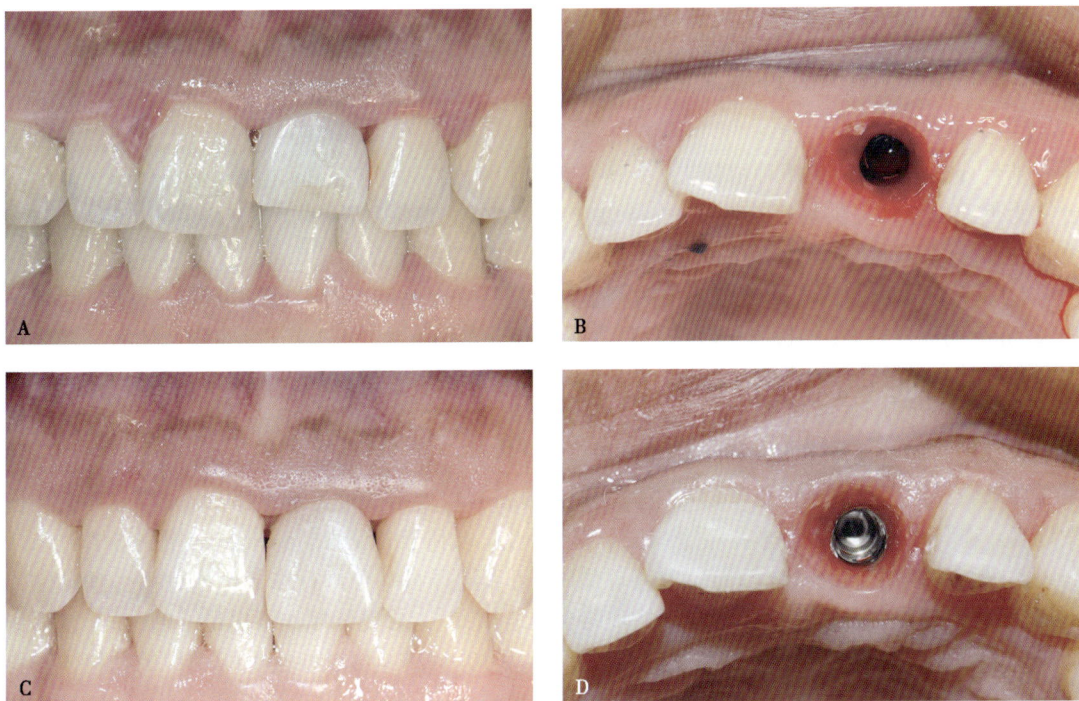

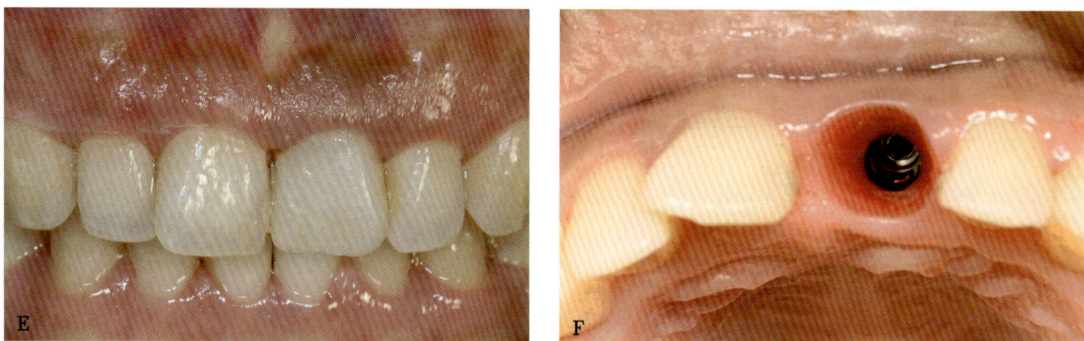

图 6-4-3　通过调整过渡义齿穿龈形态引导牙龈成形

A、B. 过渡性义齿戴用 4 个月时的牙龈轮廓　C、D. 过渡性义齿戴用 5 个月时的牙龈轮廓　E、F. 过渡性义齿戴用 7 个月时，牙龈轮廓与邻牙对称协调

3. 单颗牙或部分牙齿缺失时，尽量利用天然牙承担咬合力，将过渡性义齿调至牙尖交错𬌗、前伸𬌗及侧方𬌗均无咬接触。无牙颌行种植体支持式过渡性义齿修复时，𬌗面应广泛多点接触，分散𬌗力，避免个别种植体负荷过度；并通过降低牙尖高度、斜度及修复体减径、减小长度等措施减轻负荷。

4. 确保过渡性义齿戴入后各部件间衔接紧密，无粘接剂残留，并拍摄 X 线片确认。

5. 戴用时间为 3～12 个月，1～2 月复查 1 次，观察牙龈成形情况，待种植体周黏膜成熟和稳定后方可永久修复。

种植体支持式过渡性义齿戴用期间应嘱患者勿食用过硬食物，注意口腔卫生，并定期复查，检查义齿的稳定性、密合性、咬合情况，软组织形态及种植体愈合情况等。出现问题应及时处理，如消除咬合高点，调整义齿对软组织的压力等，避免义齿松动破损及负荷过度造成的软组织炎症、萎缩以及种植体损伤。

第五节　单颗及多颗牙缺失的种植义齿修复

种植义齿的修复必须建立在保护口腔软硬组织健康的基础上，恢复缺失牙的形态和功能，并保证修复体具有良好的固位、支持和稳定性。

一、单颗牙缺失的种植义齿修复

（一）基台的选择

基台（abutment）固定于种植体上，类似于天然牙的预备体，连接、固定上部修复体。合适的基台能为上部修复体提供良好的固位、支持以及美学基础。选择基台时应考虑缺失牙近远中间隙、咬合间隙、牙龈厚度、种植体植入深度、角度及唇舌向位置等因素。

1. **基台的高度**　应根据种植牙位的𬌗龈间距选择基台高度。在基台顶端与对颌牙之间留出 1～2.5mm 的修复空间；粘接固位时基台高度不应低于 4mm，否则不能提供足够的固位力；在修复空间允许时应尽量选择较高的基台。𬌗龈间距较低时应选择螺丝固位（图 6-5-1）。

2. **基台的穿龈形态**　应根据牙龈轮廓选择基台的穿龈直径，以支撑软组织外形。根据种植体植入深度与牙龈厚度选择基台的穿龈高度，基台的肩台为种植体基台与牙冠相连接的部位，在美观要求较高的区域肩台应位于龈缘下方 1.0～2.0mm，以便形成良好的穿龈形态，修复体更加自然逼真。在其他区域肩台可平齐龈缘或位于龈缘上方，以利于义齿的清洁和维护（图 6-5-1）。

3. **基台的角度**　种植体轴向位置较理想时，可以选择直基台进行修复。当种植体轴向位置不理想时，则需选择角度基台纠正修复体轴向至合适位置，为修复体制作留出足够的空间，以增加修复体的美观性。角度基台多用于美学区，角度常为 10°～25°，可以补偿 10°～30° 的种植体倾斜（图 6-5-2）。

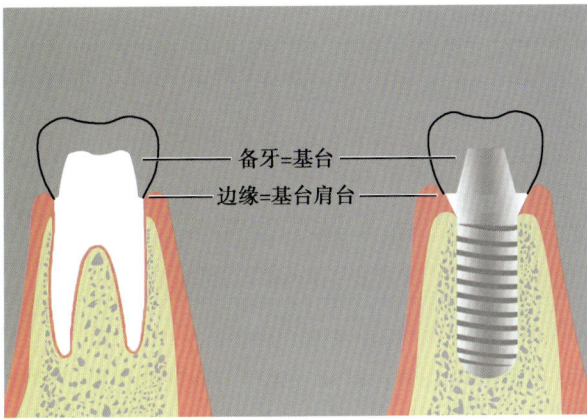

图 6-5-1 基台高度及穿龈形态的选择

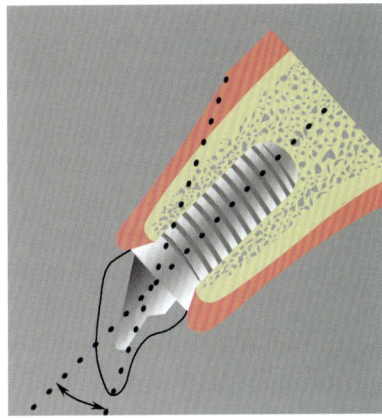

图 6-5-2 角度基台纠正修复体轴向至合适位置

4. 基台的抗旋转 单颗牙修复时基台需要有阻止修复体旋转的结构,以保证修复体位置的稳定。连续多颗牙缺失制作联冠或固定桥时,为保证修复体具有共同就位道,可选择不具有抗修复体旋转结构的基台(图 6-5-3)。

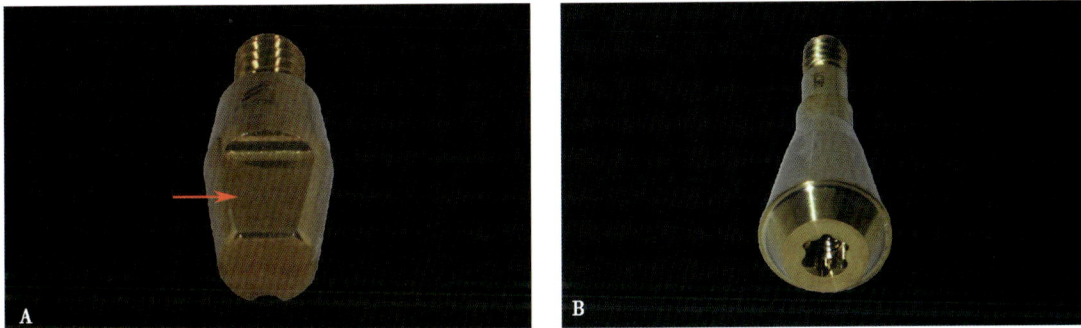

图 6-5-3 基台的抗旋转结构
A. 有抗旋转结构的基台 B. 无抗旋转结构的基台

(二)固位方式的设计

修复体与基台的固位方式主要分为粘接固位及螺丝固位(图 6-5-4)。临床工作中,需根据患者口内的具体情况,选择合适的修复体固位方式(表 6-5-1)。

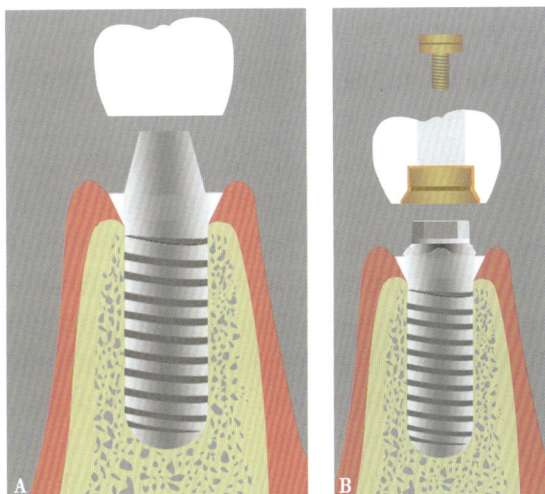

图 6-5-4 修复体与基台的固位方式
A. 粘接固位 B. 螺丝固位

ER6-4

动画:ER6-4
螺丝固位与粘
接固位对比

学习笔记

57

表 6-5-1　粘接固位与螺丝固位的比较

	优点	缺点
粘接固位	①美观度好 ②操作方便，较易实现被动就位 ③𬌗面形态完好，作用力传导均匀	①𬌗龈距低时不能提供足够的固位力 ②剩余粘接剂不易清除干净 ③不易拆卸护理
螺丝固位	①适用于咬合间距较小的患者 ②无粘接剂残留 ③可拆卸，方便清理	①制作工艺复杂 ②咬合面需留有螺孔，影响美观 ③易发生螺丝松动、折断等并发症

（三）咬合设计

咬合设计与种植修复的成功率有直接关系，良好的咬合设计有利于将𬌗力合理的分散于种植体及其周围骨组织内，保护组织健康。天然牙牙周膜内含有丰富的本体感受器，种植体不同于天然牙，其周围缺少牙周膜，因而种植义齿对机械刺激的感受阈值较天然牙高。牙周膜还具有缓冲应力的作用，天然牙的动度范围在水平向为 56～108μm，垂直向为 25～100μm。骨结合种植体也可有轻微的水平和垂直运动，但最大的范围仅为 50μm。当种植体受到侧向力时，应力集中在种植体周围边缘骨嵴，种植体如果受到过大的咬合力，就会引起种植体周围骨组织吸收。因此，在咬合设计中分散𬌗力十分重要。

种植修复行咬合设计时，应遵循以下原则：

（1）种植义齿需设计为轻微𬌗接触。临床上可通过降低牙尖高度、减小咬合接触面积来实现。使种植义齿与对颌牙之间有约 20μm 的间隙，形成功能尖相对平坦中央窝的接触方式，较宽大的窝形成容许牙尖进行约 1.5mm 范围侧方运动而无斜面阻挡的止中自由域（freedom in centric）。侧方𬌗时尽量利用天然牙形成尖牙保护𬌗或组牙功能𬌗，保证义齿在牙尖交错𬌗、侧方𬌗及前伸𬌗无早接触及𬌗干扰。

（2）尽量保证𬌗力沿种植体长轴传导，减小侧向力对种植体周骨组织造成的损伤。临床上可通过降低牙尖斜度使功能尖尽可能位于种植体长轴上，以减少侧向力的产生。

（四）修复方法

1. 安装永久基台　当采用种植体水平取模时，在试戴修复体之前应将永久基台与种植体相连接，安装前应彻底清洁并吹干种植体内部，安装过程中应参考永久基台相对于模型的位置，保证永久基台方向准确且完全就位，必要时可拍摄 X 线片进行确认。如果采取基台水平取模，永久基台的安装及固位则在制取印模之前完成。

2. 试戴牙冠　检查修复体外部形态，修复体应与邻牙形态相协调，满足患者的审美要求。轴面凸度适当，保证食物对牙龈组织的生理按摩作用。修复体与邻牙应为点式接触，若修复体因邻面的阻力而不能就位，应对修复体邻面进行调磨，调磨时应遵循少量多次调磨的原则，以免过度调磨造成邻接关系破坏，引起食物嵌塞。修复体就位后牙线能通过邻接区但有一定阻力，以保证邻接关系良好。修复体完全就位的标准：探针探查冠边缘与肩台衔接紧密无缝隙，X 线片显示冠边缘与基台外缘连续，两者之间无低密度影像。

3. 基台螺丝预载荷　预载荷（preload）是指将固定螺丝拧紧时螺丝被拉伸所产生的回弹力。预载荷可以使各连接部件作为一个整体承担载荷，载荷可通过基台作用于种植体，固定螺丝则基本不受力，避免了螺丝松动、折断。种植体水平取模时，应根据不同种植系统对基台螺丝预载荷大小的要求，对螺丝施加扭力。加载时使用扭力控制器缓慢将基台螺丝旋紧于种植体内。

4. 调整咬合关系　义齿就位后，检查咬合关系。根据种植义齿咬合设计原则调整咬合。

5. 修复体抛光、固定　粘接过程需保持基台及牙冠干燥，一般用棉卷隔湿。粘接剂的调拌需严格按要求操作。粘接剂太稀其粘接强度会降低，且流动性增大容易溢至龈下难以去除；粘接剂太稠将导致牙冠不能完全就位。粘接剂应均匀涂在牙冠内壁一薄层，不宜放入过多，以免影响牙冠就位。后牙戴入时让患者自然咬合数次，之后在修复体与对颌牙之间放置棉球让患者用力咬紧。前牙戴入时医生需垫棉球将牙冠沿基台长轴方向用力按压，而不能让患者自然咬紧，防止侧向力使牙冠移位。清除多余粘接剂，必须在粘接剂完全硬固之后进行，否则会造成修复体上浮移位以及修复体边缘粘固不全。清除邻面粘接剂可使用牙线反复提拉去净（图6-5-5）。对于咬合关系不稳定或有咬合异常的患者，建议采用粘接固位前，应先临时粘接，试用一段时间，一般为半个月，待修复效果令患者满意后再行永久粘接。

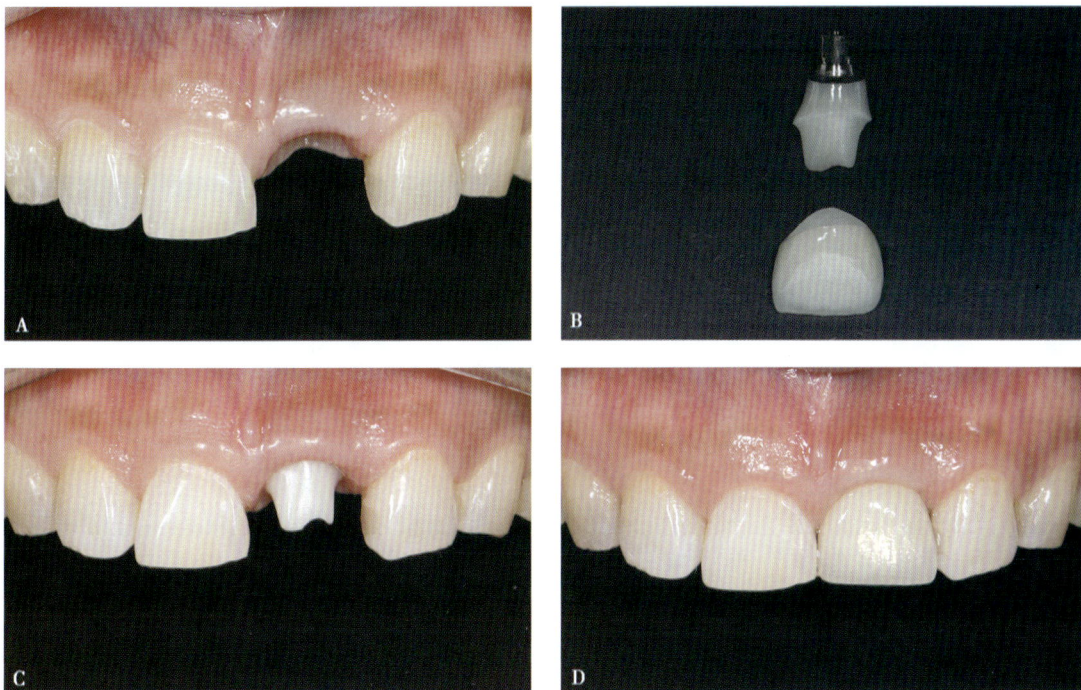

图6-5-5　单颗牙缺失的种植义齿修复——粘接固位
A. 戴牙前口内状态　B. 全瓷基台及全瓷冠　C. 安装全瓷基台　D. 粘接全瓷冠

如采用螺丝固位，使用扭力控制器按照不同种植系统的要求对修复体螺丝施加一定的扭力，之后使用牙胶或氧化锌等材料暂封螺丝孔，用光敏树脂永久封闭螺丝孔。注意螺孔封闭后重新检查咬合，消除树脂上的早接触点（图6-5-6）。

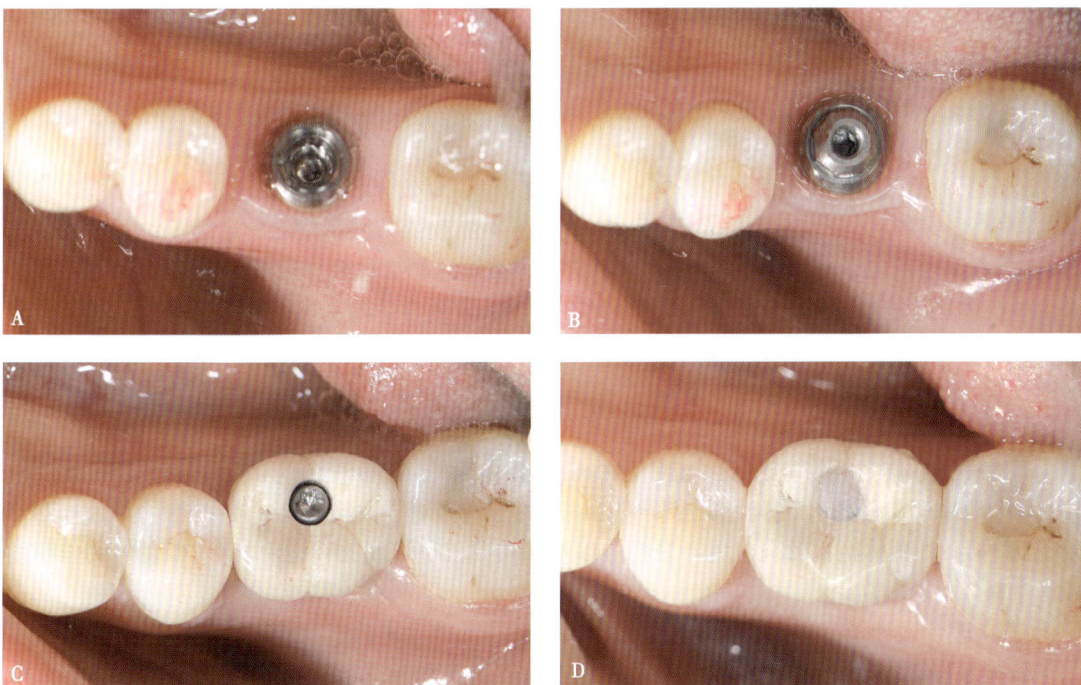

图6-5-6　单颗牙缺失的种植义齿修复——螺丝固位
A. 戴牙前口内状态　B. 安装基台　C. 螺丝固定牙冠　D. 树脂封闭螺丝孔

ER6-6

视频：ER6-6
单颗牙缺失的种植义齿修复——螺丝固位

二、多颗牙缺失的种植义齿修复

（一）修复方案的选择

连续多颗牙缺失种植义齿修复设计方案应根据患者口腔条件进行个性化制定，遵循传统的修复设计原则，恢复缺失牙的形态及功能，同时有效保护种植体及口腔其他软硬组织的健康。

连续多颗牙缺失的种植义齿修复一般多采用固定修复，种植上部修复体的设计方案主要分为3类：多颗种植体分别支持的单冠、多颗种植体支持的联冠和多颗种植体支持的固定桥（图6-5-7）。

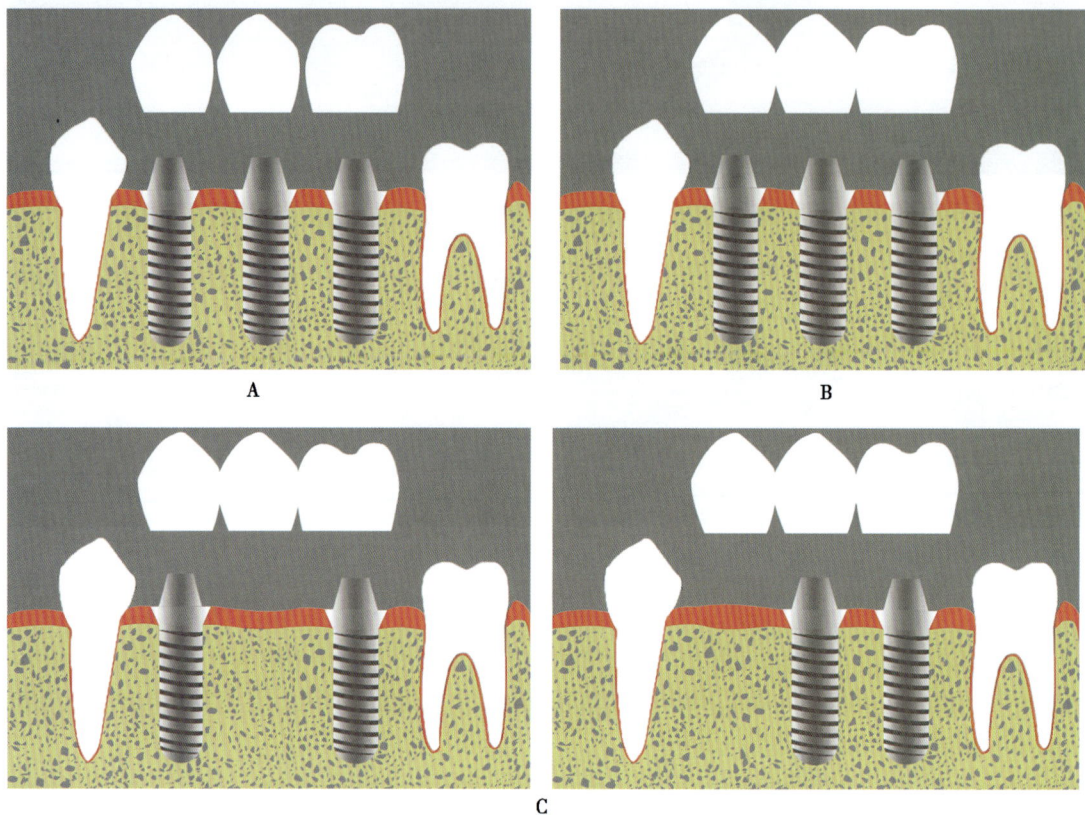

图6-5-7　连续多颗牙齿缺失的种植义齿修复设计方案
A. 多颗种植体分别支持的单冠　B. 多颗种植体支持的联冠　C. 多颗种植体支持的固定桥

临床上种植联冠是最常见的设计方案，其优势为可以有效分散𬌗力、防止食物嵌塞、增加修复体的固位力。种植体分别支持的单冠设计一般用于不能获得共同就位道的连续多颗牙齿种植修复，在美学区域或患者有特定要求下，有时也进行该类设计。当种植体植入数目少于缺牙数目时，采用种植体支持的固定桥设计，这种设计优势在于受缺牙区骨量限制小、费用较种植联冠低，一般用于𬌗力正常，无不良咬合习惯且种植体能够提供足够支持力的患者，桥体一般设计在咬合力较小的位置，应尽量避免设计单端固定桥。

（二）固位方式的选择

种植联冠或固定桥修复选择粘接固位时，临床操作简便，容易就位，但对基台共同就位道要求较高，粘固后拆卸困难，出现问题时常需采用破坏的方式拆除。螺丝固位方式便于拆卸维护，对修复空间不足、种植体植入轴向位置不理想难以形成共同就位道时比较适用，但对修复体制作精度及医生操作要求较高。

（三）咬合设计

多颗牙齿缺失行种植修复时，应设计保护种植体的咬合方式，遵循种植修复咬合设计的一般原则。前牙区应设计为浅覆𬌗浅覆盖，后牙区功能尖尽量位于种植体上方，避免非轴向负荷，必要时可设计为反𬌗关系。当上部修复体存在单端固定桥时，邻近桥体的种植体会受到最大的轴向力和弯曲矩,种植体和周围骨组织受到的应力随着桥体长度的增加而增大,加大种植失败风险,因此设计中应避免单端桥设计,如必须设计单端桥,注意减小悬臂区修复体上的侧向力,保证种植义齿骨结合界面的长期稳定性。

（四）悬臂设计

悬臂设计即为多颗牙种植修复中的单端桥设计。咬合力作用在悬臂上时,将对共同连接的种植体产生较大的拉应力及压应力,从而导致种植体或上部结构折断及种植体周围骨吸收。患者如咬合力过大或有不良咬合习惯,则应避免设计悬臂结构。如必须设计悬臂,悬臂长度不要超过一个牙位,并将桥体进行减径处理,避免咬合高点。悬臂长度上颌应小于10~12mm,下颌应小于15mm。当悬臂长度大于15mm时,出现并发症的风险将会提高。

（五）修复方法

1. **安装永久基台**　基本操作过程与单颗牙的种植修复相同,应保证每个基台都能完全就位。

2. **试戴支架内冠**　在基台上试戴支架内冠,需要注意的是,应保证整体结构的被动就位。被动就位(passive fit)是指两个部件之间在无应力状况下达到精准就位。种植义齿各部件之间的被动就位对于减少界面应力及修复后并发症、提高种植修复长期成功率是非常重要的。

检查被动就位可以采取口内观察、探诊、触诊与影像学检查相结合的方式,口内观察及使用探针探查,支架与种植体或基台的肩台衔接紧密无缝隙;分别按压支架两端,其均能保持稳定,不翘动。螺丝固位时,旋紧任意一颗螺丝,不会引起支架脱离其他基台,螺丝全部旋紧后患者无胀痛或不适感。口内检查后,应进行影像学检查进一步确认就位情况,这对于冠边缘位于龈下者尤其重要。由于多颗牙缺失,患者的咬合关系可能不稳定,此种情况应在支架内冠就位后,再次确定患者咬合情况,检查是否有足够的瓷层间隙,必要时,还可以在支架内冠上,再次制取蜡殆记录,进一步确定并准确转移颌位关系,确定内冠及颌位关系没有问题后返回加工中心完成义齿制作。

3. **试戴义齿,确定义齿被动就位**　影像学检查对于确定义齿就位具有较高的诊断意义。检查修复体外部形态,修复体位置及形态应与余留天然牙相协调,唇(颊)舌面凸度适当,殆面及邻面形态与天然牙相似,具有正常的窝沟点隙及外展隙,利于食物自然溢出;具有良好的邻接关系,种植体颈周软组织与修复体龈端留出适当的间隙,便于间隙刷及牙线清洁。

4. **基台螺丝预载荷**　基本过程与单颗牙的种植修复相同,加载时使用扭力控制器缓慢将基台螺丝按照要求扭力旋紧于种植体内。

5. **调整咬合关系**　义齿就位后,检查咬合关系。根据多颗牙缺失种植修复的咬合设计原则调整咬合。

6. **修复体抛光、固定**　与单颗牙种植修复固定方法相同,采用粘接固位时,应注意按压力量的平衡,防止联冠或固定桥不能全部就位(图6-5-8)。采用螺丝固位时,修复螺丝紧固应对称同步进行,即先不完全旋紧螺丝,仅保持修复体稳定的就位于基台上,再按要求的扭力对称间断的旋紧螺丝,尽量保证所有修复螺丝同步就位,防止在未达到被动就位的情况下,强行旋入螺丝在种植体内部形成应力集中而导致螺丝折断(图6-5-9)。

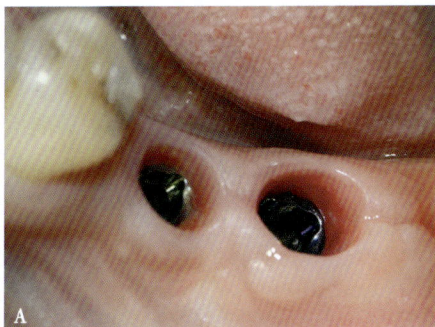

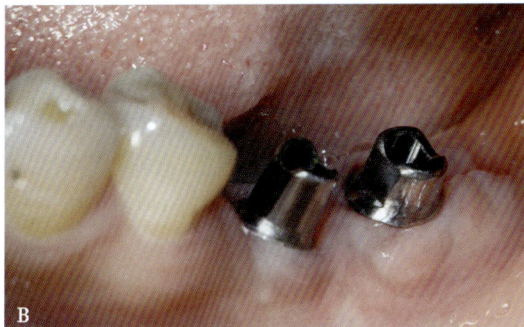

视频:ER6-7
多颗牙缺失的种植义齿修复——粘接固位

视频:ER6-8
多颗牙缺失的种植义齿修复——螺丝固位

学习笔记

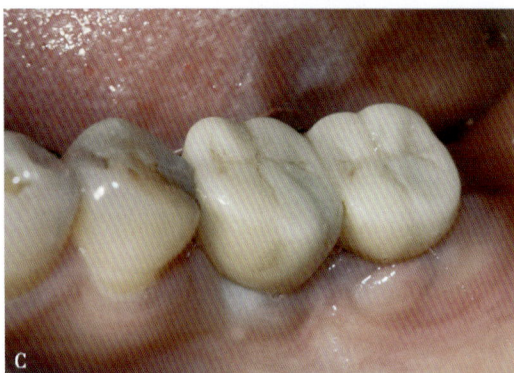

图 6-5-8 多颗牙缺失的种植义齿修复——粘接固位
A. 戴牙前口内状态　B. 安装永久基台　C. 粘接固位牙冠

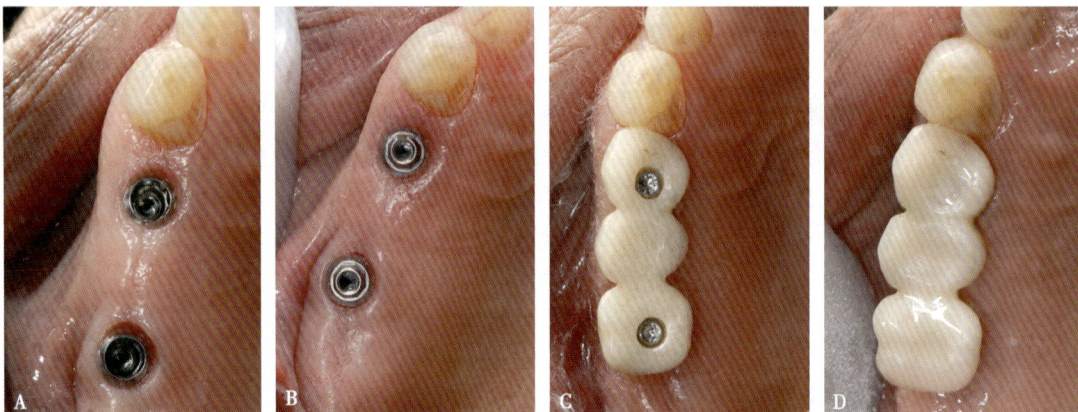

图 6-5-9 多颗牙缺失的种植义齿修复——螺丝固位
A. 戴牙前口内状态　B. 安装基台　C. 螺丝固定牙冠　D. 树脂封闭螺丝孔

（周延民）

第六节　无牙颌种植支持覆盖义齿修复

种植覆盖义齿（implant supported overdenture）是利用植入颌骨内形成骨结合的种植体上安装的附着体提供固位和支持，修复缺失牙以及缺损组织的解剖形态和功能，且患者可以自行摘戴的修复体。

一、无牙颌种植支持覆盖义齿的适应证及特点

（一）种植支持覆盖义齿的适应证

种植覆盖义齿适用于绝大多数无牙颌患者。其最常见的适应证如下：

1. 因牙槽骨严重吸收，原来所佩戴的全口义齿无法获得固位和稳定的患者。

2. 因牙槽骨严重吸收，导致面容塌陷，语音不清晰，采用种植固定修复难以恢复面部美观及改善发音的患者。

3. 因牙槽骨严重吸收，导致颌弓上适合种植体植入的部位较少，只能植入少量种植体的患者。

4. 因牙槽骨严重吸收，导致上、下颌关系不协调，需要通过覆盖义齿来调整颌间关系的患者。

5. 全身健康状况不能耐受复杂的种植手术的患者。

6. 经济条件受限的患者。

7. 不能自己完成固定义齿的清洁和维护的患者。

（二）种植支持覆盖义齿的特点

1. 与天然牙覆盖义齿相比，种植覆盖义齿种植体的位置和数量可以预先设计。种植体能为总

义齿提供良好的支持和固位，且没有天然牙根的继发龋问题。

2. 种植覆盖义齿相对于种植固定修复而言，义齿基托部分为颌面部软组织提供了良好的支撑，能获得良好的美学效果。而且使义齿的人工牙能够排列在最佳的美学位置。

3. 种植覆盖义齿的咀嚼效率比传统全口义齿高。

4. 患者能够摘下义齿进行清洁维护，也便于对种植体周围进行探诊。对于肌功能异常的患者，夜间取下修复体可减少殆功能所致的种植体负荷异常。

5. 价格相对较低。

二、无牙颌种植支持覆盖义齿的分类

无牙颌种植支持覆盖义齿通常根据义齿的支持方式进行分类。

（一）组织支持式

组织支持式的覆盖义齿所承受的殆力完全由黏膜以及黏膜下的牙槽骨承担，种植体上的附着体只提供义齿的固位力，而没有支持作用。在设计组织支持式种植覆盖义齿时，基托面积不能减小，与传统全口义齿相同。使用的种植体的数量少，通常下颌只需要植入 2 颗种植体。

（二）种植体与组织混合支持式

这种设计的覆盖义齿所承受的咬合力由骨结合种植体、缺失牙区的黏膜及牙槽骨共同支持。设计时，通常在颌弓前段均匀分布植入 4 颗种植体，用连接杆将种植体固定在一起，为修复体提供固位力。在这类设计中，使用的种植体数量相对较多，连接杆的距离长，且在连接杆上有两个或两个以上的固位点，这使义齿的稳定性大为增加，很少出现义齿翘动、旋转现象。此外，这种设计也可以减少义齿的基托面积。但是，由于义齿是由没有轴向移动的种植体和有轴向下沉的黏膜共同支持，殆力的合理缓冲和分布是设计时需要重点考虑的问题。

（三）种植体支持式

这种设计的覆盖义齿所承受的咬合力完全由植入的种植体来支持。通常植入 4 颗种植体，修复体远端可以设计悬臂。基托面积可以减少到完全类似于无牙颌种植支持固定义齿，基托的功能主要是支撑面部组织和恢复软硬组织高度，达到美学修复的目的。由于这类修复体的咬合力较大，需要增加基托的强度，以避免修复体折断。

三、无牙颌种植支持覆盖义齿的附着体

无牙颌种植支持覆盖义齿的固位和稳定是依赖于附着体来实现，附着体一般由两部分组成，即固定于种植体上，并穿过口腔黏膜的阳极（patrix）部分和安装于修复体基托内的阴极（matrix）部分。两者通过机械锁结力、摩擦力和磁力来获得固位力。附着体可以是配套设计并制作的预成部件，如球附着体、杆附着体、按扣附着体等；也可以依据口腔条件自行设计制作而成，如套筒冠附着体、切削杆附着体。

附着体的分类

1. 依据附着体部件之间的连接方式分类

（1）刚性连接附着体：附着体阴极部分与阳极部分为刚性连接，提供的固位力大，修复体稳定且活动度小。多适用于种植体较多的种植体支持式覆盖义齿。

（2）弹性连接附着体：附着体阴极部分与阳极部分为弹性连接。修复体在受到殆力时具有一定程度的下沉。这种活动度可以起到缓冲殆力的作用。多适用于种植体数量较少的组织支持式和混合支持式覆盖义齿。

2. 依据附着体的结构分类　依据附着体结构不同而分类是临床最常使用的分类方式。

（1）球附着体（ball attachment）：是由安装在种植体上的球固位体和安装固定在义齿组织面内带有弹性缓冲装置的固位帽组成（图 6-6-1）。

球固位体通常由种植体生产厂家提供并能够与种植体相匹配。义齿就位时，球固位体穿过具有弹性的固位环，通过球与固位环的卡抱作用而获得机械固位。金属帽是安置在覆盖义齿组织面内的一个金属套杯，其内容纳有固位环。固位环由金属制作或高分子合成材料制作。固位环在受力时发生弹性形变。当覆盖义齿就位后，种植体上的球固位体穿过固位环而获得固位。

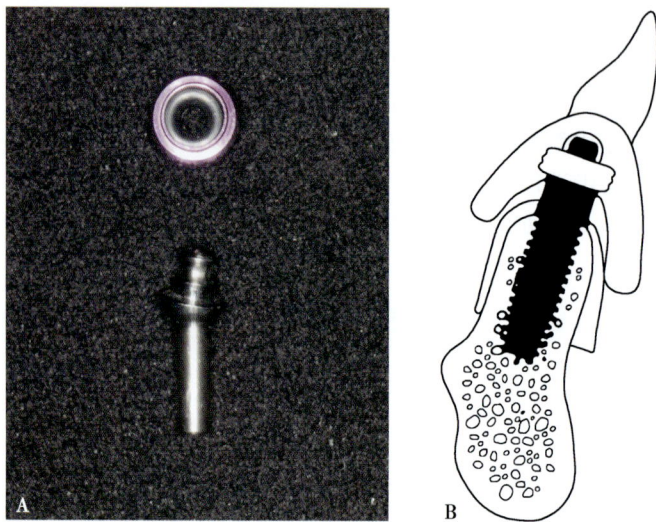

图 6-6-1　球附着体
A. 球固位体＋固位帽　B. 球附着体模式图

使用球附着体需要足够的颌间高度。球固位体的穿龈部分约 1～2mm、球固位体的高度约 3～4mm，金属帽需要 2～3mm，在其上方还需要一定的空间来排列人工牙。颌间距离过小会导致修复体折断和破损。球附着体常常用于组织支持式设计的种植覆盖义齿上，主要为修复体提供固位和稳定作用。

球附着体固位的种植覆盖义齿的特点：①由于具有弹性结构，允许义齿下沉和向各个方向转动，适用于以黏膜支持为主的种植覆盖义齿；②种植体的长轴尽量平行，角度偏差不要超过 15°，否则容易造成附着体部件的快速磨损；③与杆附着体相比，所需要的空间小，基托与黏膜接触面积增大，种植体周围软组织增生反应减小，可以减少对种植体的水平向作用力，应力分布更均匀，有利于种植体周围骨组织的健康；④易于清洁，有利于维护种植体周围软组织的健康；⑤费用相对较低，制作工艺简单（图 6-6-2）。

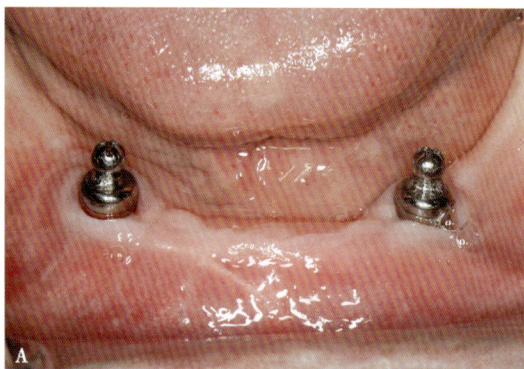

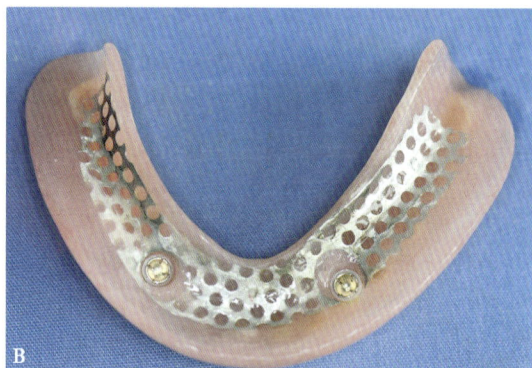

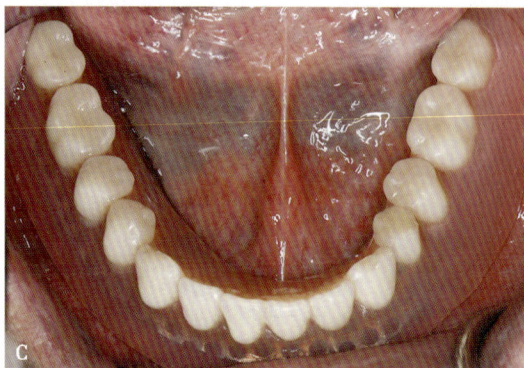

图 6-6-2　下颌种植覆盖义齿的球附着体
A. 球附着体口内球形基台　B. 球覆盖义齿组织面固位帽　C. 球覆盖义齿口内观

（2）杆附着体（bar attachment）：是用金属杆将两个或两个以上的种植体连接在一起作为附着体的阳性结构，与覆盖义齿基托内的固位卡匹配使用。通过杆、卡之间的摩擦力和卡抱力为种植覆盖义齿提供固位和稳定的装置。在临床上，根据杆的外形和结构可以分为圆杆、卵圆形杆和矩形杆（图6-6-3）。

杆在卡内的旋转可以补偿组织的弹性即覆盖义齿远端的下沉。在下颌这个距离大约有0.5~1.0mm，而上颌组织的弹性大于下颌，其移动的距离也较大，因此需要活动范围更大的卡。对于具有旋转功能的杆-卡结构，应注意杆的排列应该垂直于平分牙弓的中线，并且与𬌗平面平行。

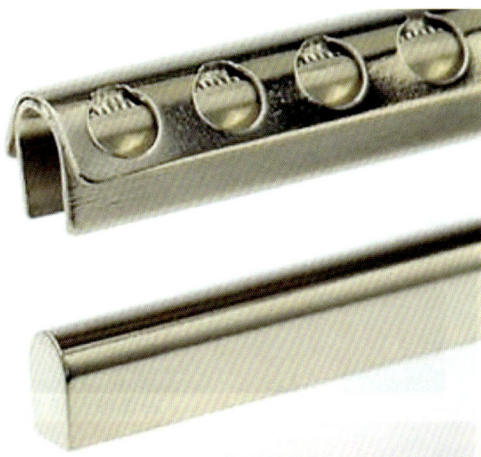

图6-6-3　杆附着体

切削研磨杆是杆附着体的一种特殊类型。它是利用精密加工技术，将种植体之间的金属杆切削、研磨成矩形杆。再通过金沉积技术加工出与切削杆完全匹配的固位卡。利用切削杆与固位卡之间的摩擦力使修复体获得固位。由于切削杆多为矩形杆，限制了修复体的移动和旋转。通常在种植体数量较多的种植支持覆盖义齿上使用。

（3）按扣附着体：由安装于种植体上的按扣基台（附着体阳极）及对应固定于基托组织面的带有衬垫的固位帽（附着体阴极）构成，利用按扣基台与固位帽的按扣固位使全口义齿获得固位和稳定（图6-6-4）。

1）按扣基台：是附着体的阳极部分，上部是中央有凹陷的圆柱形，下部安装在种植体内，是连接种植体与上部结构的重要构件，固定和支持覆盖义齿。基台有不同高度，根据种植体的植入深度及黏膜厚度进行选择，保证基台的肩台位于牙龈上方1mm以上，防止牙龈的增生，调节基台高度使不同水平位置的种植体在安装基台后达到同一高度。

2）固位帽：是附着体的阴型部分，由基底帽和基台阳性垫片组成。基底帽固定于义齿的组织面。基底帽外表面有两个圆形固位沟，可以将金属基底帽固定于义齿基托组织面上。基台阳性垫片位于基底帽和按扣基台之间。固位力可以通过更换基台阳性垫片调节。基台阳性垫片有多种颜色，不同颜色代表不同的固位力。另外种植体之间角度有偏差时，也可以通过选择不同颜色的垫片解决。基台阳性垫片具有弹性缓冲和固位作用，时间久了容易发生磨损，需要用专业工具进行拆卸和更换。

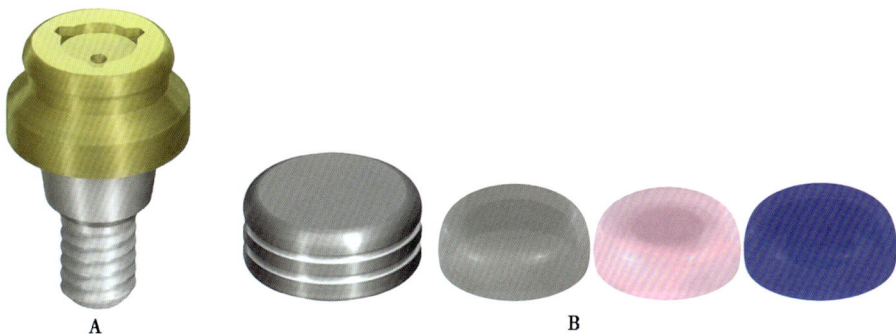

图6-6-4　按扣附着体的构成
A. 按扣基台　B. 基底帽与基台阳性垫片

按扣附着体种植覆盖义齿的特点：①按扣基台有不同的高度可以选择，基台的高度从1~6mm不等，对种植体植入后平台高度差异大的患者，可以通过选择不同高度的基台纠正；②对颌间距离的最低要求小于球基台，降低了对颌间距离的要求；③按扣附着体最大可调节两个种植

有缓冲结构,义齿被卡在附着体上无法晃动。咀嚼时可为修复体提供全方位的支持和稳定,咬合力完全传导至种植体上。可选择的附着体主要是套筒冠附着体和切削杆附着体。

五、无牙颌种植支持覆盖义齿的修复步骤

种植支持覆盖义齿的临床治疗步骤主要分为两大部分:第一部分为种植外科手术,即根据种植支持覆盖义齿术前设计,将一定数量的种植体植入颌骨的特定部位,待种植体获得骨结合,二期手术后开始第二部分的治疗。第二部分即为种植支持覆盖义齿的修复。种植支持覆盖义齿的修复与传统覆盖义齿的修复方法类似。但是根据修复体设计的不同,附着体选择的不同,仍然有所差别。下面以杆附着体种植支持覆盖义齿为例,来介绍基本操作步骤。

(一)基台选择和初印模

首先将愈合基台从种植体上取下,选择合适的桥基台安装在种植体上,按照厂家所推荐的扭矩将其固定在种植体上(图6-6-8)。测量颌间距离,必须有足够的空间容纳附着体阳极部件。将转移体安装在基台上,判断种植体的轴向是否与咬合力方向及最终的修复体轮廓一致。

初印模可以用藻酸盐制取。为了使修复体前牙美学区的牙齿排列正确,并获得正确的𬌗平面,初印模也应该能充分反映无牙颌的软组织标志,如磨牙后垫、前庭沟的黏膜伸展范围、系带以及牙弓形态等。为保证制取的印模清晰应充分排除气泡。

初印模从口内取出以后,要仔细检查印模是否清晰,特别是转移体周围不能有气泡。然后将转移体从基台上取下,与基台替代体连接在一起,并仔细检查其对位是否准确。再将带有基台替代体与转移体

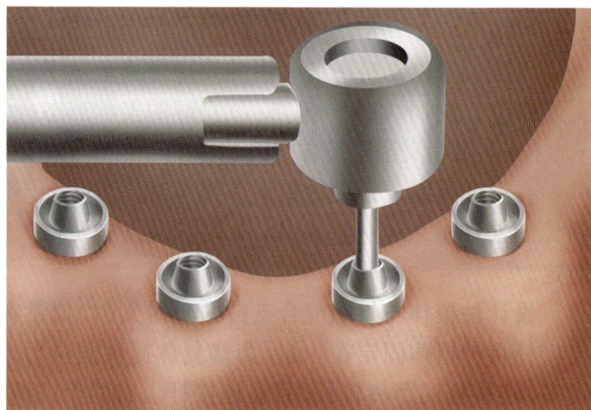

图6-6-8 安装桥基台

的复合体精确地插入初印模相对应的孔内,并准确就位。取模完成后,在基台上安装基台保护帽。

旧义齿应做重衬处理,并在基台处进行缓冲。嘱患者在这段时间内尽量进软食,并减少配戴义齿的时间,夜晚不戴义齿,以避免出现种植体负荷过大的问题。将初印模送技工室灌注石膏模型,并制作个别托盘(图6-6-9)。

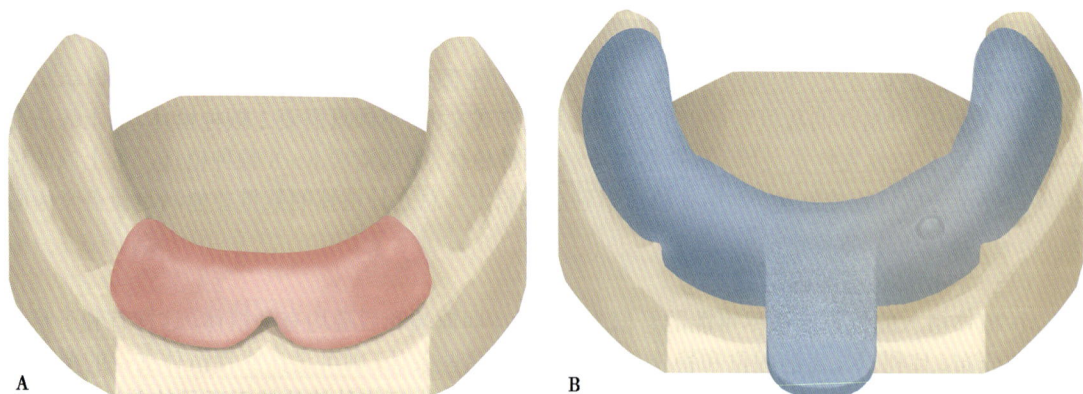

图6-6-9 制作个别托盘

A. 用基托蜡封闭基台上方的区域以模拟将要使用基台转移体的位置　B. 用自凝树脂制作个别托盘,在基台区域上方制备开口,以便直接转移体的螺杆进入

(二)制取终印模

将直接转移体安装在桥基台上,并确定所有的部件之间精确就位,必要时可以拍X线片确认。将制作的个别托盘在患者口内试戴,检查是否有足够空间容纳印模材料以及直接转移体是否妨碍托

盘就位。用注射枪将印模材料推注在转移体周围，并将盛满印模材料的托盘就位于患者口内并固定，去除托盘开孔处周围多余的印模材料，暴露转移体顶端。待印模材料完全固化以后，旋松螺杆，从患者口内取出印模（图6-6-10），直接转移体即固定在印模内。检查印模是否清晰、完整、准确，最后安装基台保护帽。如果戴有旧义齿，需要对组织面进行缓冲以避免对种植体加载过大负荷。

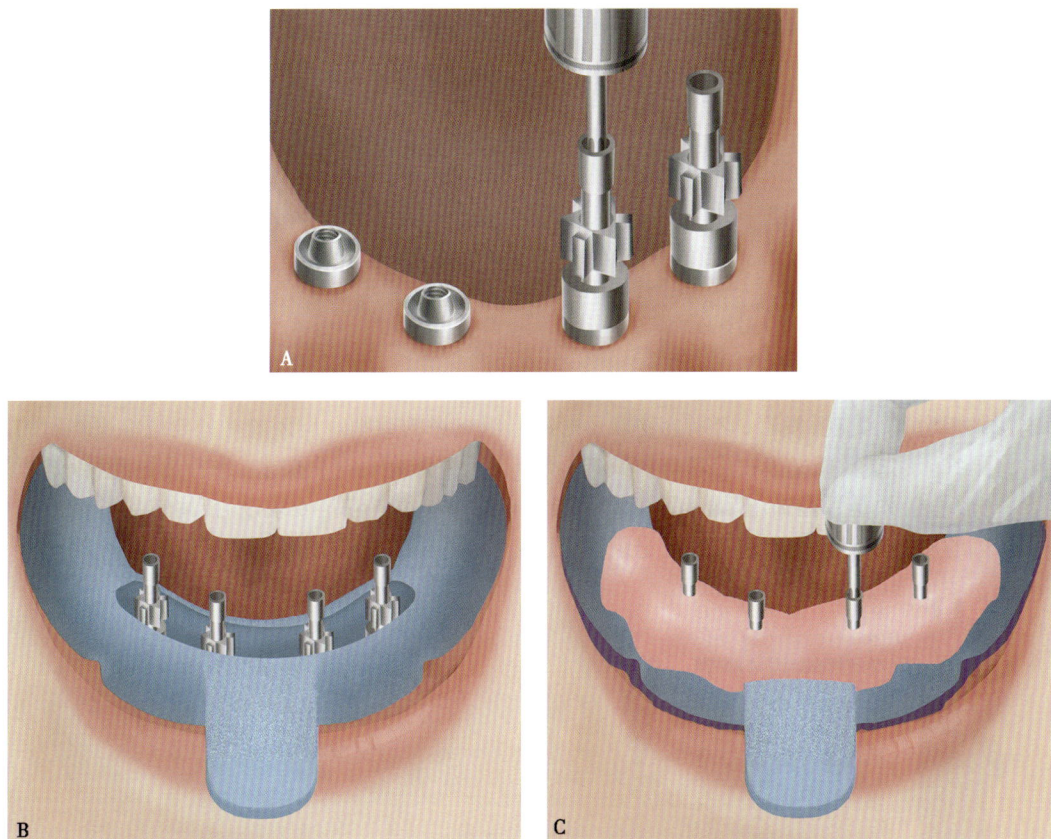

图 6-6-10　制取终印模过程
A. 安装直接转移体　B. 口内试戴个别托盘　C. 印模材料完全固化后，旋松固定螺丝

将桥基台替代体与印模内直接转移体准确对位，并用螺杆固定，修整印模，送技工室灌注模型（图6-6-11）。

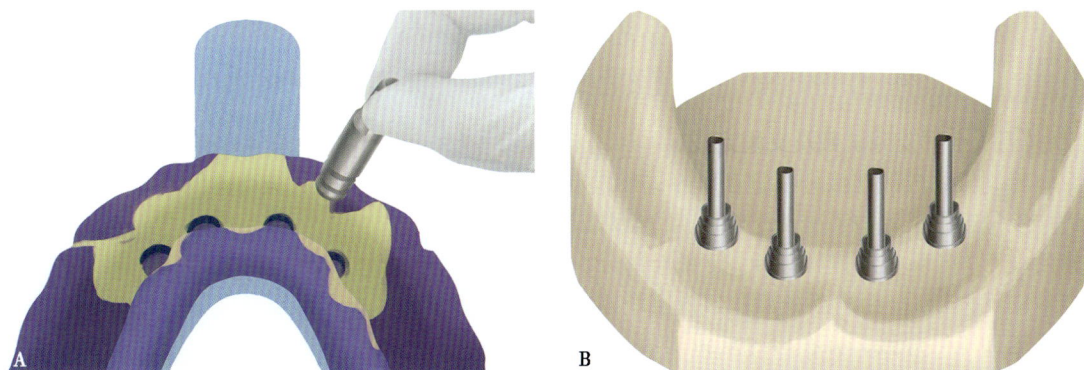

图 6-6-11　制作工作模型的过程
A. 安装螺丝固位基台的替代体，用螺丝固定　B. 完成的工作模型

（三）制作蜡堤及颌位记录

在主模型上制作颌位记录的基托和蜡堤。采用一定的方法辅助蜡堤在口内稳定就位。颌位记录的过程与传统全口义齿的过程相同。当上颌基托和蜡堤已经调整至合适的外形后，记录正中关系位的垂直距离和水平关系（图6-6-12）。

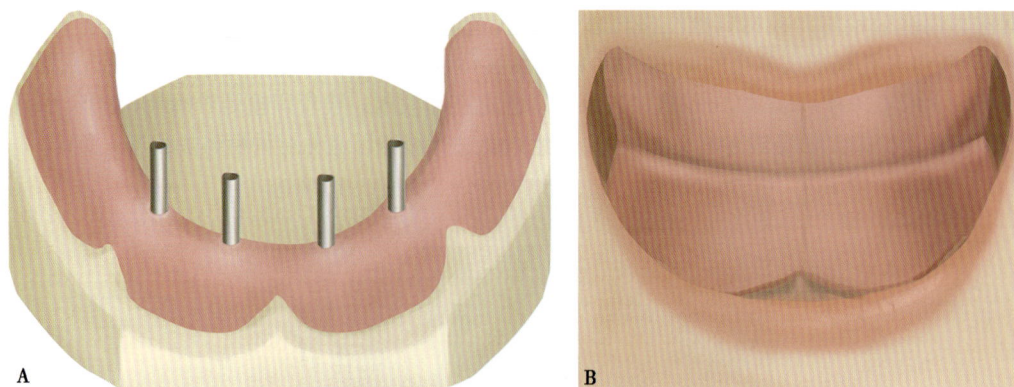

图 6-6-12 制作蜡堤及颌位记录
A. 制作基托和蜡堤 B. 颌位记录

（四）排牙及试戴

将主模型依据记录的颌位关系上𬌗架、排牙（图 6-6-13）。前牙的选择要依据大小、形态、色度而定；排列要遵循美观、发音、切割食物以及对唇组织支撑的原则。后牙的排列要遵循平衡𬌗的原则。将排好牙的蜡基托义齿在患者口内试戴，检查义齿外形是否符合要求，患者是否满意，是否影响发音，咬合关系是否准确，是否为平衡𬌗。当所有的排牙位置满足要求以后，可以用硅橡胶印模材在牙列的唇侧制作牙位和基托外形记录，用于技工制作修复体支架蜡型时的参考。

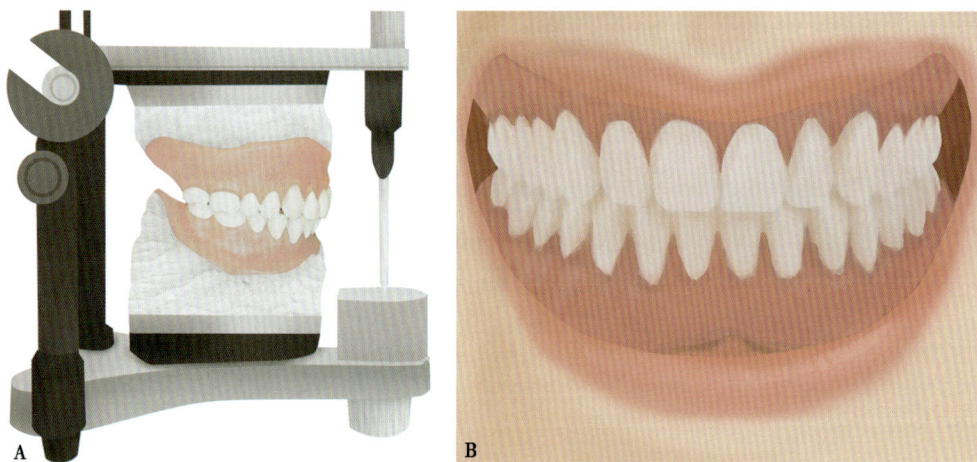

图 6-6-13 排牙及试戴
A. 将工作模型和对颌模型安装在𬌗架上，排牙 B. 患者试戴蜡基托义齿

（五）上部支架试戴及义齿完成

将制作完成的连接杆在患者口内试戴，以检查连接杆与种植体是否被动就位，可拍摄 X 线片进一步检查确认。如果出现连接杆就位困难或轻度变形，可以将连接杆截断，使每一部分均能被动就位以后，用自凝树脂在口内重新固定以后送加工厂焊接。并在口内重新试戴，直至达到完全被动就位为止。

当支架试戴合适以后。种植支持覆盖义齿的最后制作及卡槽的安装由技工在模型上完成（图 6-6-14）。

（六）戴牙

戴牙时，应该首先将连接杆采用螺丝固定在桥基台上。义齿戴入应完全就位、无翘动，

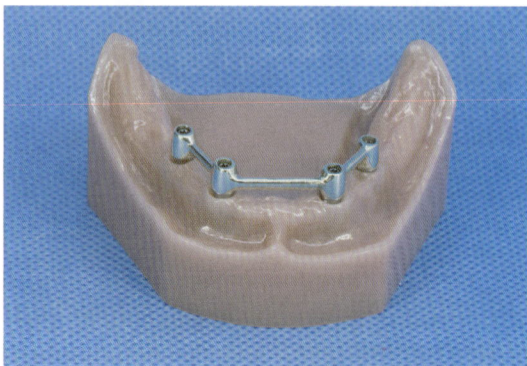

图 6-6-14 试戴支架

组织面与黏膜轻轻接触，基托伸展与传统全口义齿相同。无牙颌种植支持覆盖义齿的咬合要求应依据全口义齿修复的平衡秴原则。当承受咬合力时，杆与固位卡、基托与黏膜间紧密接触，达到对软硬组织缓冲的目的。同时，检查义齿固位力的大小是否方便取戴。并嘱咐患者戴牙后注意事项（图6-6-15）。

ER6-9

视频：ER6-9
按扣附着体安装过程

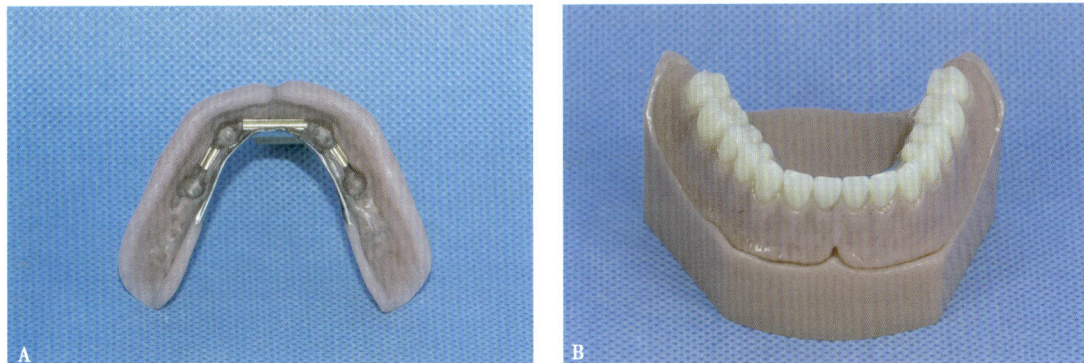

图6-6-15 杆附着体义齿
A. 义齿完成后组织面观　B. 义齿在模型上就位

六、无牙颌种植支持覆盖义齿的常见问题及处理

无牙颌种植支持覆盖义齿的常见问题主要发生在附着体以及附着体与义齿的连接部位，主要表现有固位环被挤出、附着体部件的磨损、固位部件的折断、修复体折断等。其导致的原因和相应的防治方法参见第九章内容。

第七节　无牙颌种植支持固定义齿修复

一、无牙颌种植支持固定义齿的适应证

无牙颌种植支持固定义齿与无牙颌种植支持覆盖义齿相比，适用的条件相对严格。其最常见的适应证如下：

1. 剩余牙槽骨丰满，可以植入较多数量的种植体。
2. 具有协调的上、下颌关系的患者。
3. 能够获得较为理想的种植体位置。种植支持固定义齿修复对种植体位点的要求较为严格。合理位点上的种植体可以使修复体设计更加符合生物力学要求和美学要求。
4. 适当的颌间距离。适当的颌间距离为修复体提供固位并满足美学要求。单颌无牙颌种植支持固定修复的颌间距离最小需要8mm。而当颌间距离过大时，则需要利用牙龈瓷或其他修饰材料来修复牙槽嵴缺损并改善美观。
5. 能够自己完成固定义齿的清洁和维护，且其他条件符合种植支持固定修复的无牙颌患者。

二、无牙颌种植支持固定义齿的修复类型与设计

（一）无牙颌种植支持固定义齿修复的类型

依据无牙颌颌骨的解剖条件、上下颌关系、颌间距离以及患者的全身条件和经济状况等，可以将无牙颌种植支持固定义齿设计为全单冠修复或种植支持固定桥修复。

1. 无牙颌的全单冠固定修复　是指在所有缺失牙位点均植入种植体，并完成单冠固定修复的修复方式。这样的设计要求无牙颌牙槽骨有足够的体积、上下颌间关系协调、8～10mm的单颌颌间距离、健康的软组织、充足的角化牙龈；而且对种植体植入位点的精确性要求很高，不能出现近远中以及颊舌向的偏差；另外治疗费用也很昂贵。因此，一般情况下很少采用这样的修

学习笔记

复设计。

2. 无牙颌的种植支持固定桥修复　是指在上颌植入6~8颗种植体，下颌植入4~6颗种植体，并完成种植固定桥修复的修复方式。上部修复体通常由支架和牙冠组成，单颌颌间距离为8~12mm，以利于支架调整不良的颌间关系。依据种植支持固定义齿上部修复体的设计方式，可以将无牙颌种植支持固定义齿设计为整体一段式或分段式固定桥。这种设计可以适当的减少种植体的数量，在设计时还可以避开一些骨量不足位置以及一些较为重要的解剖位点，这是目前最常见的无牙颌种植支持固定义齿修复设计。

（二）种植体数目

无牙颌种植支持固定义齿的支持方式为种植体支持，所有施加在义齿上的咬合力全部由种植体来承担。因此，对植入种植体的数量有一定的要求。在上颌，无牙颌种植体的数量原则上为6~8颗。这是因为上颌骨骨组织结构多为密度较低的Ⅲ、Ⅳ类骨；在咀嚼运动时上颌修复体要承受来自于下颌的冲击，而且上颌骨内种植体长轴的方向与咬合力的方向有一定的角度；数量较多的种植体可起到分散咬合力的作用。在上颌后牙区牙槽骨严重萎缩的情况下，可采用4个种植体支持的设计。这种设计是在牙弓前端垂直植入2颗种植体，在牙弓后端上颌窦前方的牙槽骨内斜向植入两颗种植体，修复到上颌双侧第一磨牙。在下颌，无牙颌的种植体数量原则上为4~6颗。这是因为下颌骨的骨密度较上颌骨致密，通常为Ⅰ、Ⅱ类骨；下颌骨内种植体长轴的方向与咬合力方向角度较小。在后牙区牙槽骨严重萎缩情况下，也采用4个种植体支持的设计。

（三）种植体的位置

种植体的位置及分布对无牙颌种植支持固定义齿设计极为重要。当设计为全单冠修复时，对每个种植体的位置要求都很精确，特别是在上颌前牙美学区。当设计为种植支持固定桥修复时，通常在龈端有起修饰作用的义龈，可弥补种植体的位置偏差。种植体植入位点应尽量分散的分布于牙弓上；同时在𬌗力集中的位置（如牙弓转角处和第一磨牙处）植入种植体；还应该注意远中悬臂的长度不能超过A-P距离（前、后端种植体之间的垂直距离为A-P距离）的1.5倍；且任意相邻的2个种植体间的桥体应不大于2个牙位。这样设计更符合生物力学的要求（图6-7-1）。

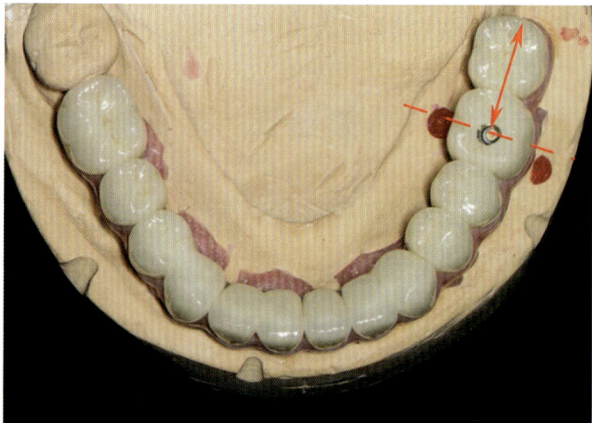

图6-7-1　种植支持固定义齿远中悬臂长度

（四）修复体固位方式

无牙颌种植支持固定义齿的固位方式通常有螺丝固位、粘接固位两种。

1. 螺丝固位　是指修复体通过固位螺丝在一定的扭矩紧固下固定于种植体或基台上来获得固位的方式。采用螺丝固位方式的优点是便于修复体的拆卸，利于对修复体进行定期维护和维修。缺点是𬌗面的螺丝开孔会影响到咬合面的完整性；且在上颌前牙区种植体轴向唇倾时螺丝开孔影响美观。

螺丝固位的修复体对上部结构制作的精密度要求很高。要求固位螺丝在固定修复体时，螺帽底部面与修复体均匀接触，且各螺丝尽可能少的受到侧向力的干扰。否则，当修复体受到不同方向的𬌗力作用时，由于螺丝受力不均匀，导致固位螺丝松动，继而导致修复体松动。这也是螺丝固位修复体常见并发症之一。

不同的种植系统固位螺丝的紧固扭矩不同，需要严格区分。过大的扭矩会导致螺丝折断，而过小的扭矩又达不到固位的效果。通常的紧固扭矩为20~30N·cm。在螺丝紧固后，用暂封材料及复合树脂材料分层封闭螺丝开孔（图6-7-2）。

学习笔记

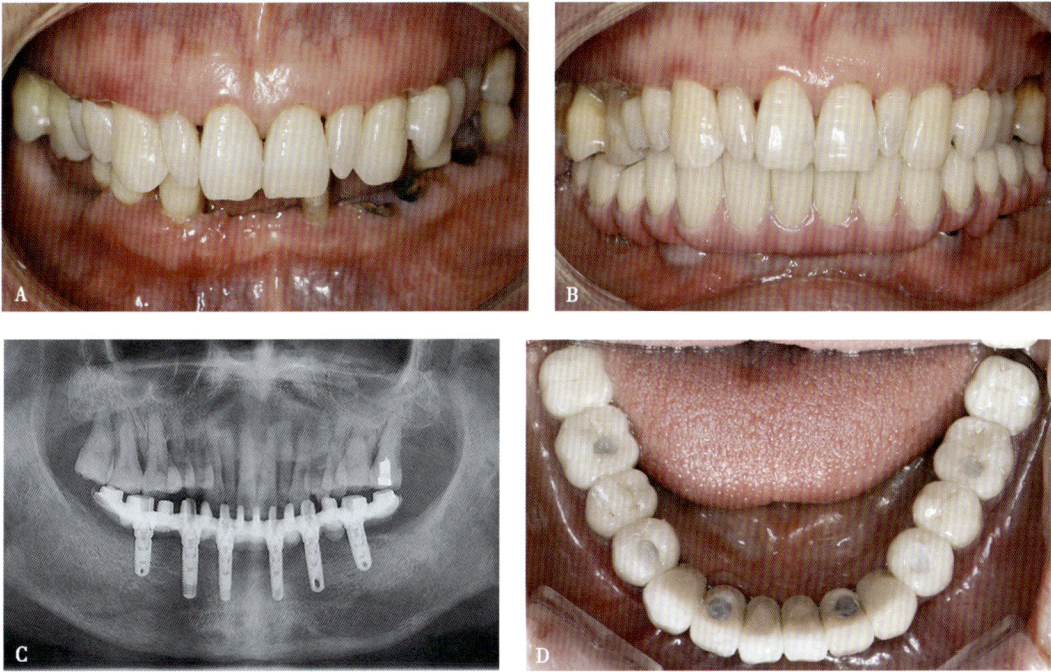

图 6-7-2　下颌种植支持固定义齿螺丝固位修复的病例
A. 种植术前口内照　B. 种植固定修复后口内照　C. 种植固定修复后全口牙位曲面体层片　D. 螺丝固定修复体𬌗面树脂材料

2. **粘接固位**　是指种植修复体通过粘接剂固定于基台上而获得固位的方式（图 6-7-3）。粘接固位的优点是修复体的牙冠形态完整、固位力大；利用粘接剂的充填效果还可以弥补修复体与基台之间的间隙。缺点是当修复体破损需要进行维修时不便拆卸；粘接时若处理不当，粘接剂被压入龈沟内不易清除，会导致种植体周炎。

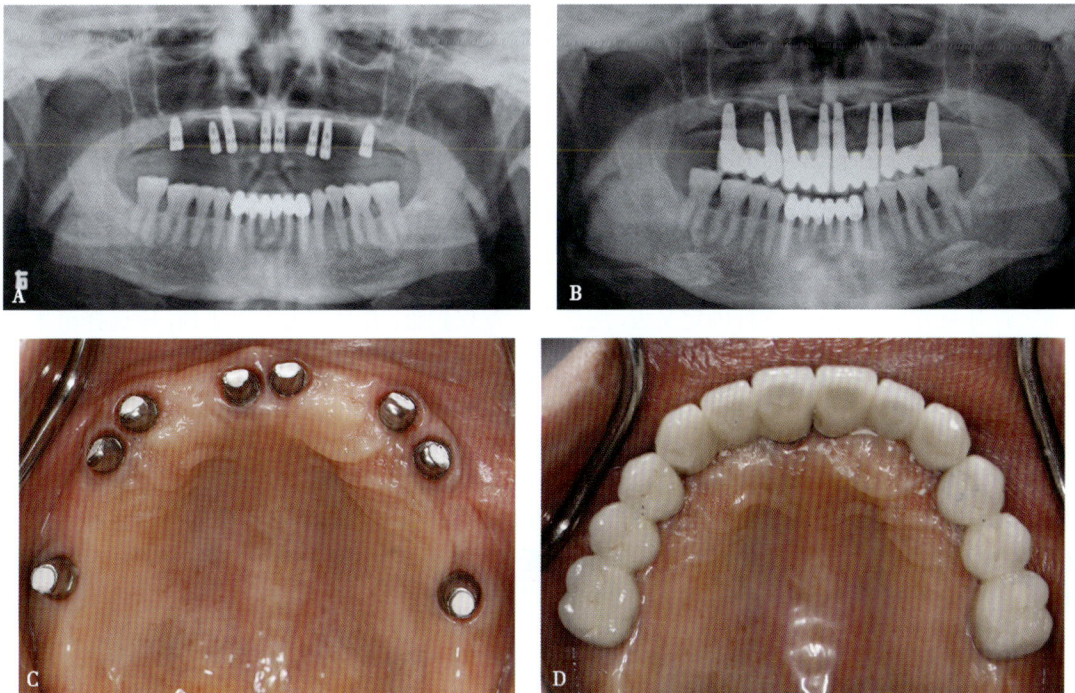

图 6-7-3　上颌种植支持固定义齿粘接固位修复的病例
A. 种植一期手术后全口牙位曲面体层片　B. 戴牙后全口牙位曲面体层片　C. 修复基台口内观　D. 无牙颌种植支持固定义齿戴牙后口内观

三、无牙颌种植支持固定义齿的修复步骤

种植支持固定义齿的临床治疗主要分为两大部分：第一部分为种植外科手术，即根据种植支持固定义齿的术前设计，将一定数量的种植体植入颌骨的特定部位，待种植体获得骨结合，二期手术后开始第二部分的治疗；第二部分即为种植支持固定义齿的修复。

1．牙龈完全愈合后，依据不同的固位方式，治疗过程略有差别。当使用螺丝固位时，需要选用桥基台，倾斜较大的种植体选用角度基台以求得共同就位道。并用适当的扭矩将基台固定在种植体上，准备制取基台水平印模。而如果不采用桥基台系统，则可直接制取种植体水平印模。

2．制作个性化托盘　无牙颌患者通常有牙槽骨吸收，采用预成托盘有时候无法达到要求，因此在取模之前应当给患者制备个性化托盘。

3．制取印模　由于无牙颌种植修复使用的种植体较多，为了确保印模的精确度，最好使用开窗印模技术。首先将转移体连接到基台或种植体上。使用自凝树脂采用两次法将分散的转移体连接在一起。选用开窗式个别托盘在口内试戴，确保转移体上的固位螺杆能从开窗处穿出，使用聚醚印模材料制取印模。待印模材料在口内硬固后，在开窗处找到固位螺杆并拧松，自口内取出印模。将替代体与印模内的转移体连接，再次拧紧螺杆。完成印模的制取过程后用硬石膏灌注模型。

4．在模型上制作完成树脂基托，用于后续的颌位记录。粘接固位设计的修复体，此时在模型上依据牙龈的厚度选择合适的基台。

5．颌位记录　其方法同传统全口义齿。为了保证颌位记录的准确可以使用面弓转移和半可调节或全可调节式𬌗架排牙。

6．试排牙　排牙完成后，在患者口内试戴，检查牙列、基托外形是否合适，并征询患者的意见。检查颌位记录是否准确，咬合关系是否有误。必要时可以重新进行颌位记录和修改排牙。试戴完成后，用硅橡胶在口内制取排牙的牙弓外形形态和基托外形，以指导技工制作金属支架。

7．金属支架完成后，进行临床试戴　检查支架是否被动就位，是否有不合适或翘动。在支架上完成排牙后再次在口内试戴。检查排牙的外形、面容形态的恢复状态、颌位关系以及咬合关系情况。

8．完成修复体　将最终完成的修复体在口内试戴，调改咬合，打磨抛光。采用对角线的方式，以适当的扭矩紧固螺丝，并用暂封材料及树脂材料分层封闭螺丝孔。粘接固位的修复体粘接完成后，要仔细检查种植体周围龈沟内是否残存粘接剂，需彻底清除。

四、无牙颌种植支持固定义齿的咬合要求

对于无牙颌种植支持固定义齿修复，若对颌为传统全口义齿或种植支持覆盖义齿，应选择平衡𬌗；若对颌为无牙颌种植支持固定义齿，应选择相互保护𬌗；若对颌为天然牙列，应选择组牙功能𬌗。在正中关系位和最大牙尖交错位双侧和前后牙同时接触，侧向运动时可获得均衡的𬌗力分布。浅覆𬌗浅覆盖也可选择前后牙相互保护𬌗。在𬌗接触方面，在正中关系位和牙尖交错位时应达到更广泛的自由度（1～1.5mm），这样𬌗力的方向将会更合理。另外要求侧向运动时在悬臂上没有工作侧和非工作侧的𬌗接触，侧向运动平滑、平衡。当修复体上设计有悬臂时，将悬臂端的𬌗面降低，可以避免修复体承受过度应力而导致的并发症。在尖牙部位有种植体的修复体最好不要使用尖牙保护𬌗，否则将会使这个区域的种植体承受过大的负荷而出现螺丝松动、折断和种植体折断的问题。

五、无牙颌种植支持固定义齿的常见问题及处理

无牙颌种植支持固定义齿修复后，可能会在以下几个方面出现问题：咬合关系不适应或𬌗关系错误、发音障碍、修复体折断或破损（图6-7-4）、种植体及其部件出现问题、口腔卫生维护困难。其导致的原因和相应的防治方法参见第九章内容。

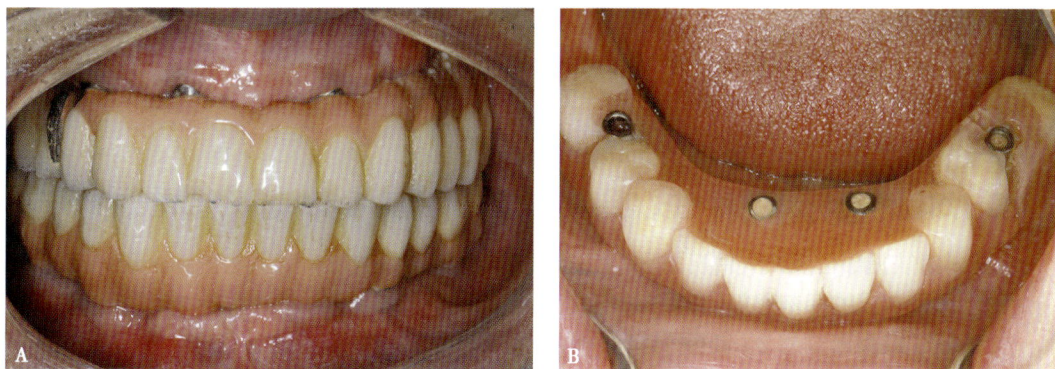

图 6-7-4　修复体破损和折断
A. 无牙颌种植支持固定义齿前牙崩瓷　B. 无牙颌种植支持固定临时义齿折断

（施　斌）

第八节　即刻修复种植义齿与即刻负重种植义齿

一、即刻修复种植义齿与即刻负重种植义齿的定义

当种植体植入时初期稳定性达到 35N•cm 及以上时,可以考虑为患者制作种植体支持的即刻修复体。即刻修复体可以在种植体形成骨结合期间,为患者恢复美观、发音及部分咬合功能,并为制作最终修复体提供参考。2004 年国际口腔种植学会(International Team of Implantology,ITI)共识研讨会根据种植体植入到修复体戴入时间,以及修复体是否与对颌牙齿存在咬合接触,将即刻修复义齿分为即刻修复种植义齿和即刻负重种植义齿两种,其定义如下:

1. **即刻修复(immediate restoration)种植义齿**　是指种植体植入一周内戴入修复体,与对颌牙列无咬合接触。

2. **即刻负重(immediate loading)种植义齿**　是指种植体植入后一周内戴入修复体,与对颌牙列有咬合接触。

二、即刻修复种植义齿和即刻负重种植义齿的先决条件

即刻修复种植义齿常用于单颗牙齿缺失或牙列缺损,需要即刻修复体恢复美观及发音功能的患者。即刻负重种植义齿常用于需要同时恢复美观、发音及咬合功能的牙列缺损或牙列缺失患者。

选择恰当的适应证,严格合理的力学设计,适宜的材料是口腔种植即刻修复与即刻负重成功的重要条件。为患者制作即刻修复(负重)种植义齿时应满足以下条件:

1. 牙列缺损患者,邻牙健康、稳固,无牙周疾病。

2. 颌位及咬合关系正常。

3. 种植位点骨质类型为Ⅰ～Ⅲ类骨,牙槽嵴顶存在完整骨皮质。

4. 种植体初期稳定性达到 35N•cm 及以上。

5. 种植位点骨量充足,不需要采用引导骨组织再生等技术增加骨组织量。

6. 种植体周围为健康的角化牙龈。

三、即刻修复和即刻负重的风险因素

当存在下述问题时,会增加即刻修复(负重)并发症发生的概率,影响种植体周骨组织结合,不应采取即刻修复种植义齿或即刻负重种植义齿的修复方式。包括:

1. 重度吸烟患者。

2. 种植体周大范围骨组织缺损需要骨增量者。

3. 种植体周缺少角化牙龈，或软组织情况不佳者。

4. 前牙缺失，Ⅲ度深覆𬌗患者。夜磨牙、紧咬牙等咬合副功能患者。

5. 骨代谢疾病、免疫系统疾病患者。

6. 因身体或精神障碍不能自我清洁口腔的患者。

四、即刻修复(负重)种植义齿设计方案

根据牙齿缺损部位及缺失情况，即刻修复(负重)种植义齿通常有以下几种设计方案：

（一）牙列缺损的即刻修复(负重)种植义齿的设计

1. **单颗牙缺失即刻修复(负重)义齿** 单颗牙缺失即刻修复可以通过脱离牙尖交错、前伸及侧方咬合接触的方法减小咬合力。如患者咬合正常，或对颌为活动义齿等咬合力较小时，也可以采取恢复咬合接触的即刻负重修复方式。

2. **连续多颗牙缺失即刻修复(负重)义齿** 多颗牙缺失的即刻负重宜采用固定桥或联冠的方式固定种植体。修复体应避免设计游离端，防止对末端种植体产生不良的杠杆力(图6-8-1)。

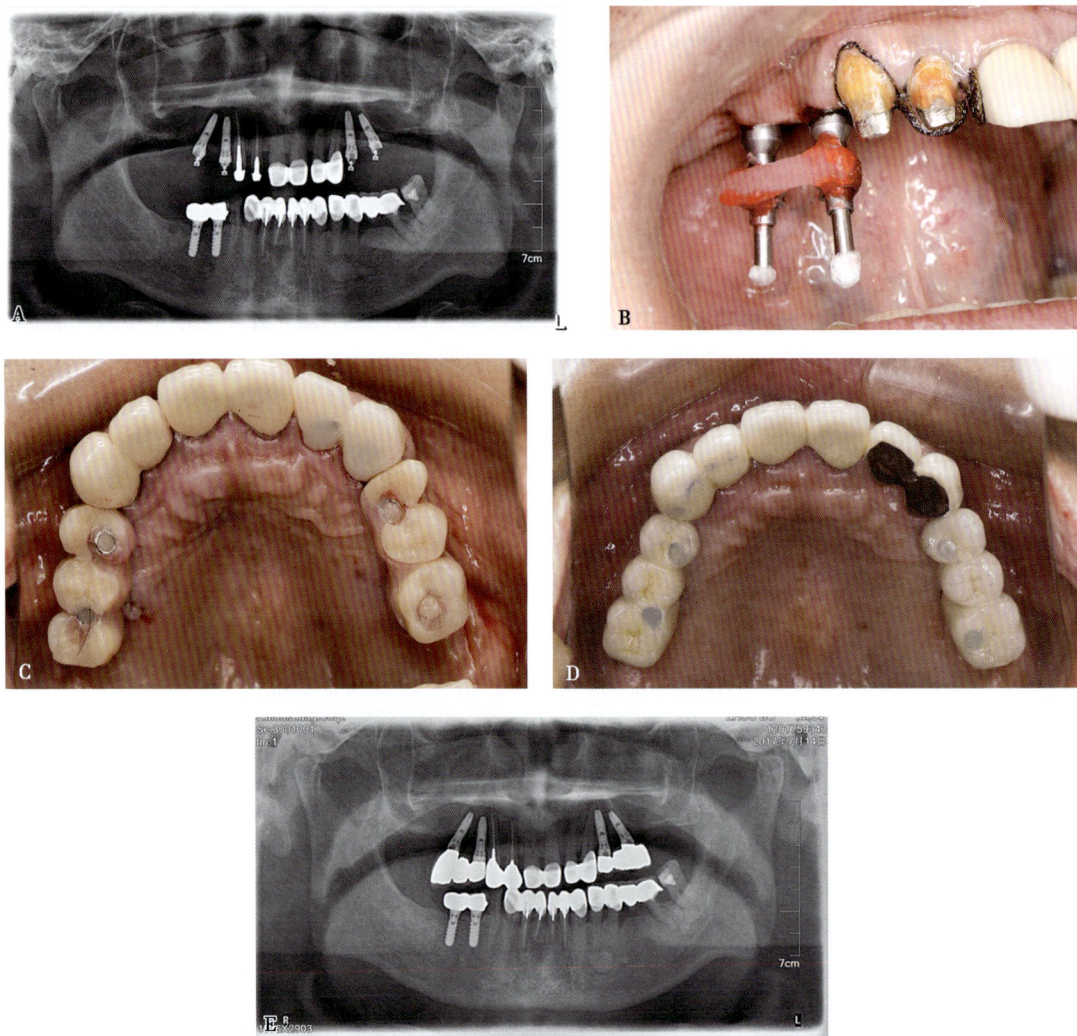

图6-8-1 多颗牙缺失种植术后即刻修复

A. 种植手术后曲面体层摄影检查种植体植入方向、位置 B. 固定印模帽制取开窗式印模 C. 戴入树脂材料制作的即刻负重临时修复体 D. 戴入最终修复体 E. 曲面体层片显示最终修复体

（二）牙列缺失的即刻负重义齿

牙列缺失种植修复拟采取即刻负重时应尽可能增加种植体数目，使种植体均匀分布于整个牙弓。以连接杆将种植体连接在一起形成弧状夹板，以利于分散咬合力，有效防止旋转，抵抗水平向

及侧向作用力。即刻负重修复体应避免形成悬臂梁，尽可能引导负荷沿轴向传递至种植体，防止种植体承受过大侧向力。制作即刻负重义齿时，还需考虑支持骨组织质量。当种植位点为Ⅳ类骨时，建议延期负重。

牙列缺失即刻负重修复体的制作，既可以将种植体采用杆连接在一起制作种植体支持的覆盖义齿，或种植体独立支持的覆盖义齿，也可以通过基底或支架将种植体稳固连接在一起，制作种植体支持的固定修复体（图6-8-2）。

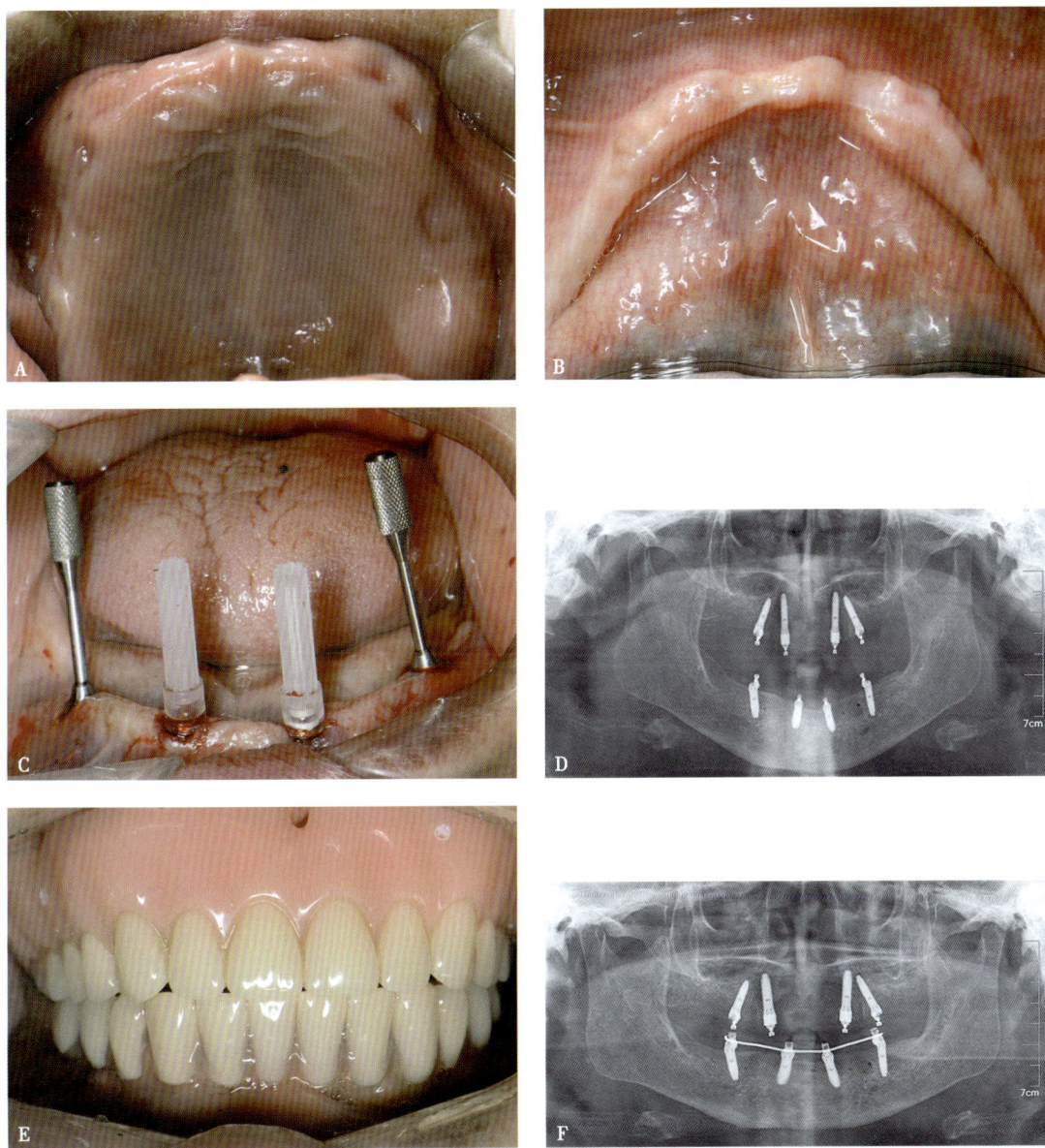

图6-8-2 牙列缺失即刻负重修复临床过程

A. 上颌牙列缺失 B. 下颌牙列缺失 C. 采用不翻瓣技术于上、下颌各植入4枚种植体 D. 种植手术后全口牙位曲面体层片 E. 即刻负重临时修复体 F. 戴用即刻修复体后

五、即刻修复种植义齿和即刻负重种植义齿的优缺点

（一）优点

1. 即刻修复（负重）种植义齿使骨组织和牙龈组织的愈合同期完成，缩短了治疗周期，减少手术次数。

2. 即刻临时修复体使患者尽早恢复美观、发音及部分咬合功能。

3．即刻修复体有利于诱导种植体周软组织成形。

4．适当的咬合力刺激有利于种植体周骨组织新生与改建。

5．为多颗牙或牙列缺失患者制作种植支持的临时修复体，可以维持其上下颌骨位置关系，有利于制作最终修复体时确定咬合关系；

6．种植支持的临时修复体可以作为最终修复体的参考。

（二）缺点

1．咬合力控制不正确易导致种植体与骨组织之间的纤维性愈合。

2．当即刻修复体咬合力过大时，容易发生种植体周边缘性骨吸收。

六、即刻修复（负重）种植义齿的注意事项

为患者选择即刻修复种植义齿或即刻负重种植义齿时，需要注意以下问题：

（一）固位方式的选择

即刻修复种植义齿与即刻负重种植义齿多采用螺丝固位。螺丝固位种植义齿摘戴方便，易于种植义齿在不同时期进行调整，以利于形成良好的穿龈轮廓。与粘接固位相比，螺丝固位可避免粘接剂残留从而影响创口愈合。

（二）基台的选择

即刻修复种植义齿与即刻负重种植义齿可以选择临时基台，方便按照需要进行调改，并且便于种植义齿的拆卸。

（三）种植体的初期稳定性

种植体的初期稳定性是即刻负重种植义齿获得成功最重要的因素，功能性的负荷加载于稳固的种植体上是获得骨结合的关键。微动超过 150μm，种植体与骨将形成纤维性结合。为防止种植体愈合过程中产生较大微动，应保证种植体初期稳定性为 35N•cm 及以上。否则应采取其他临时义齿修复方式。

（四）种植体周骨组织密度

骨密度的降低会导致种植体即刻负重种植义齿失败率增加。在骨密度低区域内的种植体不适合即刻修复或即刻负重。

（五）种植体形态

螺旋状种植体因与周围组织形成机械锁结，有利于种植体机械固位，将种植体受力传递至周围骨组织，减小种植体微动。粗糙表面的种植体与光滑表面的种植体相比，具有更大的表面积，可以形成微观锁结，增加种植体骨结合率，促进新骨形成，可以承受更大的负荷，更适用于即刻修复或即刻负重。

（六）患者咬合力

咬合力过大，尤其是侧向咬合力过大是导致种植术后即刻修复或即刻负重失败的重要原因。通过降低上部修复体牙尖高度和斜度，减小颊舌径，避免早接触、侧向或前伸咬合干扰，避免悬臂梁的方法减小咬合力。当咬合关系异常或有紧咬牙、夜磨牙习惯的患者不能进行即刻修复或即刻负重。

（七）患者全身健康状况

患者的全身健康状况会影响即刻负重种植体的骨愈合过程。骨的代谢性疾病如骨质疏松症、甲亢、糖尿病等系统性疾病及头颈部放疗对种植创口愈合会产生影响。此类患者不能采用即刻修复或即刻负重技术。

（王佐林　范　震）

第七章

种植义齿制作技术

第一节　种植义齿制作原则

种植义齿的制作由临床医师和技师合作完成。其制作方法和工艺应根据临床设计方案选择，制作原则主要有：

1. 正确选用种植系统配套基台及固位螺丝。
2. 基台在模型上应该准确就位，装配基台螺丝时扭紧力矩按系统要求严格执行。
3. 采用可调磨基台时，应确保其拥有足够的固位形态和上部结构修复空间。
4. 采用可铸基台时，要按照相应种植体系统要求选择熔模材料、包埋材料及铸造条件。
5. 根据咬合设计、对颌牙形态、邻牙和对侧同名牙进行上部结构的形态设计、雕刻、塑型，适当缩小颊舌径，保证应力沿种植体轴向传导。减轻悬臂区咬合力。
6. 适当减小牙冠倒凹，增大外展隙，保证食物易于溢出，便于自洁和清洁。
7. 修复材料的力学性能应与对颌牙、邻牙相匹配，避免对天然牙𬌗面和触点的过度磨耗，导致医源性损伤。

（宫　苹）

第二节　种植义齿修复材料

种植体支持的上部结构材料的选择是上部结构设计的重要内容，合理的选择材料和加工工艺可以使种植修复体避免生物学和机械并发症，也是获得理想美学效果和长期成功的重要保证。本节内容所涉及的材料包括种植修复的印模材料、上部结构基底材料和饰面材料。

一、种植修复印模材料

（一）种植修复印模材料的特性
理想的种植修复印模材料应具有以下特点：

1. 良好的生物安全性。
2. 良好的流动性与亲水性，可以精确复制牙齿和黏膜的表面细节。
3. 良好的体积稳定性。
4. 理想的弹性，印模材料需要具有一定的弹性以便于从倒凹区脱位，而且不出现永久性形变。
5. 适当的强度与硬度，借助印模材料的强度和硬度保持印模帽在印模材料中的位置不发生移动，准确转移种植体或基台的位置方向。

常见种植修复印模材料有硅橡胶、聚醚橡胶等，普通藻酸盐类印模材不适于种植修复的印模制取。

（二）种植修复印模材料的分类特点
1. 聚醚橡胶　由基质和催化膏体两部分组成，基质为环乙亚胺基的长链聚醚，加入了少量二氧化硅填料、塑形剂等。催化剂包含芳香族磺酸酯、塑形剂和惰性填料。此类材料的优点是流动性好，机混系统调拌后采用单相一次印模法制取印模，固化过程中没有不良反应产物，空间稳定性好,固化后硬度高。缺点是由于硬度高,较大倒凹可能导致取出困难,制取印模前需填塞倒凹。

2. 加成型硅橡胶　由基础膏体(包括聚乙烯基硅氧烷、硅烷醇和填料)和催化膏体(包括聚乙烯基硅氧烷、铂催化剂和填料)组成,固化过程稳定且无副产物形成。加成型硅橡胶材料黏稠度有多种类型,包括:油泥型、高、中、低黏稠度,黏稠度越高流动性越低。使用时避免戴乳胶手套接触油泥型材料,以避免抑制材料固化;建议使用枪混系统调拌低黏稠度加成型硅橡胶以避免混合不充分和气泡混入。虽然此类材料可以用于双相两次法印模,但因为种植修复制取印模涉及多种配件,建议使用双相一次印模法(高流动性印模材料注射至需要制取精确印模的部位,但不要包围整个印模帽,油泥型印模材料置托盘中于口内就位,两种材料同步固化)。

3. 缩合型硅橡胶　其材料的基质是具有羧基末端的聚二甲基硅氧烷高分子,硅酸四乙酯是催化剂,反应副产物是乙醇,释放乙醇降低了其存储稳定性。材料包括包含液体硅胶和填料的基本膏体和硅酸四乙酯为主的激活膏体。此类材料固化时间不规律,激活膏体量不足,固化就不完全,印模材料的机械性能就会下降;激活膏体过量,也会造成固化不完全,剩余未反应的乙基末端;如果基质与激活膏体混合不均匀,或者激活膏体被水汽污染会失去激活作用,均会导致固化障碍,因此不是种植修复理想的印模材料,但可以用于制取初印模。

二、种植体支持的上部结构基底材料

种植体支持的上部结构基底材料需要具备以下特点:

1. 良好的生物相容性　符合生物医学材料的基本要求。

2. 良好的铸造精度　一个或多个单位种植体支持的上部结构在种植体或基台上就位时必须达到被动就位。如果加工精度不良使上部结构没有达到被动就位往往容易导致机械并发症,如修复螺丝松动、折断,基台甚至上部结构支架的折断。

3. 良好的机械性能　上部结构基底材料应能承受咬合力而不发生形变,以保证种植体-骨界面应力分布合理。多单位的种植修复体,𬌗力在多个种植体上是否均匀分布取决于金属支架的材料刚度,材料的弹性模量越高,抵抗变形的能力越强,应力传递就越有效可靠。

4. 良好的抗腐蚀性能　种植体支持的修复体由一个或多个部件连接而成,部件之间大多用螺丝连接,这种机械性连接必然会在各部件之间存在微间隙,微间隙可以引起间隙腐蚀的发生,因此要求材料具有良好的抗腐蚀性能。

5. 基底材料与瓷或树脂能牢固结合　在口腔功能运动中能承受各方向的力而不致剥脱分离。

根据加工工艺不同可以将上部结构基底材料分为:铸造基底材料、CAD/CAM切削成型基底材料、选择性激光烧结材料和电镀成型材料。

(一)铸造金属基底材料

1. 铸造贵金属合金　贵金属合金是种植修复理想的铸造基底材料,常用的贵金属合金主要是金铂钯合金以及金钯合金。

金铂钯合金耐腐蚀性强,具有较高的弹性模量、强度和硬度。该材料金含量高(84%～86%),含有少量铂和钯,金铂钯合金还具有适度的延展性,有利于获得理想的边缘密合性。贵金属含量高呈黄色,有利于获得良好的美学效果。但是该材料的抗挠曲性较低。

金钯合金呈白色,金含量为45%～52%,钯含量为38%～45%,含有少量镓。金钯合金同样具有较强的抗腐蚀性,比金铂钯合金具有更高的强度和硬度。

2. 铸造非贵金属合金　主要是指纯钛、钛合金和钴铬合金。

(1)纯钛及钛合金:纯钛除了含有99%以上的钛元素以外,还含有氧、氮、碳、氢、铁等微量元素。纯钛生物相容性好、重量轻、强度高,同时还具有良好的光泽度和延展性,以及良好的抗腐蚀性,是种植修复理想的基底材料。

临床应用的钛合金主要是Ti-6Al-4V,钛合金的强度显著高于纯钛,但弹性模量差别不大,延伸率小于纯钛。

常温下钛与氧有很大的亲和力,在空气中钛表面形成氧化膜,保证钛不会被腐蚀因而具有非常好的耐腐蚀性,但高温下钛及钛合金与氧、氮、氢等气体以及包埋材料发生化学反应,另外钛及钛合金熔点高，因此铸造困难。钛及钛合金的膨胀系数显著低于普通瓷的膨胀系数，因此用于钛及钛合金的瓷粉是专用瓷粉。

（2）钴铬合金：钴铬合金中钴含量为55%～65%，铬含量低于30%，还有少量钼和钛。钴铬合金的铸造温度为1300～1400℃，延展性不足，弹性模量高。与金合金相比非贵金属比较便宜，重量轻且强度高，但是耐腐蚀性不及贵金属合金，研磨和调改困难，铸造收缩较大。因此，传统铸造工艺往往需要通过激光点焊或分段铸造后焊接才能达到无应力集中，工艺步骤烦琐。因此大跨度种植修复上部结构的材料选择非贵金属时，CAD/CAM切削成型是理想的加工工艺。

（二）CAD/CAM切削成型基底材料

CAD/CAM切削成型的修复体可避免传统铸造过程中形成气孔、混杂杂质以及冷却过程产生的形变，且更有利于获得无应力的基底支架。在种植修复的上部结构加工制作中，CAD/CAM切削成型基底材料包括金属材料、全瓷材料和树脂材料。

1. **切削成型金属材料** 目前用于CAD/CAM成型的金属材料主要有钛、钛合金和钴铬合金。口腔修复领域倡导患者口腔内仅用一种金属或一种合金制作修复体，因此目前种植修复临床应用较多的切削成型金属材料是纯钛和钛合金。切削成型金属材料的纯钛主要是ZTA2，钛合金主要是Ti-6Al-4V，纯钛是种植修复上部结构切削成型的理想基底材料（图7-2-1A）。

2. **切削成型全瓷材料** 主要有可切削长石基陶瓷、二硅酸锂基陶瓷和氧化锆陶瓷等。前两者的强度和韧性一般，可用于单颗牙冠修复，不是种植修复基底支架的理想材料。目前种植修复理想的可切削陶瓷基底材料是氧化锆，用来制作上部结构基底支架和个性化基台。

氧化锆陶瓷具有高强度、高断裂韧性以及良好的生物相容性。氧化锆基底的加工方法有两种，一种是切削已经完全烧结的氧化锆，这种材料质地坚硬，难以进行切割加工，切割会影响其力学性能。另一种是切削已经部分烧结的氧化锆，从多孔隙材料开始机械加工，当修复体的最终外形加工完成后再进行烧结使其致密化，二次烧结会有15%～20%的收缩。

目前临床主要应用的是烧结氧化锆陶瓷，是以ZrO_2为主要成分的生物惰性陶瓷材料，ZrO_2的含量达94%，氧化钇含量占5%，还有微量的氧化铝。其抗弯强度900～1100MPa，弹性模量210GPa，最终烧结温度1500℃，烧结后的氧化锆长期稳定性好，可以用于制作14单位的种植修复体的基底支架（图7-2-1B）。

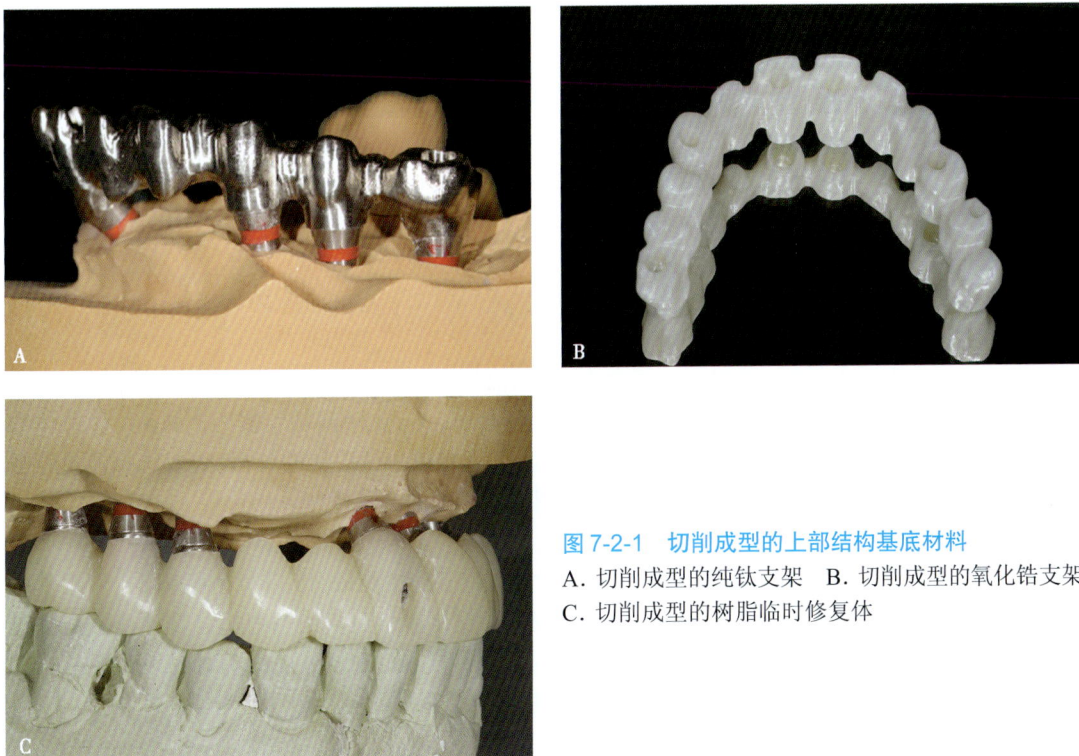

图7-2-1 切削成型的上部结构基底材料
A. 切削成型的纯钛支架 B. 切削成型的氧化锆支架
C. 切削成型的树脂临时修复体

3. 可切削复合树脂材料　种植修复使用的可切削成型复合树脂是一种高分子丙烯酸酯基聚合物，由有机树脂与无机填料非均相混合而成。含有高填料的超细二氧化硅陶瓷颗粒嵌在双酚A-甲基丙烯酸缩水甘油树脂基质中制成的复合树脂材料，抗弯强度约150MPa，易抛光、耐磨、对X线阻射，可用于椅旁CAD/CAM成型的种植体支持的临时修复体。目前有新开发的高强度可切削复合树脂抗弯强度达到450MPa，可用于制作螺丝固位的种植体支持的大跨度固定桥（图7-2-1C）。

（三）选择性激光烧结材料

选择性激光烧结是采用激光有选择地分层烧结固体粉末，烧结成形的固化层叠加，按设计的形状制作基底或支架结构。选择性激光烧结金属材料主要包括钴铬合金、钛合金和不锈钢。它们以预制粉末形式存在，在激光烧结过程中，金属粉末逐层溶解，凝固速度非常快，因此烧结成型后合金的晶粒较小，比铸造合金强度高。

如果选择钴铬合金制作种植修复基底，相对于铸造工艺，选择性激光烧结成型工艺完成的基底支架具有更高的精密性，以达到无应力被动就位。因此对于多颗牙连续缺失或无牙颌跨牙弓一体式种植修复上部结构而言，选择性激光烧结成型工艺是更理想的选择。

（四）电铸成型材料

电铸成型技术是应用阴极电沉积原理制作金属修复体的加工工艺技术，目前口腔领域应用的电铸成型金属主要是纯金，电铸成型技术又称为金沉积技术。

在种植修复中，金沉积技术主要用于种植体支持套筒冠固位的覆盖义齿中套筒冠的制作。电镀成型后的套筒冠结构晶粒细小，结构致密，强度和硬度都大于铸造的纯金，具有良好的生物相容性和边缘密合性，无应力集中，可以有效提高覆盖义齿加工精度（图7-2-2）。

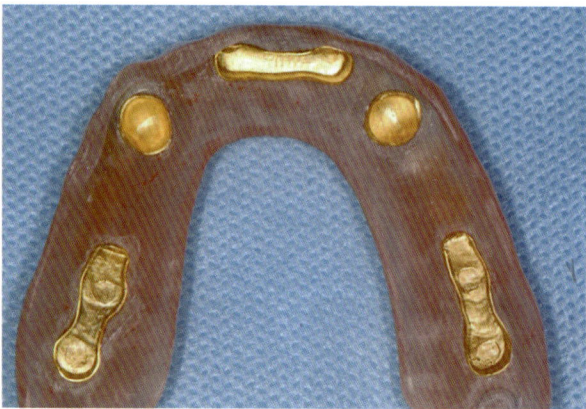

图7-2-2　电铸成型材料
种植体支持的覆盖义齿金沉积套筒冠

三、人工牙冠材料

（一）成品树脂人工牙

成品树脂人工牙重量轻，可以缓冲咬合力，但易磨耗和从金属基底支架崩脱，种植修复中，成品树脂人工牙主要用于种植覆盖义齿和金属树脂复合桥。当缺牙间隙牙骀龈距离过高，种植体数目、位置分布和型号选择不理想时，上部结构设计应尽可能减少种植体的负担，可以选择质量较轻的纯钛或钛合金作为基底材料结合树脂人工牙（图7-2-3A）。

（二）烤塑材料

烤塑材料是一种高分子树脂聚合物，光敏固化，它有三种主要成分：有机树脂基质-聚甲基丙烯酸酯、无机填料和偶联剂。烤塑材料也是一种应力吸收材料，可以保护种植体，防止不良应力过载，易于修补，而且美学效果良好。成品树脂牙与钛是纯机械性结合，受力后容易发生脱落。因此，烤塑材料制作种植修复上部结构的人工牙越来越受到医师的重视，但是其耐磨性和弹性模量低，具有吸水性和膨胀性，易腐蚀变色，目前还需要进一步的改良（图7-2-3B）。

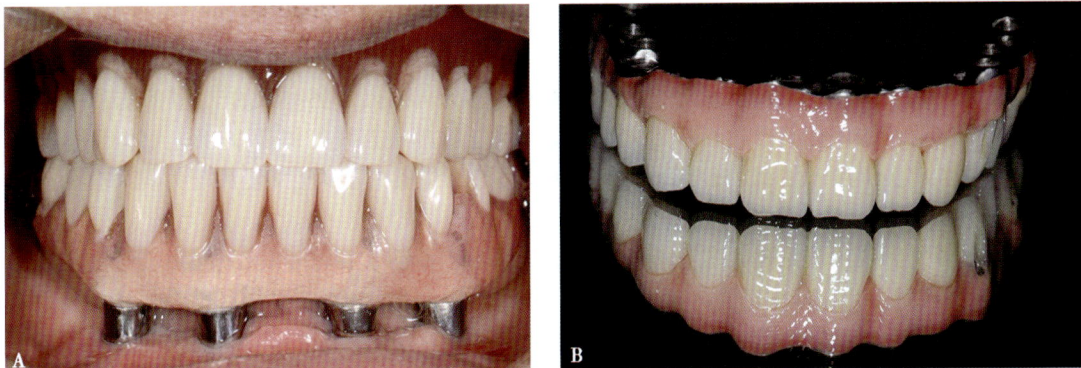

图7-2-3　饰面材料:成品树脂人工牙与烤塑材料
A. 种植体支持的金属树脂复合桥　B. 种植体支持的金属烤塑修复体

(三)陶瓷材料

陶瓷的组成成分包括25%的石英,65%的长石,将这些成分混合,加入金属氧化物然后在高温下熔化,放入水中骤冷,进一步加工处理形成口腔技师使用的粉末瓷粉。瓷的热传导性和热膨胀系数均与牙釉质、牙本质接近。陶瓷的抗压强度约350~550MPa,但是延展性很差,是典型的易碎材料。

当牙槽骨量充足,种植体的数目和位置分布理想,且缺牙间隙相对正常时可以选择瓷𬌗面,以提高咀嚼效率和耐腐蚀性。但是由于其硬度高、脆性大,容易发生崩瓷,崩瓷后在口内无法进行修补,必须将修复体取下处理,增加临床操作难度,所以选择瓷修复体一定要合理设计咬合,防止𬌗干扰。

(四)金属或氧化锆𬌗面

如果患者有口腔副功能或咀嚼硬物习惯,为了防止崩瓷可以选择金属或氧化锆咬合面。选择金属或氧化锆咬合面一定要仔细调𬌗避免𬌗干扰,并高度抛光,防止对颌牙发生磨耗。

合理选择种植修复体上部结构基底材料、饰面材料以及加工工艺,可以有效减少机械并发症和生物学并发症,也是获得理想美学效果和长期成功的保证。

(耿　威)

第三节　种植义齿修复模型灌制

一、种植义齿修复模型的灌制步骤

模型是能够在口外再现天然牙、种植体基台和相关口腔软硬组织轮廓形貌的阳模。根据不同的作用,可将模型分为诊断模型、工作模型以及研究模型。对于种植义齿修复而言,诊断模型及研究模型常规是在种植体植入术前进行,在上部结构制作过程中主要涉及工作模型。对种植义齿修复模型的要求主要包括:①能够精确再现种植体或基台相对于颌骨的空间位置;②在有天然牙基牙与种植体共存时,能够准确复制天然牙基牙预备体的细微表面形貌;③种植体或基台周围的软组织形貌由可拆卸人工牙龈恢复,随时可以暴露种植体替代体或基台替代体颈部;④上下颌模型间有稳定且准确的咬合关系;⑤具有良好的机械性能,能够在其上完成上部结构制作。种植义齿修复模型的灌制过程主要包括下述步骤。

(一)印模检查

灌模前应对印模进行仔细检查。由于种植义齿印模的目的在于记录种植体和/或基台相对于颌骨的三维空间位置关系,因此必须确保转移体牢固包裹于印模之内,不会发生转动或摇摆。如果除种植体基牙外还存在天然牙基牙,则还需要仔细检查印模上天然牙表面细微结构是否清晰完整,特别是天然牙基牙的颈缘部分是否连续。同时还应注意托盘中段是否存在不易察觉的脱模、印模腔内是否存在血污或食物残渣等。此外,必须确认印模是否已经进行了消毒处理,确保印模在灌模前经过严格消毒。

（二）灌注人工牙龈

人工牙龈（artificial gingiva）是用于准确反映种植体颈部周围牙龈组织的形态和位置，并可以从模型上反复取戴的一种硅橡胶材料。人工牙龈有利于技师检查修复体是否与替代体严密吻合，确定修复体颈部的高度及边缘的位置，以保证修复体边缘位置的准确性，使其既美观又有利于清洁，提高修复体的加工精度。

将基台替代体或种植体替代体与转移体连接紧密，确保连接过程中以及连接后转移体位置不发生变化；在代型与转移体周围喷涂配套分离剂，稍等片刻后用气枪吹去多余分离剂；将硅橡胶人工牙龈材料用混合枪注入印模内相应部位，操作时枪尖应紧贴印模腔侧壁、围绕代型与转移体行环形注射，范围以近远中向不影响邻牙形态、垂直向不影响种植体替代体或基台替代体在石膏材料内的固位为标准；待人工牙龈材料完全固化后修整其边缘及底面，以利于摘戴。

（三）灌注石膏模型

石膏类模型材料可以通过机器或手工调拌。不论哪种方法，均应严格控制水粉比，按照先水后粉的顺序精确称量取材后一次完成调拌，不应在调拌过程中再加水或粉。在模型材料要求的调拌时间内沿同一方向将材料调拌均匀，而后将调好的石膏浆从印模的高处向低处流注。注意控制流速，防止模型材料灌流过快造成空气无法排出而形成气泡。灌注过程中要用手工或振荡器进行振荡。模型材料的高度需高于种植体或基台替代体底部 $1\sim2mm$，以免在模型修整过程中暴露替代体而影响精度。模型远中部分石膏应具有一定厚度，以避免形成薄弱边缘。灌模后应及时去除下颌模型舌侧多余的石膏材料。

（四）模型修整

超硬石膏模型固化时间一般为 $8\sim16$ 分钟，多数材料厂商推荐灌模半小时后脱模。脱模前应先标记印模编号，以免在技工室流水制作过程中与其他模型混淆。修去托盘边缘的石膏，使印模边缘不被石膏包埋，然后解除转移体与种植体或基台替代体间的螺栓连接，以柔和力量脱出模型。如印模材料为硬度较高的聚醚橡胶等，为避免模型损伤，可先将印模带模型整体从金属托盘中剥离，而后以锋利器具切分印模而获得模型。脱模后修去咬合障碍点和黏膜反折外侧多余的石膏，修平模型底部。其后，调拌石膏材料注入成品橡胶托内形成模型底座，在其固化之前将模型置于底座之上，使两者形成整体。由于人工牙龈的存在，不含天然牙基牙的种植义齿修复模型通常不需要进行代型切分；而制作天然牙与种植体混合支持式义齿时，则应进行天然牙基牙的代型切分，并常规采用代型钉或代型托盘限制基牙代型的位置。

（五）模型消毒

印模及模型消毒是技工室感染控制的重要环节。未经消毒的印模或模型可携带 HIV、HBV、HCV 等多种病原微生物，威胁印模或模型传递过程中相关人员的健康。现有模型消毒方法包括化学试剂浸泡法、喷雾法、熏蒸法、紫外线照射法以及微波法等。由于模型须保持精确的形状和足够的强度，因而对于模型消毒方法的选择，不仅要考虑消毒方法对病原微生物的杀灭效果，还要考虑其对模型精度和表面性能的影响。药物熏蒸法消毒效果可靠，但操作需要特殊设备；微波法操作简单，但处理条件难于把握；化学试剂浸泡法、喷雾法及紫外线照射法是目前最常用的种植义齿模型消毒方法。

二、个性化基台种植义齿修复模型的灌制

采用个性化基台为种植义齿提供支持时，由于基台是针对具体患者个别制作的，因此通常无法获得用于模型灌制的基台替代体。此时一般采用种植体水平取模，特殊情况下也可以采用基台水平取模。

（一）种植体水平取模

采用种植体水平取模时，用转移体和种植体替代体将种植体位置转移到模型上，随后将个性化基台按照口内位置与模型上的种植体替代体相连接，并根据就位道、修复体、邻牙、对颌牙的状况在模型上对个性化基台进行调改，之后就位到口内试戴合适后，再次复位到模型上并在其上完

成修复体制作。

　　此种方法的优点是模型上个性化基台周围软组织以人工牙龈恢复，便于技师观察操作；上部结构的制作精度较高。其缺点是步骤相对烦琐、患者就诊次数较多。

（二）基台水平取模

　　采用基台水平取模时将个性化基台保留在口内，按照传统修复的要求排龈、制取印模，并采用传统方法灌制石膏模型，个性化基台的形态亦由石膏材料再现，在其上完成修复体的制作。

　　该方法的优点：取模、灌模不必借助转移装置进行，操作简单；上部结构制作过程中个性化基台可以一直保留在患者口内，减少了拆装的磨损及患者复诊次数。其缺点：无法制作人工牙龈；模型需进行分割，并使用代型钉或代型托盘确保代型定位；上部结构在石膏代型上完成，最终修复体精度受模型材料影响较大，且无法通过螺丝固位方式实现固位。

（隋　磊）

第四节　单冠种植修复制作技术

　　单颗牙缺失是牙列缺失最常见的病例，常见原因：龋坏、外伤、先天性牙缺失。单冠修复是种植临床上最常见的修复方式。

一、种植单冠修复的常用材料

　　根据材料，种植单冠可分为：

　　1. **金属全冠**　铸造金属全冠是由铸造工艺制作的覆盖整个牙冠表面（种植体基台）的修复体。铸造金属全冠所用分材料有两种，一种是贵金属合金，另一种是非贵金属合金。贵金属合金主要有金合金、银合金、金钯合金、银钯合金等；非贵金属合金主要有铬基合金、钛及钛合金、铜基合金等。临床上常用的铸造合金有金合金、银合金、钴铬合金等。

　　2. **烤瓷熔附金属全冠**　烤瓷熔附金属修复体是由内层的金属基底与外层的烤瓷层组成，金属基底通过铸造法完成，外层的瓷层是通过瓷粉在真空烤瓷炉中烧结熔附于金属基底表面。

　　3. **全瓷冠**　陶瓷材料的色泽和透明性与天然牙极其相似，生物相容性和绝热性好，特别是美学性能和色泽稳定性是其他材料无法比拟的。由于没有金属基底冠的存在，有效避免了金属过敏和牙龈黑线等问题的出现。全瓷材料对 X 线有透射性且不含金属，对于需要做头颈部 CT 检查或磁共振检查的患者来说是最佳的选择。全瓷系统有很多种分类方法，按修复体结构分类：单层结构：切削或热压铸 + 外染色（特点是强度低，透明度高）、双层结构：内冠 + 饰瓷（特点是强度较高，透明度更高）。

二、种植单冠的制作工艺

　　本节以烤瓷熔附金属冠为例，介绍种植单冠的制作过程。

（一）螺丝固位的种植单冠制作过程

　　1. **螺丝固位（screw retention）**　当临床牙冠短或失牙区对颌牙伸长或牙龈过厚，颌间距离小，基台粘接高度小于 4mm 时，应选择螺丝固位修复。目前主要有两种形式：①一体冠即冠、基台整体铸造，由一颗中央螺丝固位；②采用多基台制作的单冠，可以采取舌侧或腭侧开孔，通常由两颗螺丝固定。

　　2. **制作流程**

　　（1）试基台：在石膏模型上试相应的基台，观察各个间隙大小是否充足，预留咬合面瓷层厚度，适当修整可铸造基台的大小。在模型的基台、邻牙邻接面及相应的组织面涂布分离剂。

　　（2）熔模制作

　　滴蜡法：用滴蜡器滴加嵌体蜡形成基底冠熔模。因为种植体基台形态规则，与天然牙形态相差甚远，为了避免瓷层过厚，应当适当增加熔模厚度来恢复其形态。

　　回切法：用滴蜡器滴加嵌体蜡形成患牙应有的解剖形态，包括牙冠的轴面、咬合面、切端形态

ER7-5

画廊：ER7-5
螺丝固位烤瓷
冠的制作

以及正确的咬合关系。先用蜡刀等工具沿外形线做引导沟，在熔模的各个部位尽可能均匀地去除同样厚度的蜡层，以获得均匀的瓷层厚度。

蜡型制作完成后，需要检查其厚度及边缘适合性，精修，消除锐利的线角。

安置铸道：一般放置在熔模的切端或咬合面边缘并向轴面移行，外形圆滑。总铸道直径大于各分铸道直径。铸道横断面为圆形，表面光滑圆钝。安插铸道后，取下熔模，安装在成型座上。应避开热中心。热中心温度高、持续时间长，会造成铸件最后凝固，出现缩孔现象。

选择铸圈：要求熔模距铸圈上端8～10mm，内壁3～5mm。

（3）包埋、铸造

1）包埋：首先将熔模清洗吹干，目的是在于对熔模进行脱脂，降低熔模表面张力，增加熔模表面润湿性，利于包埋料的涂布。将调拌好的包埋料用小毛刷在熔模组织面和表面均匀涂布薄薄一层，保证熔模材料没有暴露，然后依次逐层涂布包埋料，直至整个熔模表面覆盖一层1～2mm厚的包埋材料，再沿铸圈侧壁慢慢注入包埋料，直至注满整个铸圈。

包埋料稀稠度对于铸件的影响很大，主要影响了包埋料的膨胀率。一般来说，包埋料越稀，膨胀率越小；反之，膨胀越大。

2）烘烤与焙烤：铸圈烘烤的目的是通过缓慢升温，使铸型中的水分均匀蒸发，熔模熔化外流或挥发，形成铸型腔。烘烤过程中应防止升温过快而造成铸型的破裂或铸腔内壁产生缺陷。铸圈浇注口应向下，利于材料外流。

铸圈焙烧的目的是使熔模材料完全外流及挥发，并获得铸造合金凝固收缩所需的热膨胀，同时提高铸型温度，利于铸造完全。铸圈浇注口向上，利于熔模材料进一步挥发。

根据可铸造基台的厂家要求选择烘烤和焙烤的条件。

3）铸造：高频离心铸造机按照常规方法完成铸造。

（4）修整底冠

1）冷却：铸造完成后室温下自然冷却，防止急剧降温产生变形缺陷。

清理：将铸件从铸圈中取出，用喷砂的方式彻底去除铸件表面包埋料和氧化层。

2）检查：切除铸道，检查铸件是否完整，是否存在气泡、金属瘤等。

3）外形修整：由于种植体基台外形规则的特点，技师应使用相应种植系统配套的打磨修整工具，进行修整。以保证基台与底冠的适合性。

金属底冠完全就位后，进行底冠表面的形态修整。最后再次进行喷砂处理。

（5）瓷筑塑与烧结

1）清洗底冠：可用蒸馏水在超声清洗机清洗5～10分钟。清洗后放置自然干燥。或是使用高压蒸汽清洗机清洁，但是要注意夹紧铸件，防止意外掉落。

2）排气预氧化：排气即在高于烤瓷的烧结温度30℃左右的真空状态下烧结，目的是去除铸件中的残留应力，释放并且去除金属表面有机物和气体。预氧化即在真空条件下升温到一定温度，达到一定真空度，并放气，在空气中预氧化5～10分钟，目的是在铸件基底表面形成氧化膜，利于金瓷结合。

3）瓷层是多层次的结构，包括：①遮色瓷：又称不透明瓷，需要直接和底冠牢固结合，遮盖金属颜色并提供牙冠颜色基础；②体瓷：又称牙本质瓷，是牙冠颜色的主体，呈半透明，主要获得类似于牙本质的美感；③龈瓷：呈半透明，体现颈部的颜色和层次；④龈端瓷：类似龈瓷，但颜色深于龈瓷，用于模拟龈端的逼真效果；⑤切端瓷：类似于釉瓷，颜色深于釉瓷，常呈淡蓝色，模拟牙体切端的逼真效果；⑥釉瓷：呈半透明，模拟牙冠釉质美观效果；⑦修饰瓷：常加入遮色瓷和体瓷内，供调节颜色用，一般着色较深，常见粉红、橙、黄、棕、灰、蓝等规格。

4）烧结：需要根据不同瓷粉的厂家要求，选择烧结条件。

（6）染色、上釉

1）染色：分为外染色、内染色。

内染色：用于饰面瓷粉过程中通过不同颜色的分层瓷粉的堆塑，而达到模拟天然牙的精细色泽。

外染色：临床上最常用的是外染色，可在已烧结的牙本质瓷或牙釉质瓷上染色，操作较简单，但是不足之处是缺乏立体感，耐久性差，降低透明度。

2）上釉：是制作的最后一步，利用表面透明瓷的玻璃化，获得自身釉，或是涂布低熔釉粉，使其玻璃化。

（二）粘接固位的种植单冠制作过程

1. 粘接固位（cemented retention） 冠修复体与基台之间采用粘接剂粘接固位，用于高度4mm以上的基台。

2. 制作流程

（1）试基台：在石膏模型上试相应的基台，并在模型相应的组织面涂布分离剂。

（2）熔模制作：可铸造基底，简称基底，或修复基底，为固定修复体基底的替代物。安放在石膏工作模型上的基台或基台替代品上，经调改、蜡型制作、包埋、铸造后作为基底，制作金属烤瓷修复体，固位于基台上，适用于预成不可调磨基台。可铸造基底与基台配套，其特点是利于基台与基底的固位，基底与基台之间预留了粘接剂的间隙，而肩台部位两者是紧密结合减少微间隙存在。

用滴蜡法或回切法制作蜡型，完成后需要检查蜡型厚度及边缘，最后安置铸道。

（3）包埋、铸造。

（4）修整基底冠：使用可铸造基底的修复体，由于基底周围存在菲边，应用种植系统中相应的修整工具进行修整。

（5）瓷筑塑与烧结。

（6）染色上釉。

（满　毅）

ER7-6

画廊：ER7-6
粘接固位烤瓷
冠的制作（1）

ER7-7

画廊：ER7-7
粘接固位烤瓷
冠的制作（2）

第五节　种植固定桥制作技术

连续多颗牙缺失，当种植体植入数目少于需要恢复的缺牙数目时，多采用种植固定桥修复，本节仅介绍多颗种植体支持的多单位固定桥的制作工艺。种植固定桥按固位方式分两种：螺丝固位固定桥和粘接固位固定桥；按种植固定桥基底材料加工方式不同分为：烤瓷熔附金属固定桥、CAD/CAM全瓷固定桥、选择性激光熔融金属烤瓷固定桥。

一、种植固定桥的制作工艺特点

（一）制作工作模型

制取精确的印模并灌注模型是成功制作修复体的关键，其中任何一项操作不当，在模型上制作的修复体将无法在患者口内精确就位。

去除对颌模型及工作模型上𬌗面的石膏小瘤，防止咬合有误差。通过尖窝关系确认上下颌的牙尖交错位（图7-5-1）。

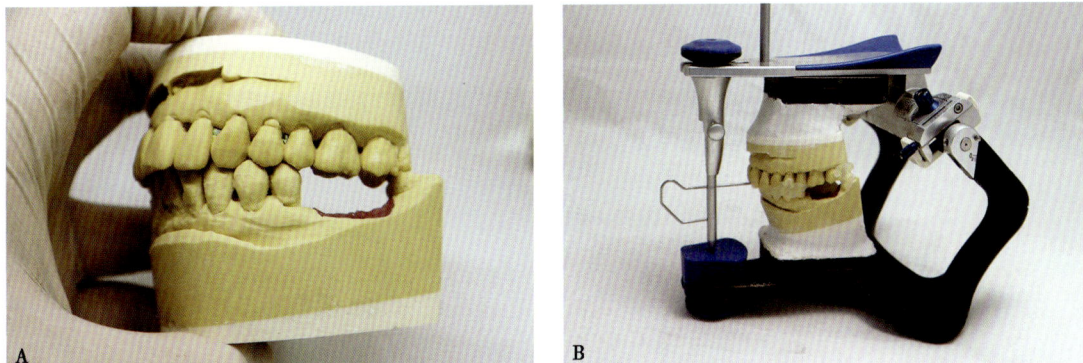

图7-5-1　种植义齿模型上𬌗架的过程
A. 检查确定咬合关系　B. 上𬌗架

（二）诊断性预排牙和设计导板的制作（图 7-5-2）

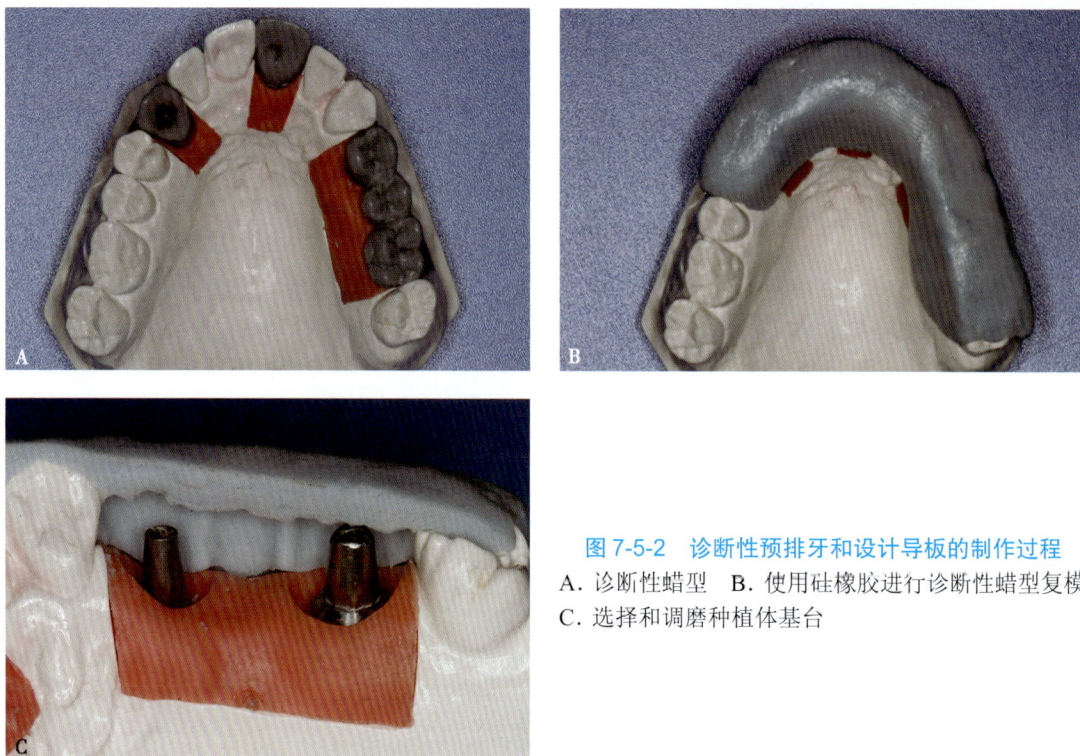

图 7-5-2　诊断性预排牙和设计导板的制作过程
A. 诊断性蜡型　B. 使用硅橡胶进行诊断性蜡型复模
C. 选择和调磨种植体基台

二、金属烤瓷种植修复体的制作步骤

　　首先根据模型条件选择种植成品基台，需要考虑因素包括种植体系统、固位方式、植体周围牙龈情况及修复体的修复范围等。然后在固定于工作模型中的基台上制作金属基底蜡型，包埋、铸造出金属烤瓷固定桥基底，最后进行瓷筑塑、烧结、形态修整、染色、上釉完成修复体制作。下面重点介绍螺丝固位种植固定桥和粘接固位种植固定桥的制作工艺（图 7-5-3～图 7-5-7）。

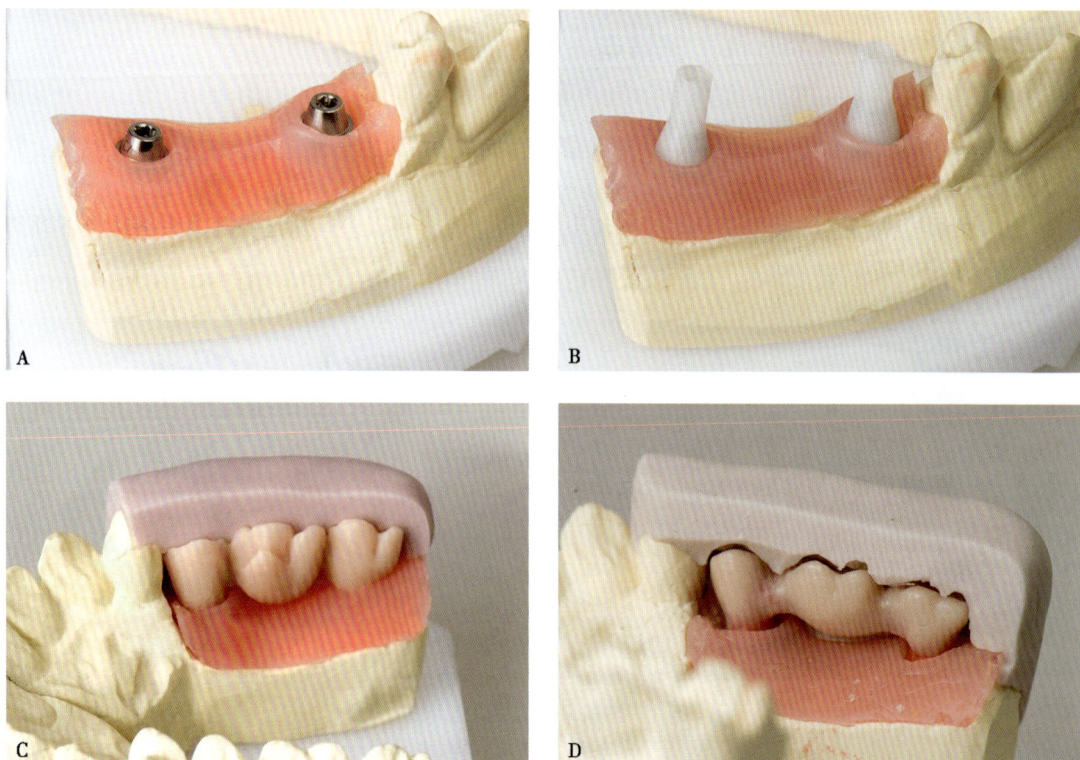

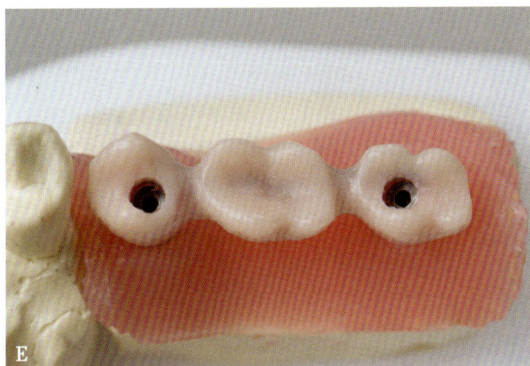

图 7-5-3 螺丝固位的种植烤瓷固定桥基底冠蜡型的制作过程

A. 安装螺丝固位的修复体基台 B. 在基台上放置配套的可燃修复套 C. 在修复套上制作全解剖牙冠形态蜡型及使用硅橡胶制作导板 D. 通过导板对全解剖牙冠形态的固定桥进行均匀的蜡型回切 E. 完成螺丝固位修复体蜡型,确保修复体有均匀的瓷层厚度,可获得最佳的饰面效果

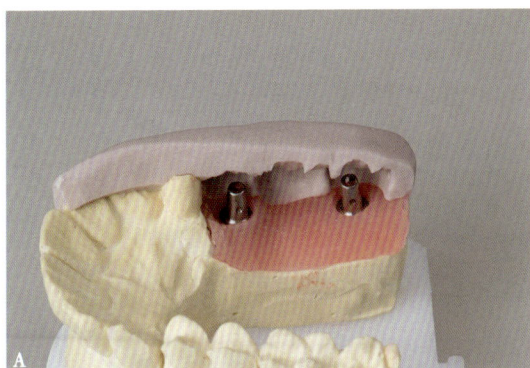

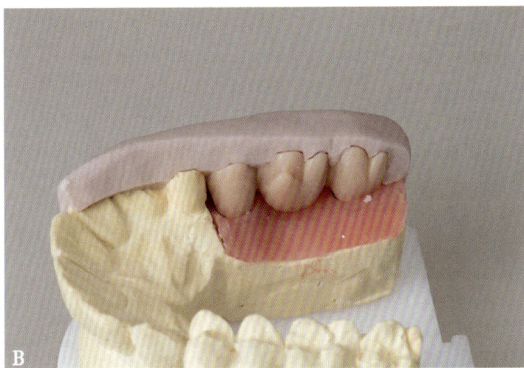

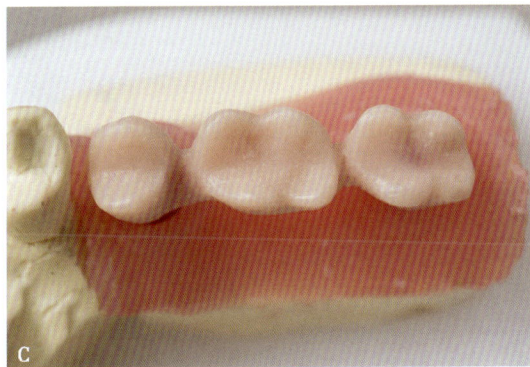

图 7-5-4 粘接固位的种植固定桥基底冠蜡型的制作过程

A. 制作粘接固位修复体时,在先在模型上选取成品粘接基台并根据硅橡胶导板调磨基台 B. 根据硅橡胶导板制作全解剖牙冠形态蜡型 C. 均匀回切后完成粘接固位的固定桥蜡型

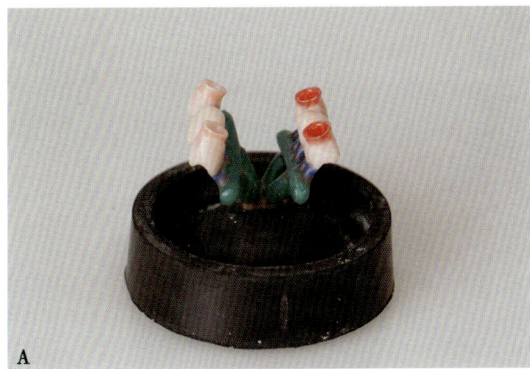

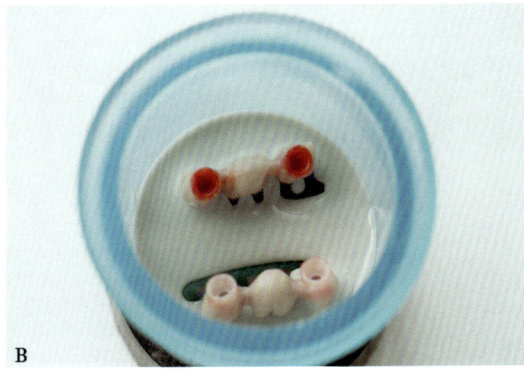

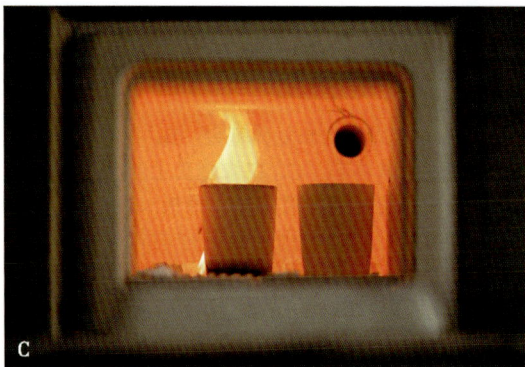

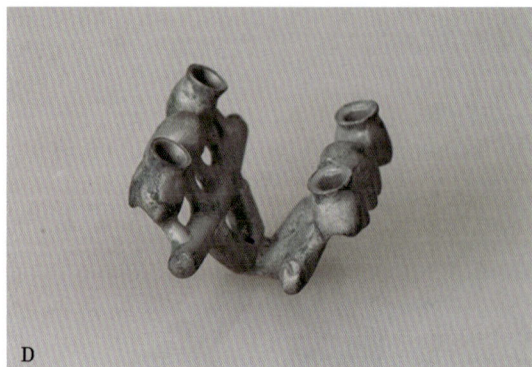

图 7-5-5　金属烤瓷种植固定桥基底冠的包埋铸造过程

A.安插铸道，使铸件在铸道方向的 45°～60°，避开热中心　B.安放铸圈，严格按照正确的包埋材料水粉比调拌包埋材并进行包埋　C.铸圈固化半小时后，放入预热的茂福炉继续升温膨胀　D.喷砂处理后的铸件

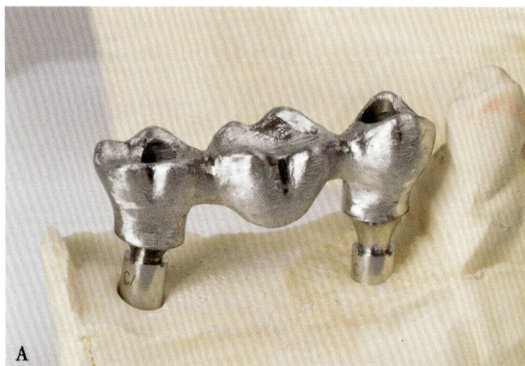

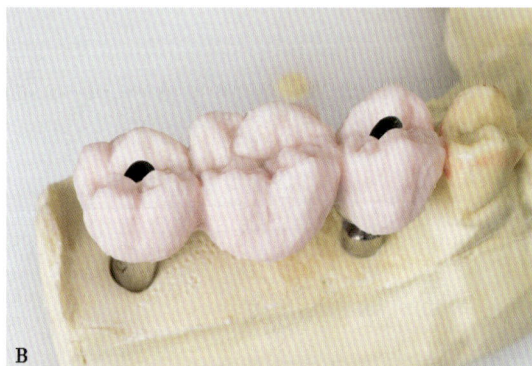

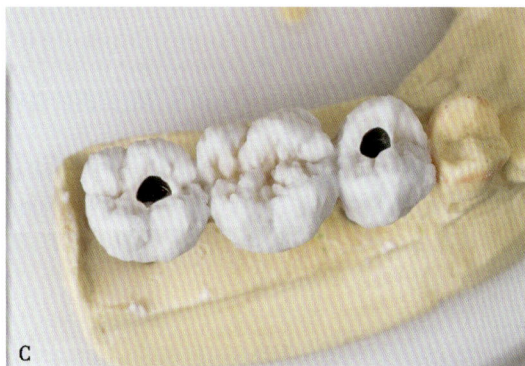

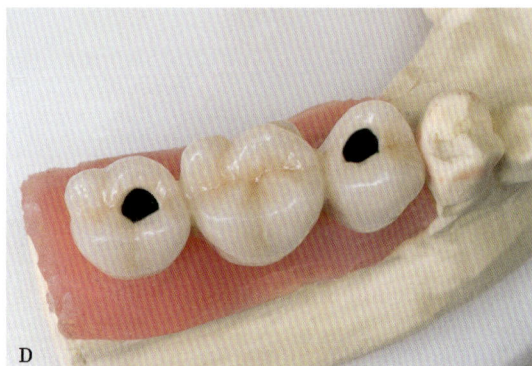

图 7-5-6　螺丝固位烤瓷熔附金属固定桥的瓷筑塑过程

A.螺丝固位修复体基底冠桥颊面观　B.堆筑牙本质瓷　C.堆筑切端瓷　D.螺丝固位种植固定桥烧结完成

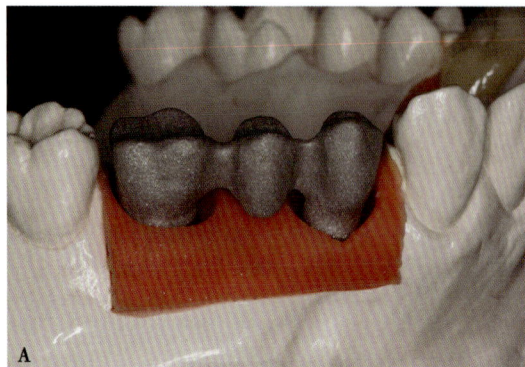

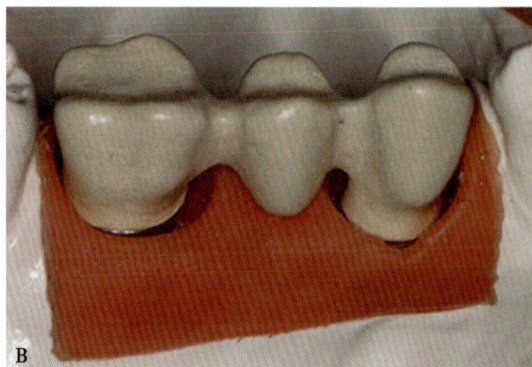

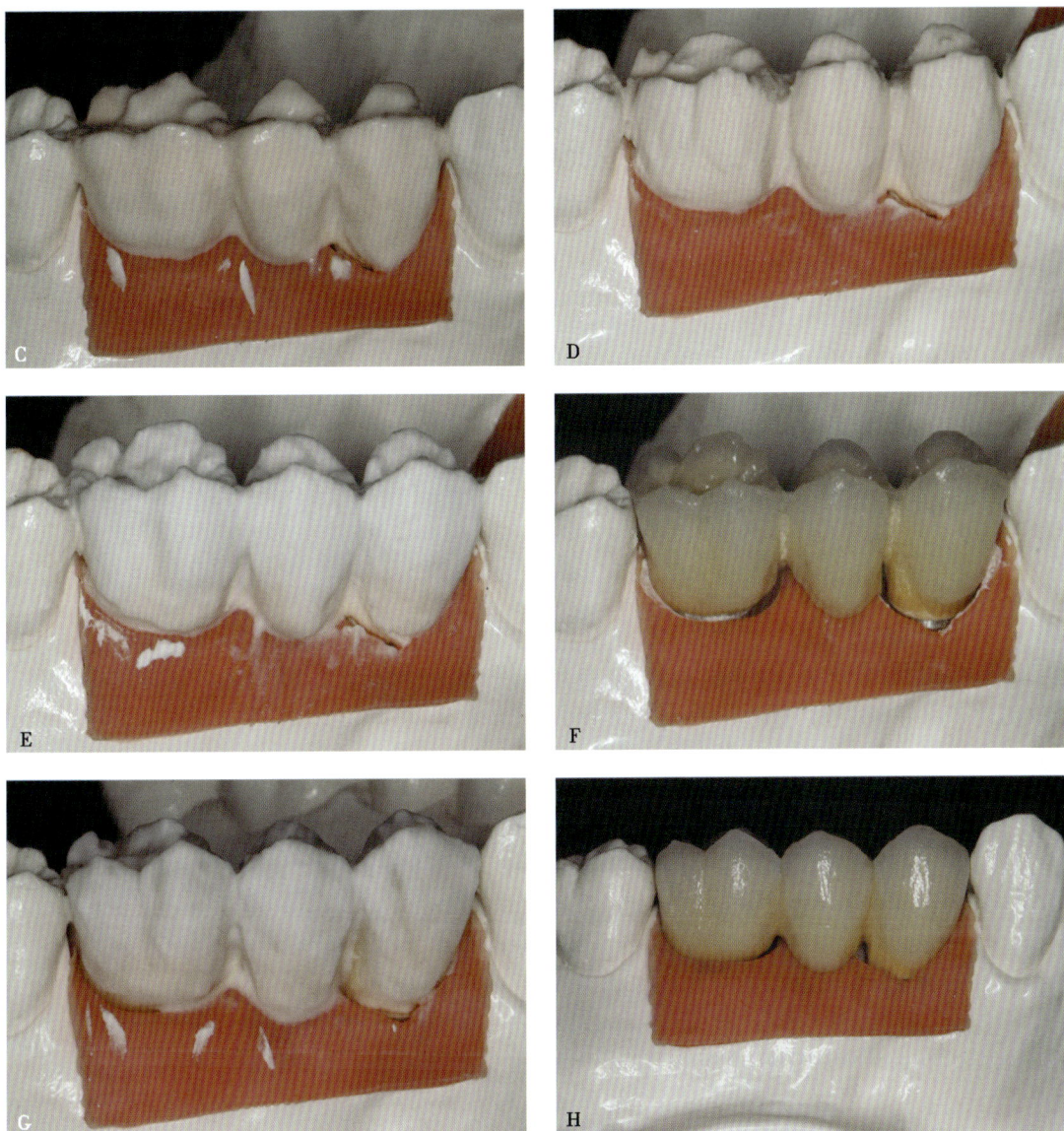

图 7-5-7　粘接固位金属烤瓷固定桥的瓷筑塑过程

A. 粘接固位种植固定桥基底冠桥颊面观　B. 粘接固位种植固定桥基底冠桥筑塑遮色瓷后　C. 筑塑牙本质瓷　D. 修整牙本质瓷外形　E. 筑塑切端瓷　F. 后牙固定桥瓷筑塑完成后　G. 再次追加瓷以补偿因烧结后收缩的瓷　H. 粘接固位种植固定桥上釉及烧结完成颊面观

三、激光烧结工艺制作固定桥基底冠的步骤

选择性激光熔融（selective laser melting，SLM）技术是将快速成型技术与激光熔覆技术结合发展起来的一门高新制造技术，将计算机辅助设计、计算机辅助制造技术与激光技术相结合，通过计算机控制激光，引入层积熔覆技术，选择性熔化一个平面上的金属粉末，按计算机辅助设计的三维模型一层层堆积，直接形成金属成品。该技术的主要特点是能够在短时间内加工出致密度高、结构复杂、精确度高的金属修复体（图 7-5-8）。

SLM 技术省去了间隙涂料涂布、蜡型制作、包埋、铸造等过程，全部由计算机激光设备完成，既减少了修复体制作时间，也避免了常规铸造法对修复体适合性的影响。

SLM 技术对于扫描设备要求较高，且现阶段仅能在石膏模型上制作金属烤瓷基底冠，不能直接在患者口内扫描制作。目前可以选择激光烧结成型的金属有钴铬合金、不锈钢及钛合金，它们以预制粉末形式存在，制作出的种植固定基底冠桥可以获得更理想的无应力被动就位和精密吻合度。

视频：ER7-8 选择性激光熔融技术制作金属烤瓷基底冠桥

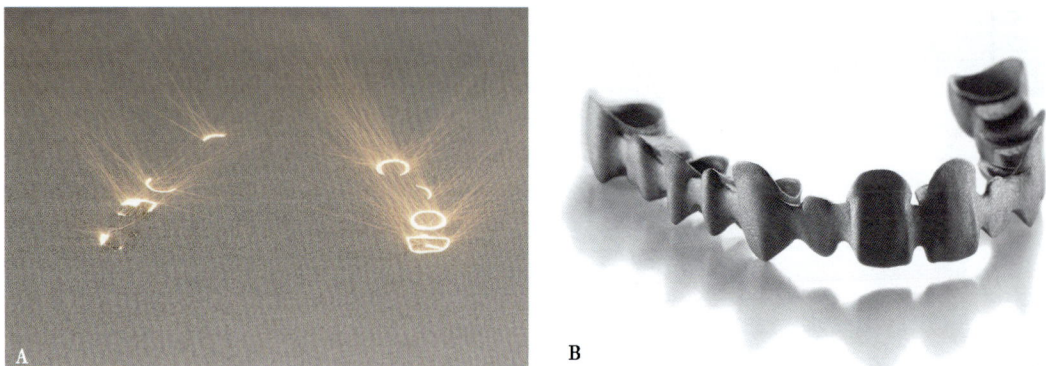

图7-5-8 选择性激光熔融技术制作种植固定桥的过程

A. 计算机控制激光，选择性熔化一个平面上的金属粉末 B. 选择性激光熔融技术完成的高精度金属修复体

（汤春波）

第六节 种植支持的覆盖义齿制作工艺

种植支持的覆盖义齿制作工艺与传统覆盖义齿相比，程序复杂，步骤烦琐，加工精度要求更高，医师和技工需要丰富的经验。本章节将介绍种植支持的覆盖义齿的加工过程。种植支持的覆盖义齿使用的附着体包括磁附着体、球附着体、按扣附着体、杆附着体和套筒冠附着体。种植支持的覆盖义齿附着体阴型固定可在技工室完成，亦可在患者口腔内完成，本节内容主要介绍前种方法，球附着体介绍后者方法。

一、磁附着体固位种植支持的覆盖义齿

1. 制取基台水平印模并灌注模型 用个性化托盘直接制取磁基台水平印模后，将磁基台替代体插入印模转移体，灌注石膏获得工作模型。转移颌位关系并上殆架。

2. 将附着体阴型磁铁固定在工作模型磁基台替代体上（图7-6-1A）。

3. 铺蜡基托，排列人工牙（图7-6-1B）。根据全口义齿排牙要求排列人工牙。牙齿排列与颌弓方向一致，并尽可能位于种植体正上方，前牙可以位于种植体唇侧，但应尽可能减小与种植体的间距。

4. 包埋填胶——冷凝注塑方法 为减小热处理对磁铁的影响，最好选择冷凝注塑技术。首先用硅橡胶将整个蜡型及部分模型包裹，硅橡胶清晰复制人工牙及基台。使用冷凝注塑专用的型盒，将用硅橡胶包裹好的模型采用专用底座固定在型盒的下半盒。用高硬度硅橡胶充填上下型盒之间的间隙，并用螺丝固定好型盒（图7-6-1C）。硅橡胶完全凝固后打开型盒检查是否存在明显缺陷（图7-6-1D），在硅橡胶基托部位两侧打孔，一侧注塑树脂，一侧排除气泡（图7-6-1E）。常规去蜡，将人工牙复位到硅橡胶型腔内，在石膏模型上涂布分离剂，关闭上下型盒。将调拌好的树脂注入型腔内，按照厂家说明书进行加压处理后开盒。

5. 打磨抛光完成义齿 开盒后，取出义齿，磁铁阴型已经固定在义齿组织面。打磨抛光完成义齿（图7-6-1F）。

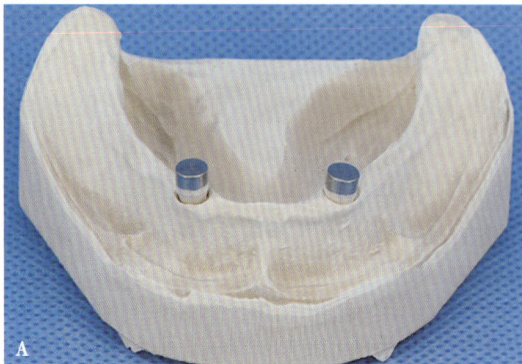

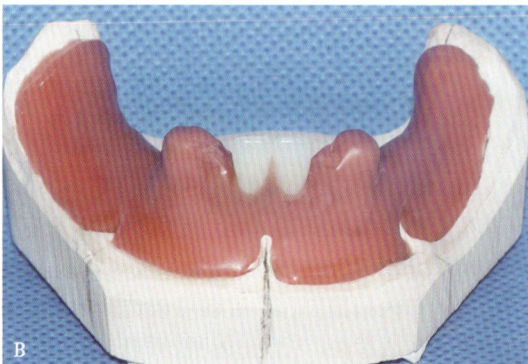

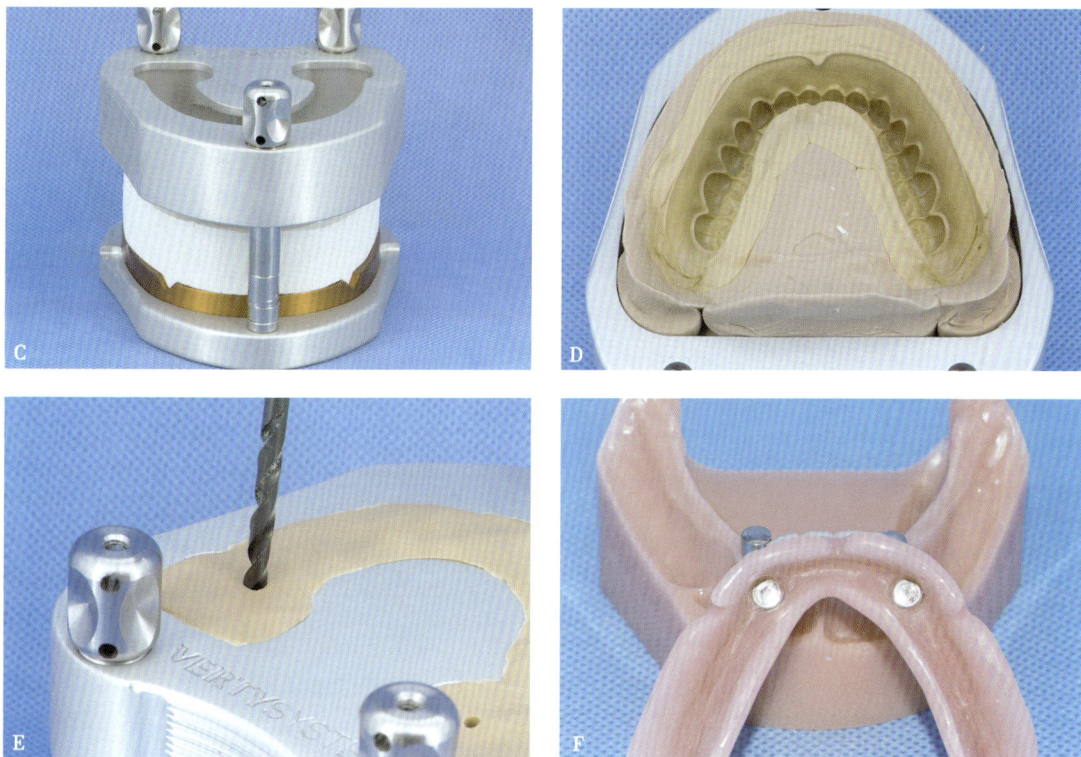

图 7-6-1 磁附着体固位种植支持的覆盖义齿的制作工艺流程

A. 工作模型 - 附着体阴型固定在磁基台替代体上 B. 铺蜡基托排列人工牙 C. 用高硬度硅橡胶充填包埋后用螺丝固定好型盒 D. 硅橡胶完全凝固后开盒检查是否存在缺陷 E. 在硅橡胶基托部位两侧打孔, 一侧注塑树脂, 一侧排除气泡 F. 填胶并加压处理后开盒, 完成义齿, 磁铁阴型已经固定在义齿组织面

二、球附着体固位种植支持的覆盖义齿

1. **制取基台水平印模并灌注模型** 直接制取球基台水平印模并在印模内相应位置插入球基台替代体, 灌注石膏获取带有球基台替代体的工作模型(图 7-6-2A)。

2. **安装并固定阴型占位帽** 将附着体阴型占位帽戴入球替代体上, 用石膏封闭替代体与占位帽之间的倒凹(图 7-6-2B)。

3. **铺蜡基托和排列人工牙** 同磁附着体固位种植体支持的覆盖义齿。

4. **装盒、填胶、热处理。**

5. **开盒、打磨、抛光完成义齿** 开盒取出义齿后, 占位帽被固定于义齿组织面(图 7-6-2C)。

6. **口内固定附着体阴型固位帽** 口腔医师从义齿组织面去除占位帽, 适当扩大预备排溢孔(图 7-6-2D), 并在患者口腔球基台上戴入阴型固位帽, 填塞颈部倒凹(图 7-6-2E); 之后, 调自凝树脂, 在患者口腔内将阴型固位帽固定在基托组织面内(图 7-6-2F)。

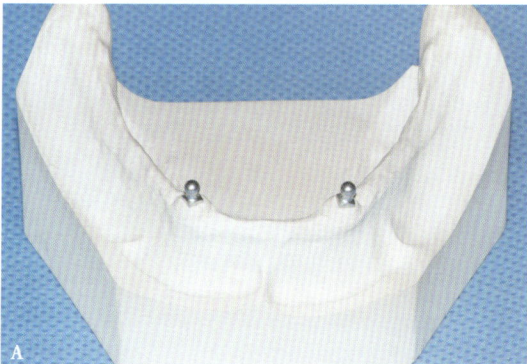

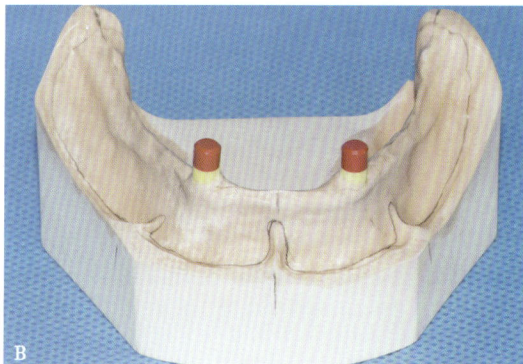

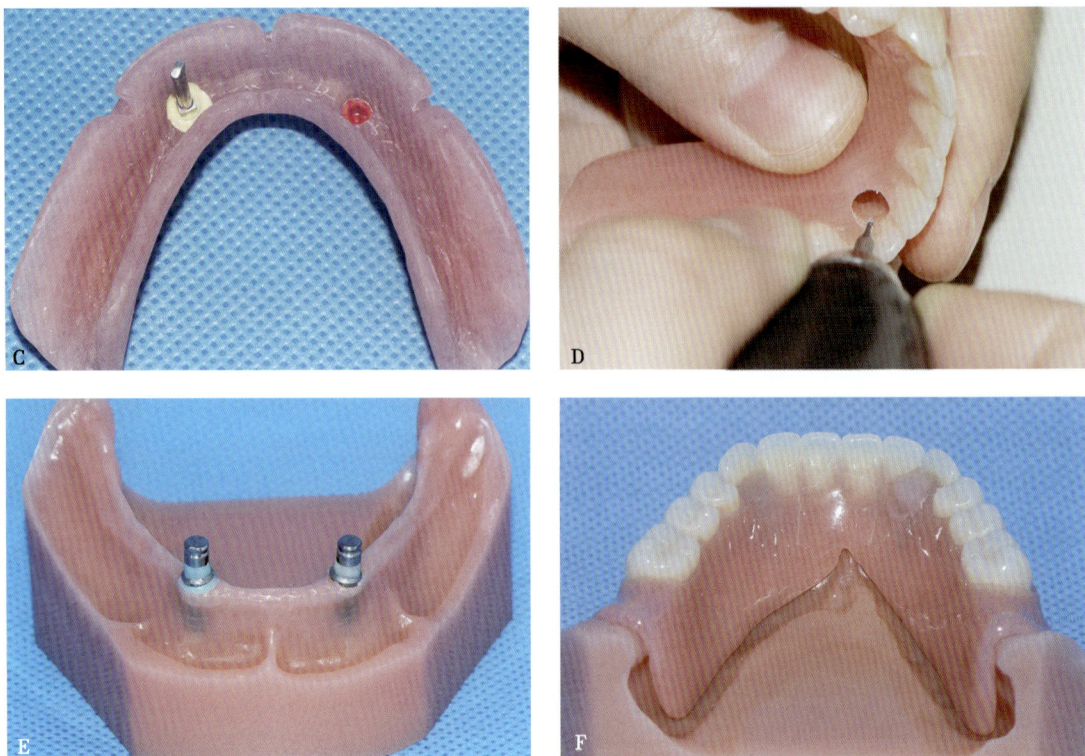

图 7-6-2　球附着体固位种植支持的覆盖义齿的制作工艺流程

A. 带有球基台替代体的工作模型　B. 附着体阴型占位帽戴入球替代体上，并用石膏封闭倒凹　C. 开盒取出义齿后，义齿组织面　D. 从义齿组织面去除占位帽，适当扩大预备排溢孔　E. 医师在患者口腔内球基台上戴入阴型固位帽，填塞颈部倒凹　F. 在患者口腔内用自凝树脂将阴型固位帽固定在基托组织面内

三、自固位附着体固位种植支持的覆盖义齿

1. 制取基台水平印模并灌注模型。

2. 将附着体阴型金属帽固定到工作模 Locator 基台替代体上（图 7-6-3A）。

3. 在模型上涂布分离剂，铺蜡基托，排列人工牙（图 7-6-3B）。

4. 常规装盒、填胶、开盒，固位环被固定在义齿的组织面（图 7-6-3C）。

5. 打磨抛光，完成覆盖义齿。

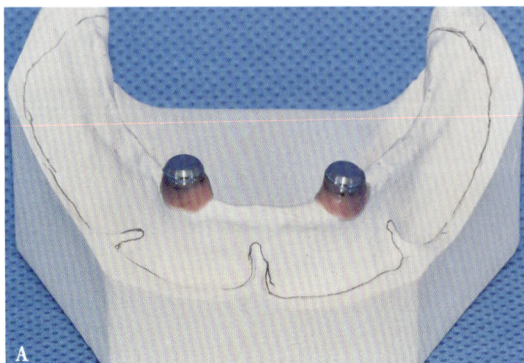
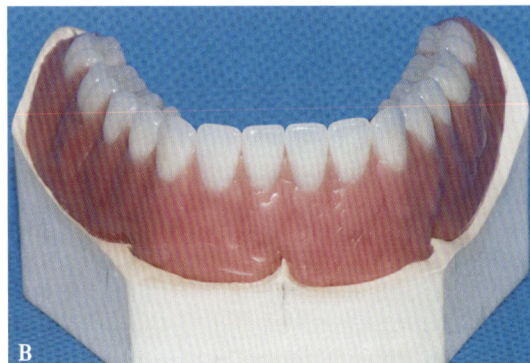

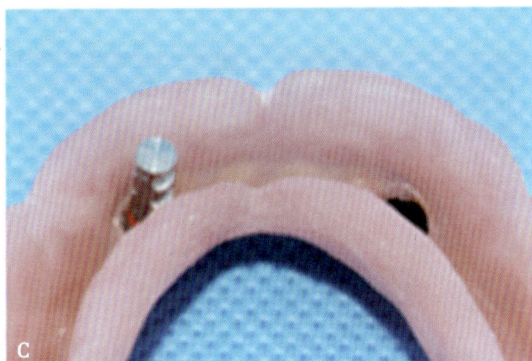

图 7-6-3　自固位附着体固位种植支持的覆盖义齿的制作工艺流程

A. 工作模型 - 附着体阴型金属帽固定到 Locator 基台替代体上　　B. 在工作模型上铺蜡基托并排列人工牙
C. 常规装盒、填胶、开盒后义齿的组织面

四、杆附着体固位种植支持的覆盖义齿

1. **制取种植体水平印模并灌注模型**　制取种植体水平印模，安装替代体，制作人工牙龈，灌注超硬石膏获取戴有种植体替代体的工作模型（图 7-6-4A）。

2. **排牙、制作义齿蜡型和硅橡胶导模**　在工作模型上排列人工牙，完成义齿蜡型。制作硅橡胶导模，为连接杆的制作提供位置参考，以确保为人工牙和基托预留出准确而足够的空间。

3. **制作连接杆**　在种植体替代体上方安装基台，在基台上安装预成的冠用树脂基底，用修复螺丝固定，根据𬌗龈距离的大小修改至合适高度（图 7-6-4B），以导模为参照给人工牙和树脂基托留出 2.0mm 以上的空间（图 7-6-4C）。按照种植体之间的距离将预成的树脂杆切割成合适的长度，在平行研磨仪上安装树脂杆，用蜡或成型树脂将树脂预成杆与基底连接固定（图 7-6-4D）。完成杆的蜡型后，安插铸道包埋铸造。如果采用贵金属预成杆，可将预成金属杆与连接基台的贵金属基底直接焊接完成。连接杆在模型上试戴，检查是否达到被动就位，精密吻合（图 7-6-4E）。

4. **连接杆的试戴**　在患者口内试戴连接杆，检查是否完全被动就位。如果连接杆初次试戴即达到被动就位，可以直接在工作模型上完成义齿制作；如果经大幅调改（如切割后激光焊接等），则需要重新制取带有连接杆的工作模型以完成义齿制作。

5. **制作义齿支架**　在平行研磨仪上将长短合适的固位卡放置到杆上（图 7-6-4F），修复体完成以前需要使用占位器，以确保固位卡能垂直就位于修复体上。填塞倒凹后依据导模完成义齿支架蜡型（图 7-6-4G），确保留出人工牙和树脂基托的空间，包埋铸造，完成金属支架。

6. **排列人工牙并完成覆盖义齿**　金属支架铸造完成后复位于金属杆上方，排列人工牙（图 7-6-4H）。在基台上方排牙时要保证下方有金属支撑，防止后期人工牙脱落。应用冷凝注塑的方法包埋填胶，固位卡直接被固定于义齿的组织面上（图 7-6-4I）。打磨抛光完成义齿，抛光过程中注意避免损伤固位卡。

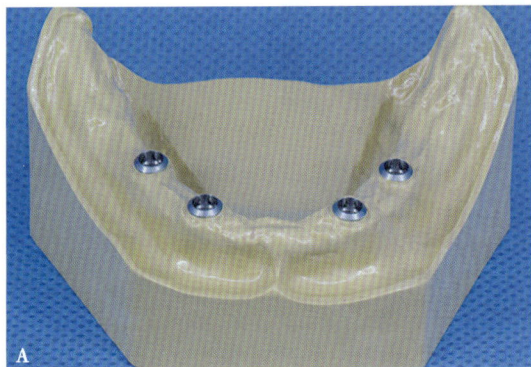

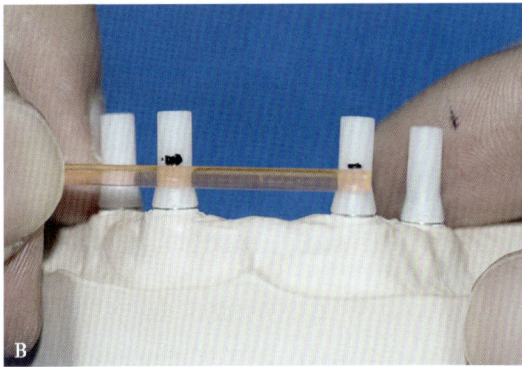

学习笔记

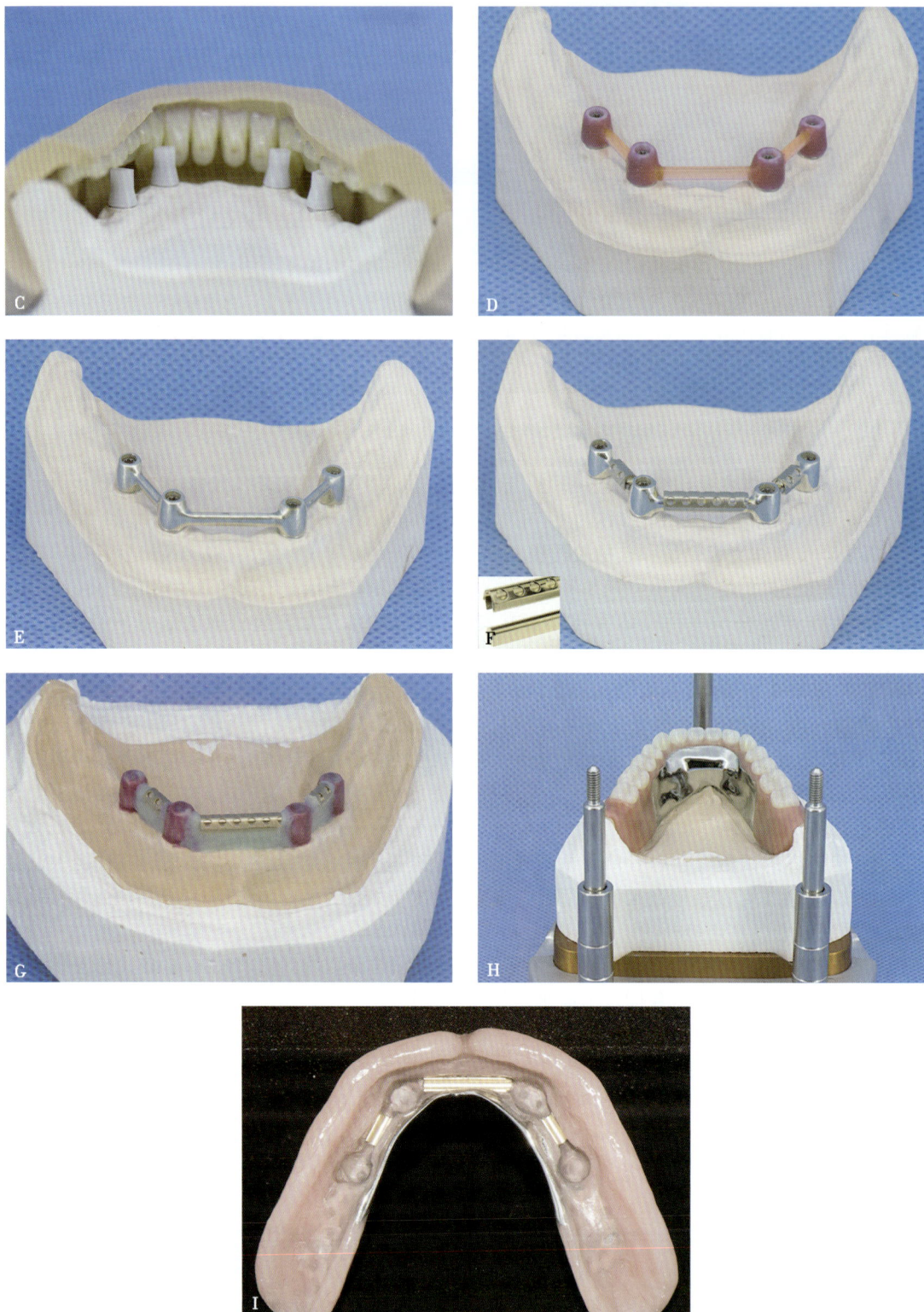

图 7-6-4　杆附着体固位种植支持的覆盖义齿的制作工艺流程

A. 戴有种植体替代体的工作模型　B. 在种植体替代体上方安装基台后，在基台上安装预成的桥用树脂基底　C. 以导模为参照检查，给连接杆与人工牙和树脂基托留出 2.0mm 以上的空间　D. 在平行研磨仪上用蜡或成型树脂将树脂预成杆与基底连接固定　E. 铸造完成的连接杆在模型上试戴　F. 在平行研磨仪上将长短合适的固位卡放置到杆上　G. 在杆附着体上方制作义齿支架蜡型　H. 金属支架铸造完成后复位于金属杆上方，排列人工牙　I. 义齿完成后，附着体阴型固位卡被固定于义齿的组织面

五、套筒冠附着体固位种植支持的覆盖义齿

1. 制取种植体水平印模和灌制模型(同杆附着体固位种植体支持的覆盖义齿)。

2. 排牙、制作义齿蜡型和硅橡胶导模(同杆附着体固位种植体支持的覆盖义齿)。

3. 制作套筒冠附着体的内层冠　在工作模型上安装螺丝固位基台并按照规定扭力旋紧(图 7-6-5A),然后在基台上方安装冠用树脂基底(图 7-6-5B),用螺丝固定到基台上。将已经制作好的导模复位到模型上,依据导模切除可铸基底过高部分。在可铸基底上均匀加一层基底蜡,然后在其外面加研磨蜡,研磨蜡脆性大,如直接加在可铸基底上,研磨过程中容易脆裂。使用研磨蜡堆塑套筒冠内冠蜡型,根据导模的位置修整,修改至合适高度后,在平行研磨仪上采用内聚角适宜的蜡型研磨钻进行研磨,确保内冠完全平行(图 7-6-5C)。常规包埋铸造完成金属内冠制作。

4. 研磨金属内冠　将金属内冠就位到基台上,边缘用专用铣刀处理,保证密合度。然后由粗到细在平行研磨仪上研磨内冠,速度在 5 000~12 000r/min,研磨完成后的内冠表面应光滑、无细纹(图 7-6-5D)。

5. 制作套筒冠外冠及连接体　用蜡或硅橡胶将𬌗面的螺丝孔封闭,防止树脂进入。在内冠外用成型树脂制作外冠蜡型,厚度 0.5mm。将几个外冠用小连接体连接,与支架接触的部位制作梯形连接体,以利于将来与支架焊接在一起。在外冠蜡型表面涂布粘接剂,在粘接剂凝固前喷洒固位珠,固位珠的作用是为后期聚合瓷或树脂固位提供基础。包埋、铸造完成后打磨抛光,在模型上试戴,检查确认外冠能顺利就位到内冠上,并有合适的固位力(图 7-6-5E)。

6. 制作金属支架　用前期的硅橡胶导模为参考制作义齿支架,注意支架与导模之间留出人工牙和树脂基托的空间。

7. 焊接金属支架与外冠　金属支架与外冠小连接体之间的焊接最好选择激光点焊,可以保证连接部位的强度,使用过程中不易折断。

8. 排列人工牙完成义齿制作　排列人工牙完成义齿制作,完成后的金属外冠被固定于义齿基托组织面上(图 7-6-5F)。

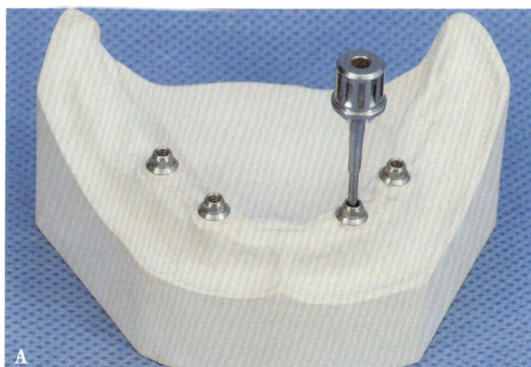

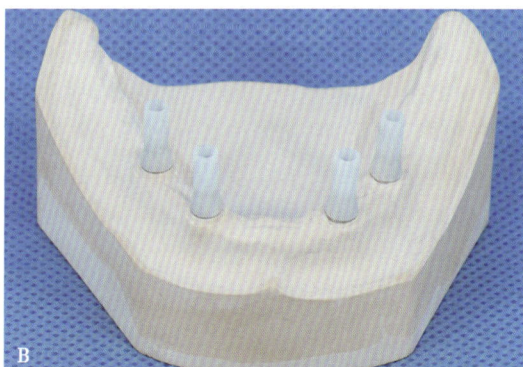

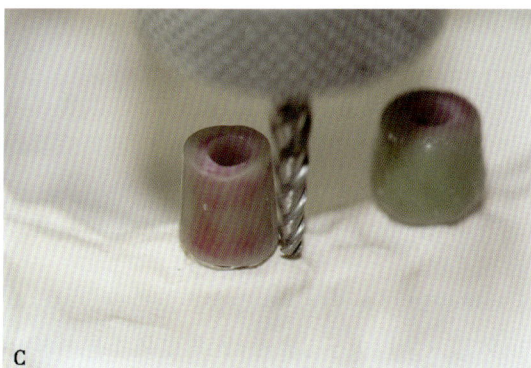

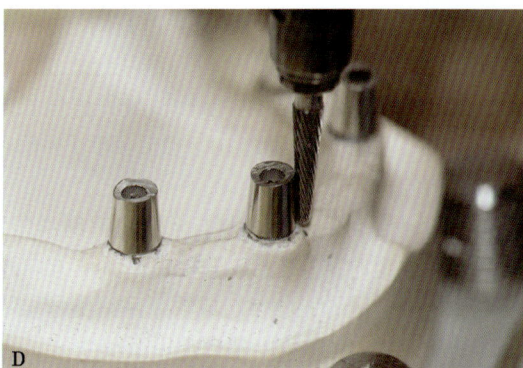

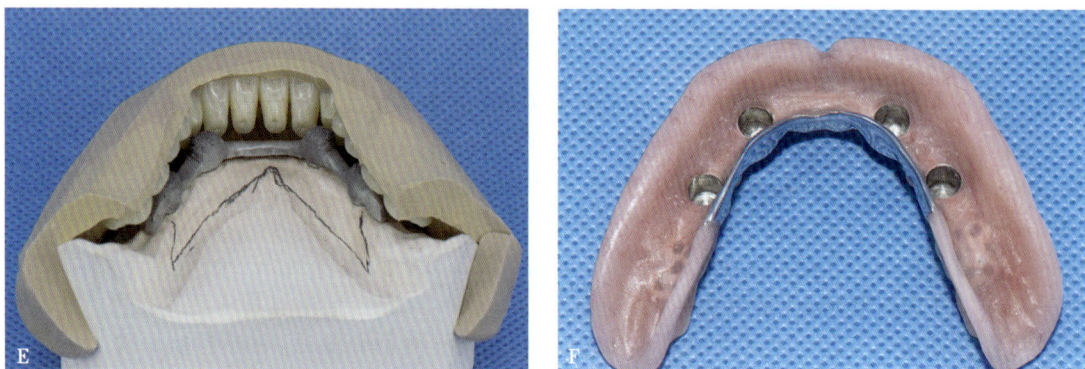

图 7-6-5　套筒冠附着体固位种植支持的覆盖义齿的制作工艺流程
A. 在工作模型上安装螺丝固位基台并按照规定扭力旋紧　B. 基台上方安装冠用树脂基底　C. 在平行研磨仪上采用蜡型研磨钻研磨基底内冠蜡型（红色为基底蜡，绿色为研磨蜡）　D. 研磨完成后的金属内冠表面光滑无细纹　E. 检查确认金属外冠能被动就位到内冠上　F. 义齿制作完成后可见金属外冠被固定于义齿基托组织面上

（耿　威）

第七节　美学区种植修复制作技术

　　美学区天然牙唇侧骨壁一般较薄。当牙缺失后骨组织吸收，该区域种植体植入位点及方向常常难以兼顾牙冠的外形和功能。美学效果和良好的𬌗关系恢复受到许多条件限制，包括骨量、牙槽骨外形、牙龈生物型、唇肌张力、笑线及余留邻牙的形态和排列等。临床上部分患者可通过临时修复体、选择不同结构的基台、调整固位方式及选择美学修复材料等，改善该区域种植牙修复的美学效果。本章节将介绍临床治疗中美学区种植修复工艺特点及基本步骤。

一、美学区种植修复的制作工艺特点

（一）常用基台的选择
　　根据不同的分类方法，美学区可选用的基台有以下几种类型：
　　1. **根据基台内部有无螺丝及螺丝与基台间位置关系**　基台可分为以下几种：
　　（1）粘接固位基台：上部结构通过粘接剂与基台连接。由于前牙种植体颈部通常位于骨组织水平或骨下水平，粘接固位基台如颈部位置过深，可能导致粘接剂残留。前牙美学区修复如采用粘接固位基台，应将基台与上部结构对接平面调整至龈缘根方 0.5～1mm 范围内。
　　（2）纵向螺丝固位基台：基台由纵向螺丝固位于种植体中。
　　（3）横向螺丝固位基台：基台由横向螺丝固位于种植体中，可以避免出现修复体唇侧螺丝暴露的问题。可提供的修复空间大，美观效果好。但横向螺丝一般靠近牙龈区，基台不易拆卸，会造成修复体颈部厚度增加。由于加工制作复杂，目前这种基台较少使用。
　　2. **根据基台长轴与种植体长轴间角度**　基台可分为以下几种：
　　（1）直基台：直基台长轴与种植体长轴相一致。可以选择螺丝固位或粘接固位。粘接固位的直基台为可调磨高度的预成可调磨基台。
　　（2）角度基台：角度基台长轴与种植体长轴不一致。用于改变种植修复体的方向，改善其美观及功能。基台角度常为 10°～25°，可以补偿种植体倾斜。修复体与角度基台间可以选择螺丝固位或粘接固位。
　　角度基台可用于：①由于牙槽嵴解剖学限制，种植体角度唇向倾斜时；②多颗相邻种植体需要共同就位道时；③需要改变种植体就位方向及咬合关系时。
　　由于美学区骨吸收常造成缺牙区唇侧骨量不足，种植体切方需要向唇侧倾斜一定角度以保证种植体的稳定性，因此角度基台常用于美学区。当种植体植入角度大于30°时（此角度依不同种植体系统而存在差异），会使种植体承受过大的非轴向力，而无法采用角度基台纠正方向，造成修复困难。

（3）角度螺丝通道基台（angle screw abutment，ASC）：通过调整螺丝通道方向，将原穿出位置位于牙冠颊面或舌面的螺丝改为理想的穿出方向。

3. 根据基台材料　基台可选择以下几种：

（1）钛合金基台：预成基台常采用钛合金制作。钛合金基台在修复体边缘会产生蓝灰色金属光泽，当牙龈较薄时，基台颜色从牙龈下方透出使牙龈发灰发青，影响修复体美学效果。

（2）瓷基台：由氧化锆全瓷材料制作。具有透明度高，美观效果好，不影响牙龈颜色的特点。尤其适用于牙龈薄，种植体植入位置浅，种植体偏唇侧的病例，是美学区种植修复的理想材料（图7-7-1）。

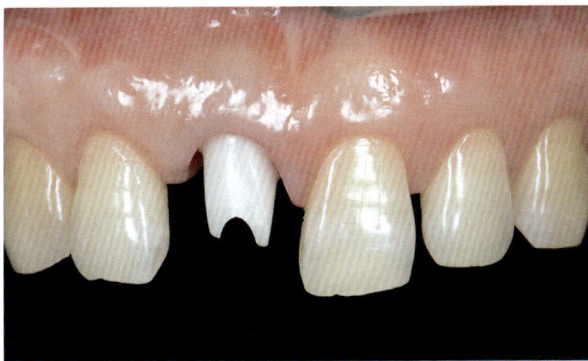

图 7-7-1　氧化锆瓷基台

（3）钛基底加瓷基台：基台与种植体间由钛基底制作，其上粘固切割成形的氧化锆，改善瓷基台与种植体接口强度不足，钛合金基台美观度不足的缺点（图7-7-2）。

（4）丙烯酸树脂临时基台：丙烯酸树脂临时基台能够调改和方便上部临时修复体的塑形。由于临时修复体使用期间需反复拆卸，调整穿龈轮廓，引导龈缘和龈乳头成形，因此多选择螺丝固位方式。

4. 根据制作方法，美学区基台可选择以下几种：

（1）预成成品基台：是指种植体生产厂家根据种植修复临床需要，预制而成的基台。预成基台品种繁多，适当调改可满足一部分临床需求。在某些特殊情况下必须选择个性化基台才能进行上部结构修复。

（2）个性化基台（custom abutment）：即定制基台，是指根据种植体植入的三维位置、缺牙间隙的三维空间，通过磨改、铸造或 CAD/CAM 技术制作的基台。当种植体植入长轴方向不甚理想时，采用个性化基台可以最大程度恢复缺失牙的美观和功能。个性化基台既可以是金属材料制作而成，也可以由瓷材料制作。

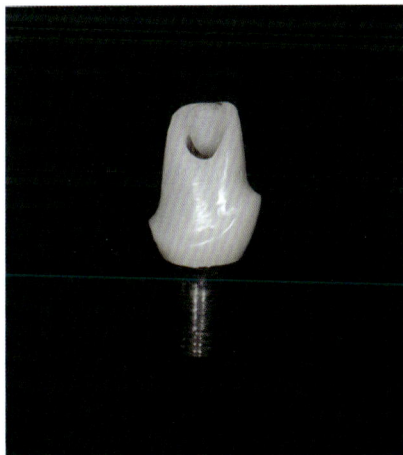

图 7-7-2　钛基底加瓷基台

（二）上部结构修复体材料的选择

1. 金属烤瓷全冠　烤瓷熔附金属全冠是美学区修复常采用的修复体材料，兼具金属的强度和烤瓷的美观。但由于金属基底对光线的反射作用，使金属烤瓷冠透明度与天然牙存在差异（图7-7-3A）。

2. 全瓷全冠　全瓷全冠无金属基底，颜色、半透明性均优于金属烤瓷全冠，光线的透射类似于天然牙，因此具有与天然牙相近的美学效果，是制作美学区上部修复体的最适材料（图7-7-3B）。

（三）软硬组织不足的修复补偿

当缺失牙区软硬组织不足时常导致牙龈高度无法达到与邻牙一致，从而使修复体临床牙冠过长，或龈乳头退缩而产生黑三角。采用修复补偿的方式可以在一定程度上弥补软硬组织不足造成美学效果不佳的问题。但是，需要注意的是，大部分软硬组织不足的患者仍需要依靠软组织及骨组织手术的方法解决美观问题。

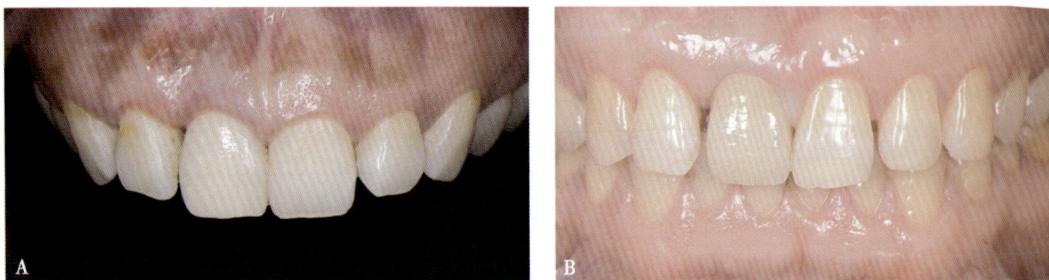

图 7-7-3　不同材料的种植上部修复体
A. 11 金属烤瓷冠　B. 11 氧化锆全瓷冠

1. 常用的软硬组织不足修复补偿方法包括：

（1）牙龈色瓷：用于缺牙区骨量不足导致牙龈退缩、临床牙冠过长的病例。如邻牙牙龈无退缩，则缺牙区可以采用牙龈色瓷形成与邻牙一致的颈缘线，从而在视觉上缩短牙冠长度（图 7-7-4A）。

（2）牙根色瓷：用于缺牙区骨量不足导致牙龈退缩、临床牙冠过长的病例。如邻牙因牙周病等原因同样存在牙龈退缩，牙根暴露时，可以在修复体根部模仿邻牙制作类似牙根的部分（图 7-7-4B）。

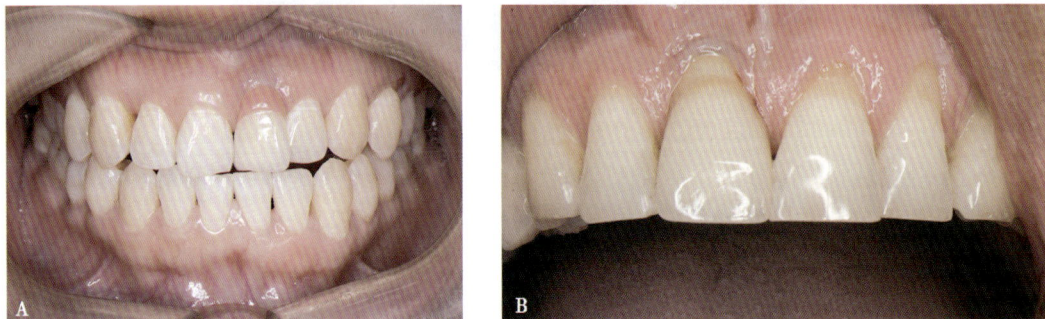

图 7-7-4　牙龈瓷与牙根色瓷
A. 12 唇侧颈部牙龈瓷，补偿骨量不足造成的不美观　B. 由于邻牙同样存在牙周退缩，因此 11 牙根色瓷减小了由于牙体过长导致的不美观问题

2. 黑三角的修复处理　当缺牙区邻面龈乳头退缩而产生黑三角时，可以采用加长邻面修复体触点长度、邻牙冠修复或贴面修复、加宽修复体邻面颈部的直径等方法减小黑三角。需要注意的是，随着邻面骨嵴顶至原天然牙触点距离的增加，黑三角封闭的可能性也逐渐减小（图 7-7-5）。

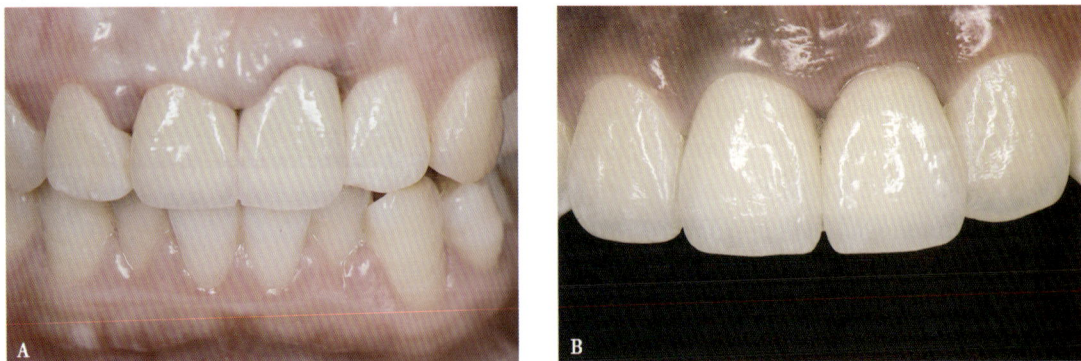

图 7-7-5　骨量不足修复补偿方法
A. 增加 21 修复体近中触点长度，减小近中黑三角　B. 11 外伤冠修复，21 为种植体，增加 11 颈部宽度有利于减小黑三角

二、美学区种植修复的临床步骤

（一）制作临时修复体

为美学区种植修复患者制作临时修复体，可以解决患者在治疗过程中美观、发音及社交等问

题。同时临时修复体有助于确定最终修复体的位置、颜色及咬合关系，引导种植体周软组织的愈合，形成解剖型的穿龈轮廓。

根据患者口腔内情况，可选择不同类型的临时修复体。美学区临时修复体可以利用口腔内原有固定桥、制作粘接桥、可摘局部义齿或种植体支持式的固定义齿。其中可摘局部义齿唇侧应不放置唇基托，且缺牙区对应义齿组织面应充分缓冲，避免造成术区压迫。

通过不断更换并调整临时修复体穿龈轮廓或组织面轮廓，通过挤压逐步建立理想的牙龈高度，重塑龈乳头，形成良好的穿龈轮廓，尽量减少黑三角的出现。

戴入临时修复体 3～4 个月后，种植体周黏膜将趋于稳定和成熟，在获得理想的软组织外形和穿龈轮廓后，可制取最终修复体印模。

（二）制取终印模及灌制模型

灌注石膏模型获得理想的软组织外形和穿龈轮廓后，拆除原有临时修复体，制作个性化印模柱。将个性化印模柱戴入患者口中，采用聚醚橡胶或硅橡胶印模材料制取终印模（图 7-7-6）。灌注石膏模型，比色，送至制作中心制作上部结构修复体。

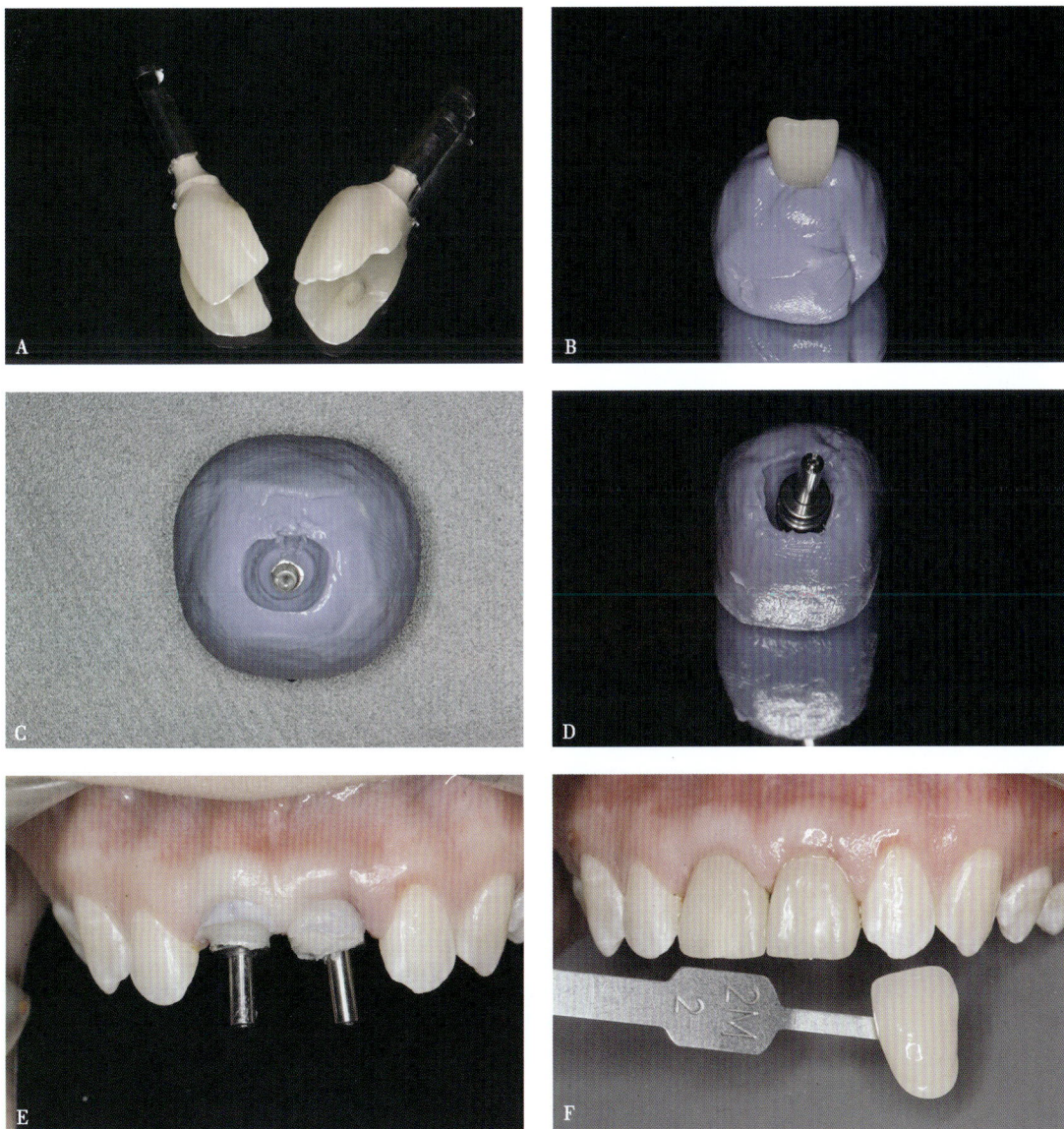

图 7-7-6 制作个性化转移体及取模比色

A. 将临时修复体与种植体替代体相连接　B. 硅橡胶记录临时修复体颈部形态　C. 取下临时修复体，可见穿龈轮廓　D. 旋入转移体，转移体与硅橡胶之间间隙注射流体树脂，以复制临时修复体穿龈轮廓　E. 个性化转移体旋入种植体内，制取印模　F. 比色

（三）患者口内试戴最终修复体

取下临时修复体和基台，安放永久基台及最终修复体。检查咬合无早接触及咬合干扰。拍摄 X 线片确认最终修复体密合，患者对色泽满意后，将基台螺丝按照不同种植体系统要求的力矩拧紧。螺丝通道中内衬专用封闭材料或棉球后，用永久性粘接剂固位最终修复体（图 7-7-7）。若选择螺丝固位方式，螺丝通道中放置专用封闭材料或棉球后，用树脂封闭螺丝孔。

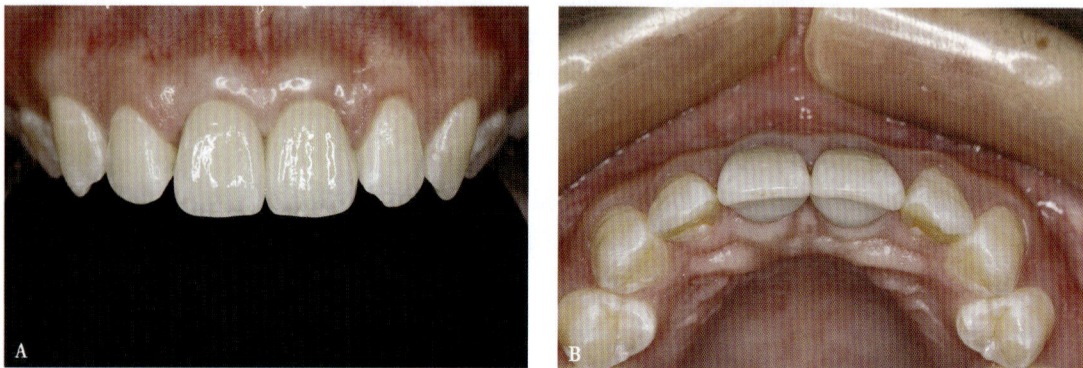

图 7-7-7 完成的粘接固位修复体
A. 修复体戴入患者和口内，粘固剂粘固修复体　B. 咬合面可见修复体轮廓及软组织轮廓与邻牙协调

（范　震）

第八章　牙种植的骨增量技术

第一节　引导骨再生术

一、引导骨再生术的定义

引导骨再生（guided bone regeneration，GBR）术基于引导组织再生（guided tissue regeneration，GTR）技术发展而来。Buser 等于 1993 年率先提出了引导骨再生的概念。其原理是根据各类组织细胞迁移速度不同的特点，将屏障膜置于软组织和骨缺损之间建立生物屏障，创造一个相对封闭的组织环境，阻止结缔组织细胞和上皮细胞进入骨缺损区，允许有潜在生长能力、迁移速度较慢的前体成骨细胞优先进入骨缺损区，优势生长，同时保护血凝块，减缓压力，实现缺损区的骨修复性再生。

二、引导骨再生术的适应证

目前引导骨再生术主要应用于以下几个方面：

1. **牙槽嵴水平向、垂直向骨量不足**　缺牙区严重的骨缺损无法保证种植体具有良好的初期稳定性和理想的三维位置。使用 GBR 技术可使患者在种植区获得一定的骨增量。有骨缺损的位点使用 GBR 技术增骨后，可以得到与非骨缺损位点相同的种植效果。

2. **即刻种植及早期种植**　即刻种植及早期种植中，由于拔牙窝与种植体外形不完全吻合，或因美学修复而需要改变植入的方向，患牙的炎症及拔牙后牙槽骨吸收，都会造成骨量的不足。即刻种植中应用 GBR 技术可以保存骨量。一般认为，当拔牙窝边缘与种植体之间存在 2mm 以上的空隙、种植体表面有冠向的暴露、颊侧骨面厚度<1mm 时就需要同期进行 GBR 技术。

3. **种植失败后的治疗**　种植体植入位置不当或种植体周炎可能使颊舌侧骨壁开裂，最终导致种植失败。在种植区炎症控制后，采用 GBR 技术可以部分恢复吸收的骨组织。

4. **牙槽嵴保存**　牙齿缺失后牙槽骨会发生吸收，为后期种植手术和美学修复带来困难。通过 GBR 技术保存拔牙位点的骨量，可以减缓牙槽骨吸收。

三、引导骨再生术的手术原则及方法

引导骨再生术成功的关键因素是屏障膜的稳定支持、植骨材料的骨再生作用和受植区的健康及创口的无张力缝合（图 8-1-2）。

（一）手术基本原则

1. 屏障膜的放置必须稳定可靠，能够完全隔离软组织，保证骨缺损区内骨细胞的优先生长。

2. 创造并维持骨组织得以生长和沉积的空间。

3. 保护好血凝块，稳定伤口。

4. 创口应无张力，避免屏障膜暴露于口腔内。

（二）手术方法

GBR 技术常用的切口类型有：角形切口、H 形切口及梯形切口（图 8-1-1）。切口类型的选择取决于骨缺损的范围和手术部位。在前牙区，考虑到软组织的美学形态，多采用角形切口和膜龈松

103

弛切口。骨缺损范围较大时，由于骨增量较多，所需软组织量也相应较大，采用梯形切口可以充分松弛软组织，获得无张力缝合。

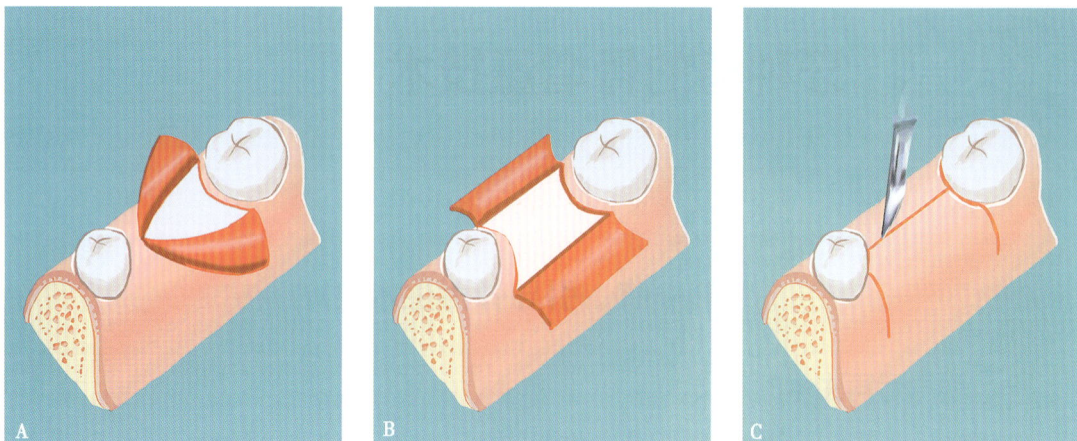

图 8-1-1 GBR 技术常用的切口类型
A. 角形切口   B. H 形切口   C. 梯形切口

（三）骨组织去皮质化

用球钻在骨皮质内打孔或去除少量骨皮质，使骨增量区域骨松质内血液渗出，以促进血管原和骨原细胞及细胞因子进入骨替代材料。

（四）植骨材料的放置

将人工骨移植材料或人工骨移植材料与自体骨屑的混合物，与自体血液混合后，置入骨缺损区。当种植体的植入与 GBR 技术同期完成时，应保证覆盖于种植体暴露表面的骨移植材料厚度不小于 2mm。

（五）屏障膜的覆盖与固定

应根据缺损范围的大小和形态，选择合适类型与尺寸的屏障膜。膜覆盖的范围要越过缺损边缘至少 2～3mm。放置时应保证屏障膜平整无皱褶，在缝合软组织瓣时要避免屏障膜发生任何微小的移动。

通常，屏障膜的固定方法有三种：①将膜边缘嵌入黏骨膜下方，直抵骨壁，靠黏骨膜瓣的挤压固位；②在膜的中央穿一小孔，用种植体覆盖螺丝固定；③用钛钉固定于邻近骨壁上。在连续骨缺损范围较大时，需要特别注意防止因屏障膜的塌陷而丧失骨生长与骨沉积的空间。

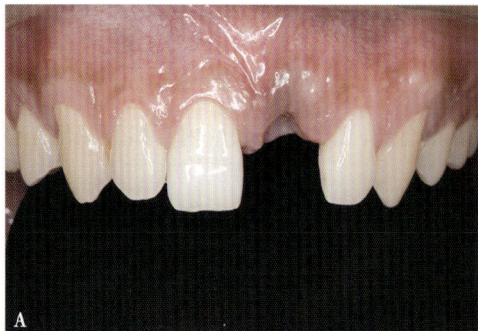

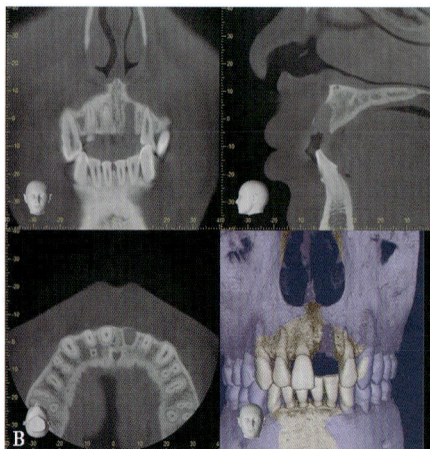

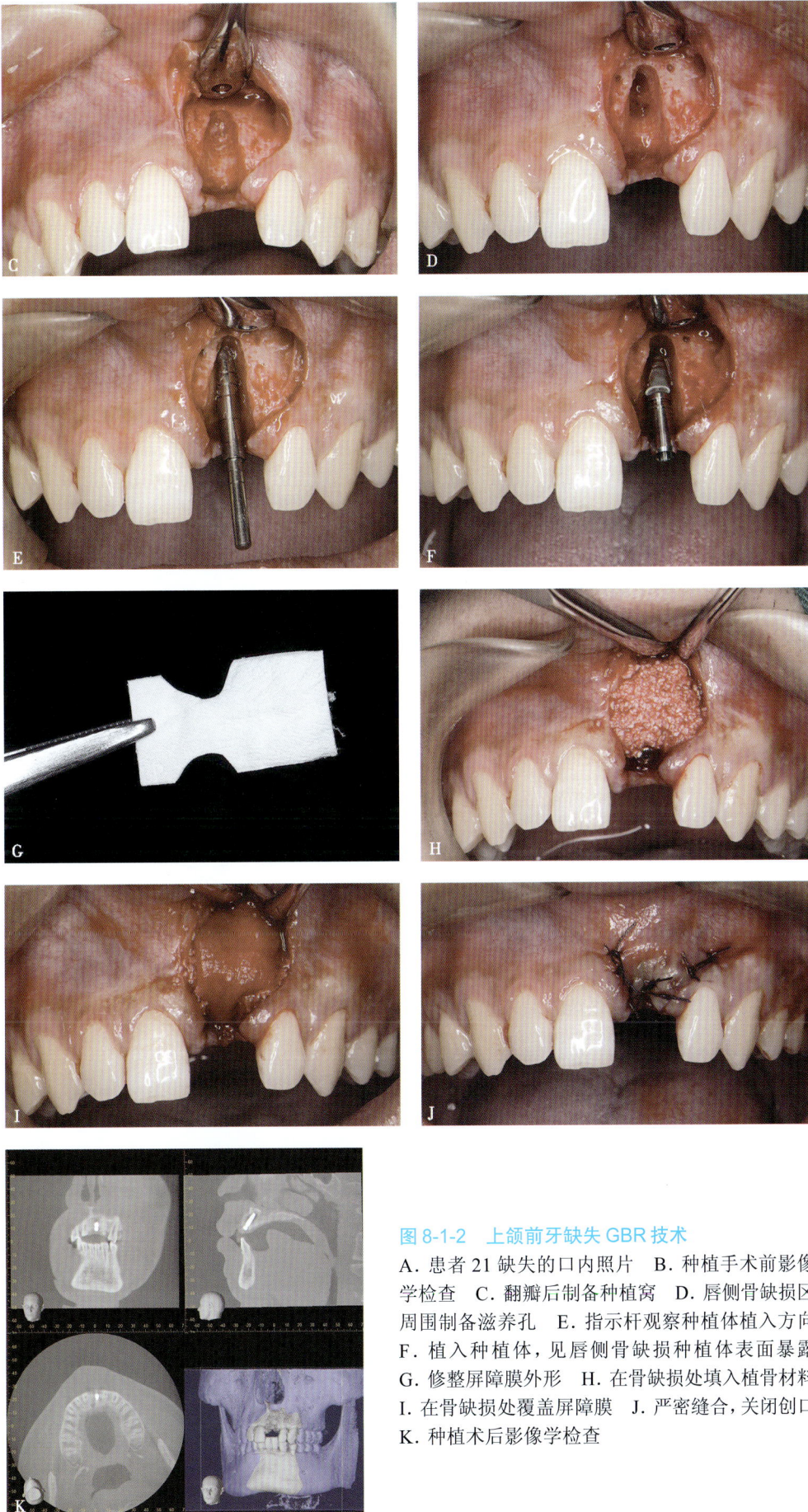

图 8-1-2 上颌前牙缺失 GBR 技术
A. 患者 21 缺失的口内照片 B. 种植手术前影像学检查 C. 翻瓣后制备种植窝 D. 唇侧骨缺损区周围制备滋养孔 E. 指示杆观察种植体植入方向 F. 植入种植体,见唇侧骨缺损种植体表面暴露 G. 修整屏障膜外形 H. 在骨缺损处填入植骨材料 I. 在骨缺损处覆盖屏障膜 J. 严密缝合,关闭创口 K. 种植术后影像学检查

四、引导骨再生术的并发症及处理

引导骨再生术常见并发症包括切口张力过大，关闭创口困难；创口裂开；屏障膜移位或塌陷，成骨空间减小；术后感染。引导骨再生术并发症及处理方法详见第九章。

（王佐林）

第二节　牙槽骨劈开术

一、牙槽骨劈开术的定义

牙槽骨劈开术（alveolar bone splitting）是针对牙槽骨宽度不足而进行的一种水平骨增量术，即利用牙槽骨良好的生物弹性，依靠骨劈开器械从双侧骨皮质板的间隙中楔入，通过挤压和扩张造成牙槽骨基底部的青枝骨折（或骨板位移），最终扩大牙槽骨的水平宽度（图 8-2-1）。牙槽骨劈开术可广泛应用于上下颌牙列缺损、牙列缺失后的菲薄牙槽嵴。

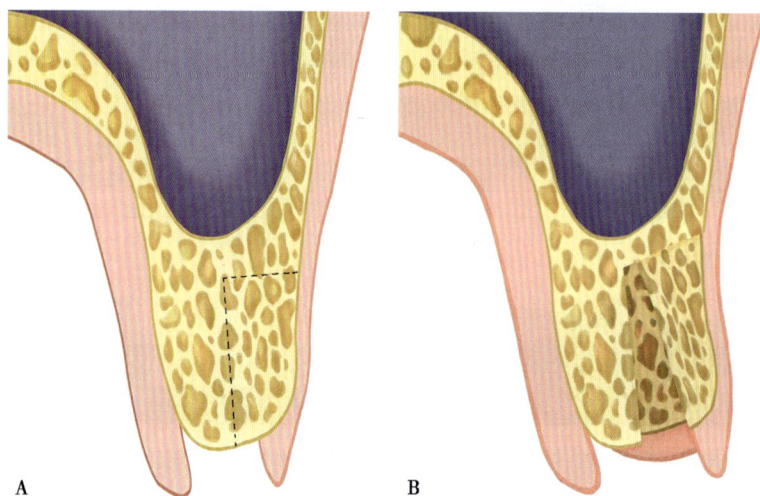

图 8-2-1　牙槽骨劈开术
A. 牙槽嵴纵向切口（竖向虚线）及"青枝"骨折线（横向虚线）　B. 骨劈开后唇侧骨板扩张，种植体植入空间扩大

二、牙槽骨劈开术的适应证

为提高牙槽骨劈开术的成功率，减少并发症的发生，术前需通过 CBCT 评估牙槽骨的质量，如牙槽嵴宽度、骨松质厚度以及骨皮质板的情况。

1. 要求患者口腔卫生和机体愈合能力良好，术前吸烟患者应进行烟量控制。
2. 选择拔牙后 3 个月以上，牙槽窝内骨愈合良好，存在完整的双侧骨皮质板，且存在轻度或中度水平吸收，需进行水平骨增量的病例。
3. 选择牙槽嵴宽度在 3～5mm 的病例。
4. 唇侧无明显的骨倒凹存在。

三、牙槽骨劈开术的手术原则及方法

进行牙槽骨劈开术，需根据骨量的情况选择最佳的手术时机和手术式式，并选择适当形态的种植体系统。

学习笔记

（一）牙槽骨劈开术的手术原则

1. 牙槽骨劈开术的时机

（1）种植体植入同期：在确保种植体初期稳定性及植入方向的前提下，可在牙槽骨劈开术的同期进行种植体植入。为保证同期种植体植入的初期稳定性，防止发生唇侧骨壁侧穿，建议使用具有自攻性的锥（根）形种植体。

（2）二期种植体植入：为保证植入位点具备适当的植入骨量，以确保植入方向、植入后的初期稳定性和充分的骨壁厚度，可在种植体植入前先进行牙槽骨劈开手术，并在骨板间隙内充分植入骨替代材料。4～6个月后，在二期手术中完成种植体植入。

2. 骨板的血供维持　骨板的血供分为骨内和骨膜两个来源。牙槽骨劈开术中，骨板基底部应发生青枝骨折，但也可能造成骨板的断裂和位移。发生青枝骨折时，骨板尚且能够保留骨皮质及骨髓腔来源的部分血供；而当骨板发生断裂时，骨内来源的血供将彻底中断，从而引起较大程度的吸收。因此，在牙槽骨劈开术中应尽量避免发生骨板的断裂。此外，骨膜也可为骨板提供血供。因此，部分术者会采用半厚瓣或部分全厚瓣的术式，以期保留骨膜的完整性。

3. 牙槽骨劈开术的术式

（1）牙槽骨劈开一次手术法：适用于Ⅲ、Ⅳ类骨。手术医生在一次手术中完成牙槽骨的劈开和挤压，并完成骨板间隙内的植骨和种植体植入。

（2）牙槽骨劈开二次手术法：Ⅰ、Ⅱ类骨的骨板弹性较低，强行劈开时容易发生断裂，建议采用牙槽骨劈开二次手术法。即在第一次全厚瓣手术中制备骨切口，第二次在局部翻瓣术中完成骨劈开和种植体植入，从而保证牙槽骨板的骨膜血供和种植体骨结合的可靠性。

（二）牙槽骨劈开术的手术方法

下面以全厚瓣牙槽骨劈开术为例，介绍具体的手术方法。

1. 切开翻瓣　局部麻醉下做手术切口，从牙槽嵴顶剥离全厚黏骨膜瓣，暴露牙槽嵴顶、唇（颊）侧骨板及少量舌（腭）侧骨板。

2. 牙槽嵴骨切口　平整牙槽嵴，获得3mm以上的牙槽嵴顶宽度。在牙槽嵴顶部制备一水平骨切口（图8-2-2A），切口水平向与邻牙保持1.5mm安全距离，垂直向深入骨松质内5mm；从水平骨切口两端向根方做垂直向松弛骨切口，注意与邻牙保持一定距离，深度达骨皮质下即可。

3. 骨劈开、骨挤压　在水平骨切口内插入骨凿，用骨锤小心敲击，使其向根方逐步深入，并对双侧骨板进行挤压（图8-2-2B）。最终骨凿楔入的骨内深度，应比拟放入的骨内种植体长度小3～4mm。

4. 种植窝预备及种植体植入　当骨板间隙增至2～3mm时（图8-2-2C），进行种植窝的预备。为避免钻头高速预备时骨板壁的损失，可使用骨挤压器（bone spreader）由细到粗进行种植窝的低速预备（图8-2-2D）。最后，同期植入锥（根）形种植体（图8-2-2E）。

5. 植骨　在骨板间隙内种植体周围充填颗粒状的植骨材料，同时为避免唇侧骨板吸收造成种植体暴露，唇侧也需要植入骨替代材料，并覆盖屏障膜。

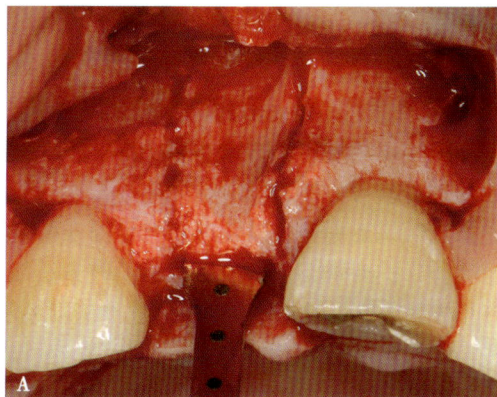

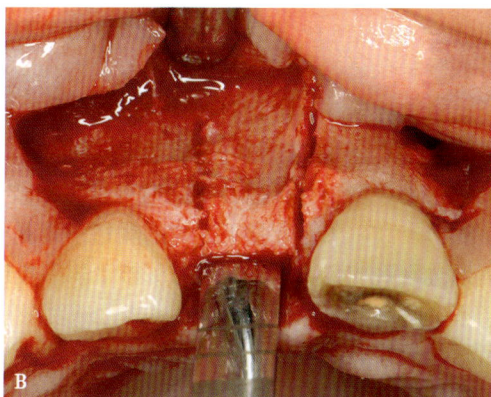

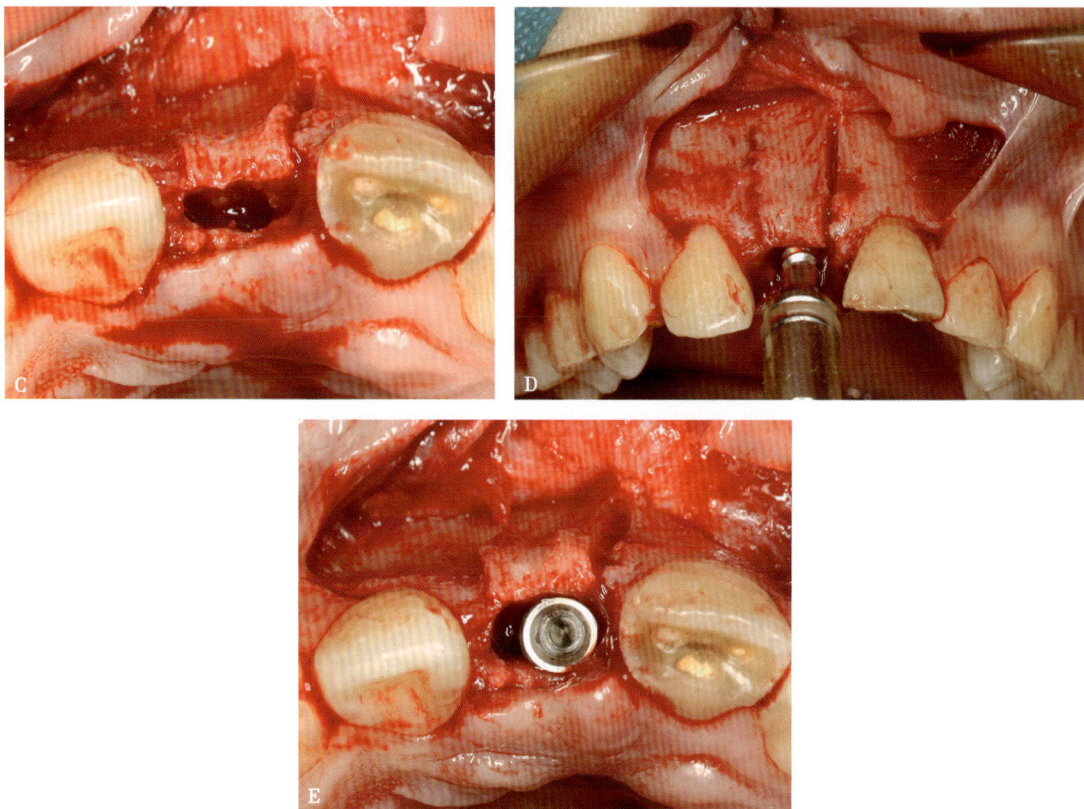

图 8-2-2　全厚瓣牙槽骨劈开术及种植体同期植入术

A. 超声骨刀制备骨切口　B. 骨凿行牙槽骨劈开术　C. 完成骨劈开后骨板间隙增宽　D. 骨挤压器预备种植窝　E. 植入种植体

学习笔记

四、牙槽骨劈开术的并发症及处理

牙槽骨劈开术常见的并发症包括：骨板完全断裂、骨板术后吸收及软组织愈合不良。

1. 骨板完全断裂　骨板在翻开全厚瓣的手术术式中，发生骨板的完全断裂将导致牙槽骨劈开术的失败。

2. 骨板术后吸收　由于骨板在牙槽骨劈开术中发生青枝骨折，术后将发生吸收和改建，引起骨板厚度减小及牙槽嵴顶高度的萎缩。

3. 软组织愈合不良　采用牙槽嵴顶部分全厚瓣术式时，嵴顶的牙龈软组织切口容易发生软组织二期愈合情况。

以上并发症的具体原因和处理措施将在第九章中详细介绍。

（黄元丁）

第三节　上颌窦底提升术

由于上颌后牙缺失导致的牙槽骨吸收以及上颌窦的气化（pneumatization），造成上颌后牙区牙槽嵴顶与上颌窦底之间常存在骨量不足的情况。目前，上颌窦底提升术（maxillary sinus floor elevation）是上颌后牙区骨量不足时种植手术较为常用的骨增量方法。

对于上颌后牙区骨量不足时的种植手术是否选择上颌窦底提升术以及选择何种提升术，临床上需通过常规问诊、口内检查以及影像学手段进行综合分析判断。目前的影像学检查方法很多，除了根尖片和全景片，还有一种评估上颌窦骨量的方法是锥形束 CT，即 CBCT，它能清晰显示上颌后牙区剩余骨高度、上颌窦分隔以及上颌窦底黏膜厚薄等。另外，CBCT 扫描三维重建可作为上颌窦底提升术、种植体植入术术前设计的有效手段，使检查从平面影像上升至立体影像，能够使手术更加安全,保证了手术的成功率,减少了术后并发症的发生。上颌窦底骨量严重不足时,不建议同期实施种植术。

一、上颌窦底提升术的分类

根据上颌窦底提升术中的提升路径不同,可分为两类:

1. 侧壁开窗上颌窦底提升术(lateral maxillary sinus floor elevation) 主要适用于上颌窦底严重骨萎缩以及复杂上颌窦底解剖形态等情况。

2. 经牙槽嵴顶上颌窦底提升术(transalveolar maxillary sinus floor elevation) 主要适用于上颌窦底少量骨萎缩以及提升少量高度等情况。

上颌窦底提升术是上颌后牙区上颌窦气化造成骨量不足时种植手术常用的骨增量方法。根据患者的骨质条件、种植系统、上颌窦内解剖条件、上颌窦内是否存在病变等选择采用何种上颌窦底提升方法。

二、侧壁开窗上颌窦底提升术

(一)适应证与禁忌证

1. 适应证 磨牙、前磨牙缺失,牙槽嵴重度萎缩,上颌窦气化严重,上颌窦底至牙槽嵴顶之间骨量不足而需在该区植入种植体者。

2. 禁忌证 除种植一般禁忌证以外,如存在以下情况也应视为该技术的手术禁忌:上颌窦肿瘤、上颌窦囊肿、上颌窦急性炎症、严重过敏性鼻炎以及重度吸烟等,吸烟会增加手术失败的风险。

(二)优缺点

侧壁开窗上颌窦底提升术的主要优点是可在直视下操作,上颌窦黏膜损伤易及时发现并处理,提升的范围大,可增加的骨高度较多,容易控制;缺点是手术范围更广,创伤较大。

(三)手术方法

1. 术前检查与准备

(1)口腔内检查:主要包括口腔黏膜、牙槽骨和余留牙牙周情况等。

(2)拍摄曲面体层片和 CBCT 检查:准确测量上颌窦底至牙槽嵴顶的实际距离、观察上颌骨形态,分析术区条件和检查上颌窦健康状况,以利于进行术前诊断和制订治疗计划。

(3)上颌窦底提升同期种植术前可制作手术模板。

(4)常规术前准备及消毒。

(5)特殊器械准备

1)上颌窦底提升术专用器械。

2)外科球钻和金刚砂钻等系列钻头。

3)超声骨刀(可选)。

4)植骨材料及可吸收性屏障膜。

2. 麻醉 一般可采用局部浸润麻醉或阻滞麻醉。双侧提升同时需自体第二术区取骨,必要时可采用全身麻醉。

3. 切口 缺牙区牙槽嵴顶正中略偏腭侧作切口,依种植的范围,切口近中可至上颌尖牙,远中可延伸至上颌结节,切口近远中可向唇颊侧延伸至前庭沟。

4. 翻瓣 用骨膜分离器沿骨面向颊侧全层翻起黏骨膜瓣,显露上颌窦外侧骨壁,充分暴露开窗术区,勿伤及眶下神经。

5. 开窗 开窗的位置、形状和大小由上颌窦底和外侧骨壁的解剖条件所决定,通常设计为类似倒梯形,下缘位于上颌窦底向上 3～5mm 处,顶边高度应参考拟提升高度。

(1)开窗法:用球钻在上颌窦外侧壁勾画出开窗的边缘,磨除边缘处的骨壁。当接近上颌窦黏膜时局部会呈现灰蓝色,完全磨除剩余骨壁,显露上颌窦黏膜。窗体上缘通常只磨除半层骨壁,当其他三个边缘的骨壁磨除后敲击窗体骨板,使其在上缘发生骨折并保持部分连接。抬起上颌窦

ER8-3

画廊:ER8-3
侧壁开窗上颌
窦底提升术

底黏膜的同时以开窗区骨板为铰链,向上颌窦内、上旋转形成新的上颌窦底的位置,此方法就是上颌窦底提升术中经典的开窗法(trap door approach)。

(2)磨除骨板法:如果开窗范围小、上颌窦外侧骨壁厚、开窗区骨壁呈凸面形态等,使用开窗法则操作困难,并发症发生率高。此时,可选择磨除骨板法即上颌窦开窗,即完整磨除开窗区的骨板,完全显露上颌窦外侧壁黏膜。

(3)揭盖法:球钻磨除骨壁至上颌窦黏膜局部呈现灰蓝色后,将骨块撬动、剥离并向外翻起。在上颌窦底完成提升以及植骨材料植入后,将所揭下的骨盖覆盖于原骨窗处。

6. **抬起上颌窦底黏膜** 采用上颌窦黏膜剥离器,自上颌窦底起紧贴上颌窦各面骨壁仔细分离上抬上颌窦黏膜,剥离范围应充分,提升至需植骨的高度,切记勿穿通上颌窦黏膜(图8-3-1)。

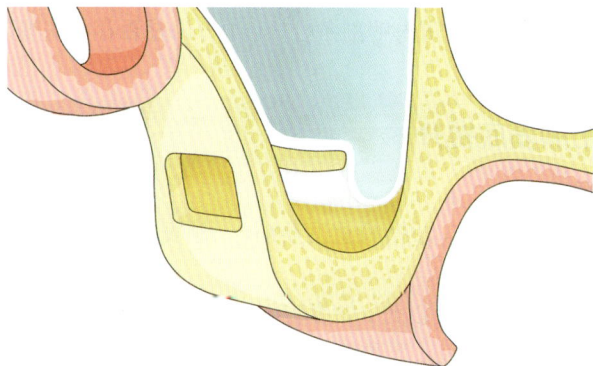

图 8-3-1　侧壁开窗后剥离提升上颌窦底黏膜

7. **预备种植窝** 当上颌窦底剩余骨量和骨质能够保证牙种植体的初期稳定性时,即可同期植入种植体。参照常规种植窝的制备方法,逐级备洞,为保证和提高种植体的初期稳定性,必要时可联合采用骨挤压技术(图8-3-2)。

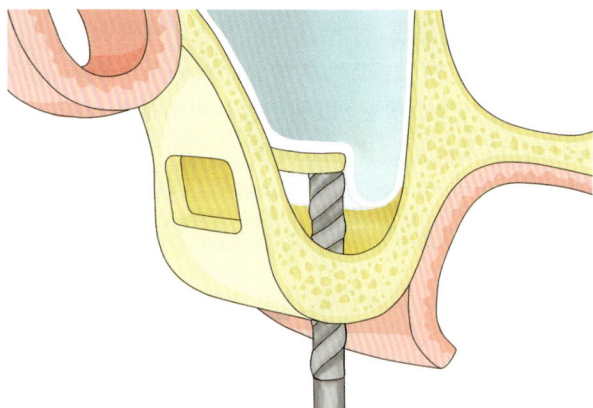

图 8-3-2　制备种植窝洞

8. **上颌窦底充填植骨材料** 将植骨材料充填于抬起的上颌窦底区黏膜下,通常采用人工骨或人工骨与自体骨混合植入。

9. **植入牙种植体。**

10. **开窗区处理** 用屏障膜完全覆盖开窗区,一般多采用可吸收性屏障膜,以避免二次手术取出屏障膜。

11. **缝合** 对位严密缝合伤口,必要时软组织瓣可做充分减张处理,确保关闭伤口无张力(图8-3-3)。

(四)术后处理与注意事项

上颌窦底提升术后的反应较重,需要特别用药及护理。

110

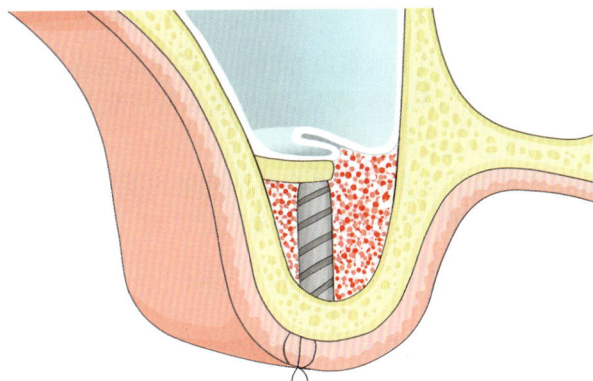

图 8-3-3 充填植骨材料，植入种植体，侧壁覆盖可吸收性屏障膜，缝合

　　术后 24 小时内术区间断冰敷，应用抗生素 3～7 天，鼻腔可滴入呋喃西林麻黄素滴鼻液，如有局部疼痛，可使用止痛片。影像学检查：术后行曲面体层片和 / 或 CBCT 检查，了解上颌窦底提升和种植的情况（图 8-3-4）。禁止擤鼻、避免打喷嚏和剧烈咳嗽，预防感冒、尽量避免剧烈运动和气压变化。

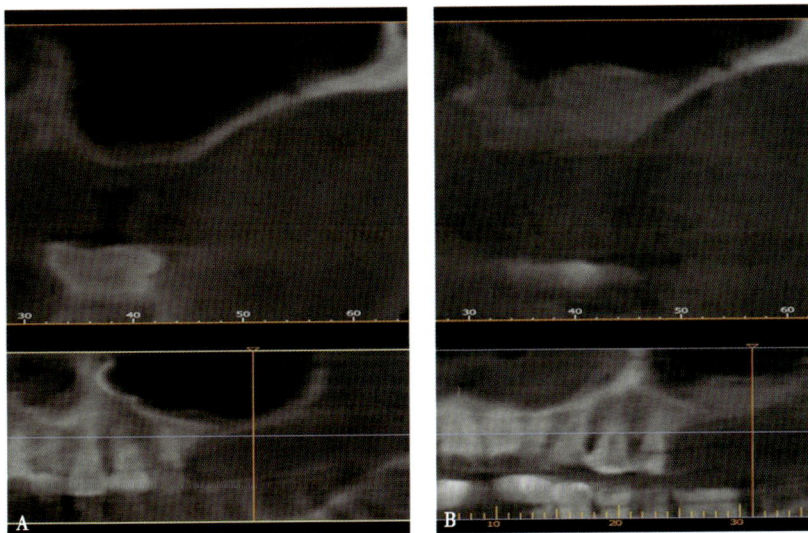

图 8-3-4 侧壁开窗上颌窦底提升术
术前、术后 CBCT 对比
A. 术前 B. 术后

三、经牙槽嵴顶上颌窦底提升术

（一）适应证与禁忌证

1. 适应证

（1）上颌后牙区种植手术者，上颌后牙区牙槽嵴顶至上颌窦底垂直距离不足以植入合适长度的种植体，小幅度的提升一定的高度。

（2）上颌后牙区牙槽突有足够的宽度，牙槽骨质量较好，殆龈距离基本正常的磨牙或前磨牙区种植手术。

2. 禁忌证

（1）种植手术的全身或局部禁忌证。

（2）上颌窦炎症：对于急性上颌窦炎症，应在急性炎症控制后再行种植手术。对于慢性上颌窦炎症，上颌窦黏膜比较脆弱，术中剥离时容易破裂穿孔，需在其无急性发作条件下择期手术。

（3）上颌窦根治术后：传统上颌窦根治术，一般是将上颌窦黏膜彻底刮除，因此传统的上颌窦

ER8-4

画廊：ER8-4
经牙槽嵴顶上
颌窦底提升术

根治术是禁忌证。

（4）上颌窦肿瘤、囊肿或息肉：当上颌窦内可以看见息肉形成或囊肿等占位性病变时，最好先行清除病变组织，必要时可请耳鼻喉科医师会诊，根据术后情况再行下一阶段的上颌窦底提升手术。

（5）吸烟：长期吸烟患者的上颌窦黏膜将会有不同程度的萎缩。若伴有慢性炎症，则可能会增厚，但均使得黏膜缺乏弹性和强度，手术剥离容易穿孔。

（6）近期因外伤发生的上颌骨骨折。

（二）优缺点

经牙槽嵴顶上颌窦底提升术主要优点是手术创伤小。但提升的范围和增加的骨量都有限，而且在盲探下操作，窦黏膜若损伤不易被发现。

（三）手术方法

1. 术前检查与准备　认真询问病史，检查口内和口外的情况，通过影像学检查来分析牙槽骨与上颌窦底的距离、牙槽骨的骨质和骨量、牙槽嵴宽度、上颌窦腔的情况如上颌窦底骨壁形态，是否存在上颌窦内分隔（septa），上颌窦底是否清晰明显和上颌窦黏膜的状态，相邻牙的情况等。

2. 基本步骤

（1）常规消毒铺巾。

（2）患者体位和麻醉：患者取半卧或平卧体位，头略偏一侧。局部浸润或阻滞麻醉。

（3）切开翻瓣：麻醉后，于牙槽嵴顶切开，切透黏膜直达骨面，向颊、腭（舌）侧沿骨面翻开，暴露牙槽嵴顶骨面，以球钻修整牙槽嵴顶尖锐部分。

（4）制备种植窝：常规制备种植窝，预备深度至低于上颌窦底约 1～2mm 处。此时种植窝直径通常为最终制备直径或小一级直径（图 8-3-5）。

（5）冲顶上颌窦底骨壁：选择上颌窦底提升术骨凿或其他合适的冲顶器械，使局部上颌窦底黏膜及剩余骨块在轻轻敲击的力量下形成青枝骨折，而将上颌窦底提升至合适深度。应注意敲击力度，避免将上颌窦黏膜顶破。可采用鼻腔鼓气试验，检查上颌窦黏膜是否完整（图 8-3-6，图 8-3-7）。

（6）充填植骨材料以提升上颌窦底黏膜：分次充填材料，并每次检查上颌窦黏膜是否完整。

（7）继续预备种植窝：如骨质较为疏松，可使用骨挤压器扩大将疏松骨质挤压为相对致密的骨，使种植窝扩大至最终制备直径（图 8-3-8）。

（8）植入种植体：常规手术方法植入种植体，止血，黏骨膜瓣完全复位后缝合创口（图 8-3-9）。

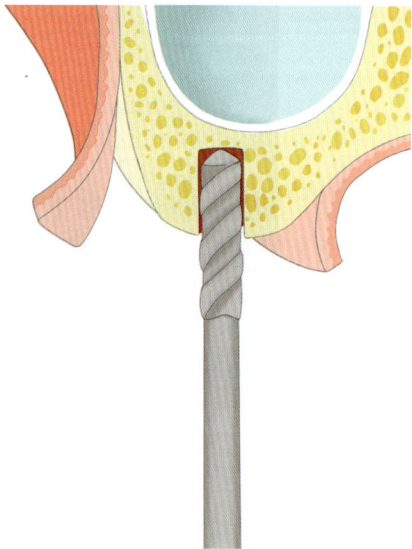

图 8-3-5　初步制备种植窝

（四）术后处理

1. 术后用药　抗炎及抗感染；控制水肿；控制鼻腔和上颌窦黏膜水肿：可采用呋喃西林麻黄素滴鼻液滴鼻。

2. 术后医嘱　伤口局部压迫止血，术后若出现局部水肿，可使用局部冰敷，两天后热敷以促进水肿消退。坚持随访，加强口腔卫生护理，保持鼻腔通畅，7～10 天后拆线。

3. 术后影像学检查　术后当天拍摄全景片或 CBCT 以检查提升术后效果（图 8-3-10）。

（五）注意事项

1. 术前准确测量骨高度，术中精确制备种植窝深度，避免过度提升上颌窦底。制备的种植窝深度太深，容易造成上颌窦黏膜穿孔；深度过浅，上颌窦底余留骨壁过厚，视野不容易观察，骨凿敲击时不易造成余留骨壁骨折，无法抬起上颌窦底黏膜。一般提升少许高度，超限提升易造成上颌窦黏膜穿孔。

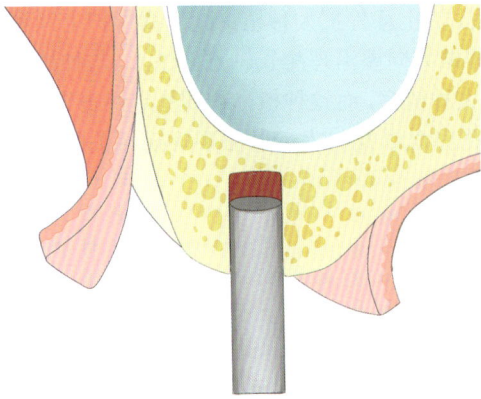

图 8-3-6 上颌窦底提升

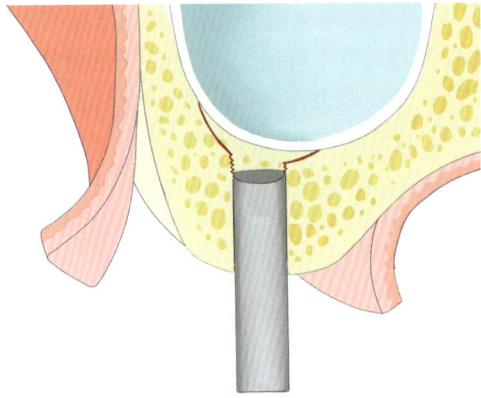

图 8-3-7 冲顶提升上颌窦底

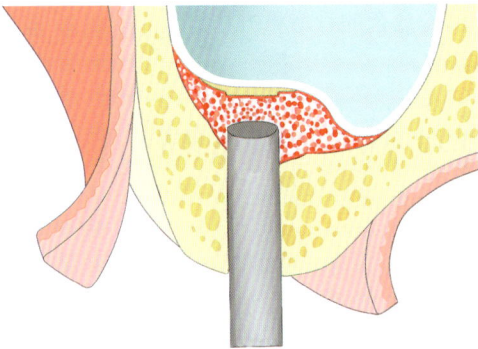

图 8-3-8 充填植骨材料后冲顶提升上颌窦底

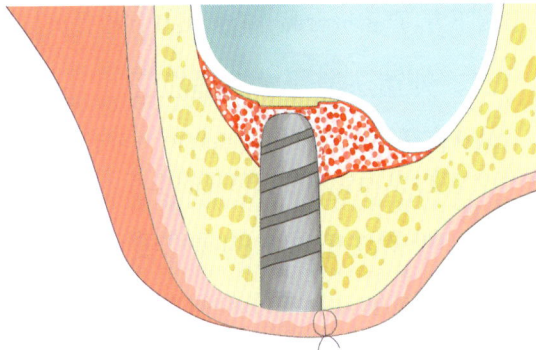

图 8-3-9 充填植骨材料后冲顶提升上颌窦底达到所需要高度,植入种植体后缝合,术毕

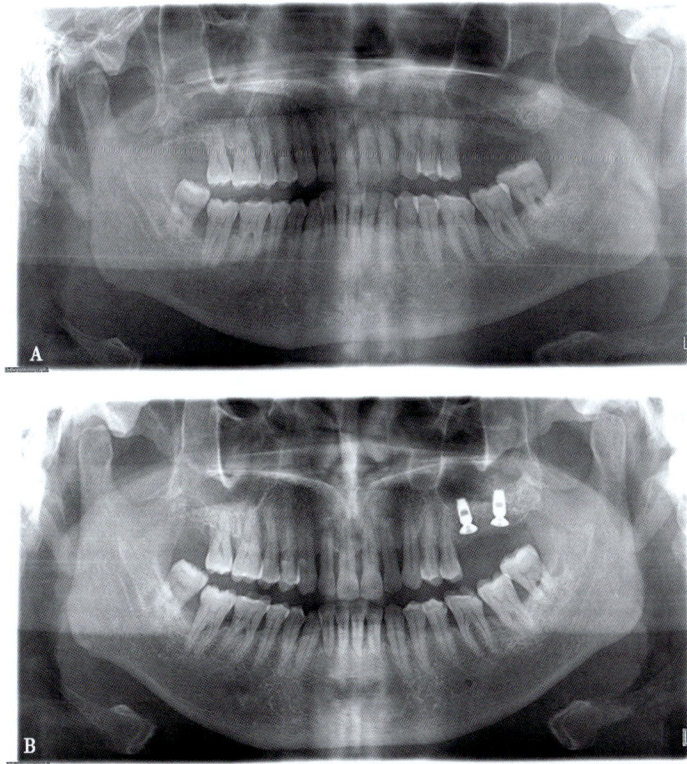

图 8-3-10 经牙槽嵴顶上颌窦底提升术
术前、术后曲面体层片对比(左侧上颌后牙区)
A. 术前 B. 术后

2. 扩孔钻深度适中,防止冲顶器械突入上颌窦底,防止意外扩大种植窝。注意保护上颌窦底黏膜,冲顶力度不可过大,选用合适的骨挤压器械。器械方向要沿理想长轴方向进入,与种植窝长轴方向一致,敲击方向和器械长轴保持一致。避免扩大种植窝,而致种植体初期稳定性丧失。

3. 如果上颌窦黏膜破裂,术后可能出现同侧鼻孔出血以及与术后肿胀和疼痛相关的局部炎症等。

(陈 江)

第四节 外置法植骨术

一、外置法植骨术的定义

外置法植骨术(onlay bone grafting),是将从自体不同部位获取的游离骨块固定在骨增量部位的骨膜下方,严密缝合黏骨膜瓣促使移植骨块与原有牙槽骨愈合的骨增量方法。

二、外置法植骨术的适应证

缺牙区牙槽骨水平向或垂直向严重骨吸收,难以通过引导骨组织再生、骨劈开等技术恢复骨高度或宽度,从而影响种植修复的患者。

三、外置法植骨术的操作要点

外置法植骨术成功的关键因素是健康的受植床、供骨块的坚固固定、软组织的无张力缝合及术区良好的血供。

(一)操作要点

1. **供骨块的体积** 由于 Onlay 植骨术后会发生不可避免的骨吸收,因此移植骨块要稍多于缺损区骨量。

2. **供骨块的形态** 重建严重吸收的上颌骨或下颌骨,可用多个长方块状骨或马蹄型骨块整体修复,部分牙槽骨吸收可以用自体块状骨或人工块状骨,同时进行间隙处理,填充自体碎骨或人工骨替代材料。

3. **受植床的预备** 应彻底清除受区骨密质上的软组织,并用球钻打孔或去除少量骨密质,使受区骨松质内血液渗出,以促进血管原和骨原细胞及细胞因子进入移植骨块,加速新生血管的长入和再血管化进程。

4. **软组织的无张力缝合** 由于供骨块具有一定的体积,在骨块固定后关闭创口时常存在软组织不足的问题。应采取松弛切口,软组织移植或利用异体组织补片等方法缓解软组织存在张力无法严密关闭的问题。如创口存在张力,易导致骨块愈合过程中创口裂开,从而引起骨块的感染和坏死,导致植骨术失败。

5. **供骨块的固定** 供骨块的坚固固定是骨结合的关键因素。同期种植多选用长螺旋状骨内种植体,确保骨块的位置不移动。对于延期种植,可选用长钛钉或可吸收螺钉固定移植骨块。不可吸收屏障膜及钛网也具有一定稳定植骨块的作用。延期植入种植体可使骨 - 种植体界面受到保护,进而获得良好的骨结合及种植体的稳定性。

(二)自体骨移植类型

自体骨移植材料有三种:骨松质、骨密质、骨松质 - 骨密质。骨松质及骨髓移植物有明显的骨诱导能力,可迅速再血管化,抗感染能力强,但机械稳定性较差。骨愈合的生物学研究表明,自体骨松质含有成骨细胞,同时含有许多生长因子和促生长因子,可以刺激间质细胞分化为成骨细胞和加速新分化成骨细胞的成骨作用。

骨密质移植物机械稳定性好,但骨诱导能力较弱,再血管化缓慢,易感染。与骨松质骨块相比,骨密质骨块移植后骨吸收较少。

骨松质 - 骨密质移植物在一定程度上可结合两种移植物的优点,且用于牙槽嵴表面移植时较骨松质可保留更多的骨量。

（三）植骨供区

植骨供区的选择取决于骨缺损的范围。缺损范围小，可选口内供区，如颏部、下颌支、下颌骨外斜线等；缺损范围大，所需骨量多，则应选择口外供区，如髂骨、腓骨、颅骨等。

（1）口内供骨区：口内骨可以从上颌结节、下颌骨正中联合、下颌支等获得一定量的骨。这些供区的骨质与牙槽嵴骨质类似，细胞外基质等表达也更相近，因此成骨作用较口外骨更佳。但是口内骨获得骨量是有限的，若缺损较大则无法满足。

（2）口外供骨区：口外供骨区通常有髂骨、颅骨、肋骨等，其中以髂骨的供骨量最大。非血管化骨移植中髂骨仍为首选供区。髂骨位置表浅，手术简便，骨量丰富，其厚度和宽度能满足临床需要，除作骨段移植外，髂骨可获取足量的骨髓和颗粒骨松质。作为骨段移植的髂嵴前部自然外形与下颌骨相似，并且取骨后术区并发症相对较少。

其次为肋骨，肋骨的成形性高，与骨缺损长度和曲度适应性较好，骨供区充分，制取简单，但厚度及宽度较差，移植后骨吸收显著。髂骨和肋骨移植后骨吸收率可达 70%～90%。而颅骨的游离骨移植后吸收率仅为 10%～20%，而且切口隐蔽，供骨量大，供骨区反应较前两者轻，颅骨与下颌骨均为膜性成骨，因此颅骨也是游离骨移植较好的供骨源。

此外，肩胛骨、胸骨、锁骨、胫骨等都可作为游离骨移植的供骨源。

（四）各部位取骨解剖特点及并发症

（1）颏部取骨术

1）解剖特点：当所需骨块厚度大于 3～4mm 时，可选择颏部取骨。供骨区域受到周围生理解剖结构的限制，截骨线要限制在下前牙根尖 5mm 以下，下颌骨下缘骨密质以上，双侧颏孔前 5mm以内。

2）并发症：颏部取骨并发症包括不完全的供区骨愈合、颏部皮肤感觉异常、供骨区牙髓损伤、神经损伤、血管损伤和下颌骨骨折。其中颏部皮肤感觉异常是术后最常见的并发症。

（2）髂骨取骨术

1）解剖特点：髂前上棘是常用的供骨区，尤其是同时需要骨密质和骨松质时。骨块以骨松质较多，血供良好植骨后成活率高，且供骨量大，但是植骨后骨块吸收较多。

髂嵴上缘或外侧缘取骨的缺点是可能干扰臀肌附着和引起步态异常。当取骨过量时会导致髋部外形改变。皮肤切口应避免过分靠近髂前上棘，以防损伤股外侧皮神经。骨切开时应避开髂嵴的上缘和外缘，此处有腹股沟韧带和阔筋膜张肌附着。如损伤将导致长期步态异常。

2）并发症：Westrich 分类法对髂骨取骨并发症进行了分类：轻度并发症包括轻微疼痛、轻度麻木感、轻度肿胀、小血肿；中度并发症有中度疼痛、中度麻木感、瘢痕形成；而髂骨骨折、血管损伤、感染、大血肿属于重度并发症。

供区皮肤感觉异常：术后大腿外侧皮肤感觉迟钝，与术中损伤股外侧皮神经有关。皮肤感觉异常一般在 1～6 个月内恢复。术中应保持切口距髂前上棘 2cm 处，可避免损伤变异的股外侧皮神经。臀部皮肤烧灼感可能是损伤肋下及髂腹下神经的外侧皮支导致。

（3）下颌支及外斜线取骨术

1）解剖特点：下颌支及外斜线取骨的优点是供骨以骨密质为主，手术并发症发生率低，同时造成外形改变的可能性也小。外斜线骨块是膜性成骨骨组织，其抗感染力强。但因骨密质厚，使供骨块的血供较差。下颌支的供骨区域限于喙突、磨牙以及下颌神经管，从该部位可以获取方形的移植骨块。可以用于重建高度或宽度不足的牙槽突。

2）并发症：下颌支及外斜线取骨可能发生的并发症包括：下牙槽神经损伤、张口受限和下颌骨骨折。部分患者可能由于术中长时间对咬肌的牵拉而造成术后暂时的张口受限，适当休息就会恢复。

（4）其他：磨牙后区取骨：磨牙后区作为供骨区也有报道。磨牙后区最少能提供直径8mm、高度 5mm 的圆柱形骨块。与颏部和下颌支相比，患者更容易接受磨牙后区取骨，但是其获得的骨量较少。磨牙后区取骨可能的并发症包括暂时感觉异常、下颌骨骨折，通过精确的术前评估和术中保存颊侧和舌侧骨密质可以减少并发症。

（五）受植区切口设计

Onlay植骨时，牙槽嵴在垂直向和/或水平向骨量增加较多，通常会造成相应软组织的不足，因此在设计切口时，应着重考虑软硬组织的匹配。常用的切口类型为梯形切口或腭侧切口（图8-4-1）。必要时，需行软组织移植或利用异体组织补片来弥补软组织不足对骨移植效果的影响。

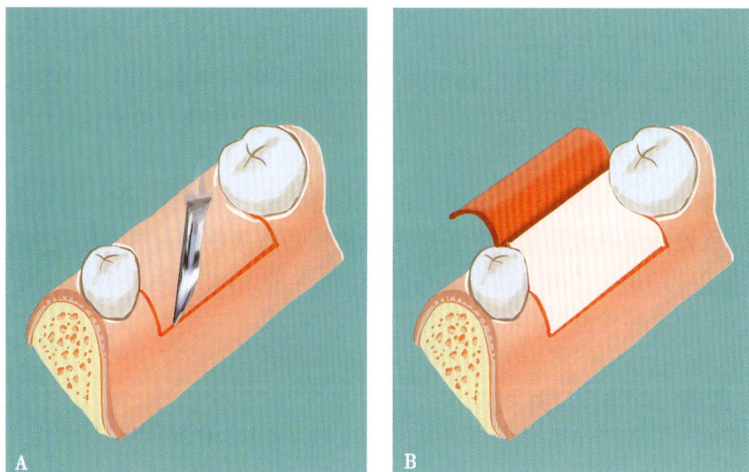

图8-4-1　Onlay植骨切口及翻瓣
A. 偏腭侧切口　B. 翻开黏骨膜瓣

（六）移植骨块的修整和固定

充分暴露并制备受植区骨床，确定所需增加的骨量。修整供区骨块，使之尽可能与受区骨缺损形态相一致，并紧密贴合。当骨缺损过大，难以直接匹配时，可将游离骨块分成2～3个小骨块，分别与受植区适合。在受区骨密质上钻多个孔，以促进血管长入移植骨块，用钛钉或直接用种植体将骨块固定于受区。在受植区与移植骨块的间隙内，填入植骨材料，表面覆盖屏障膜（图8-4-2）。

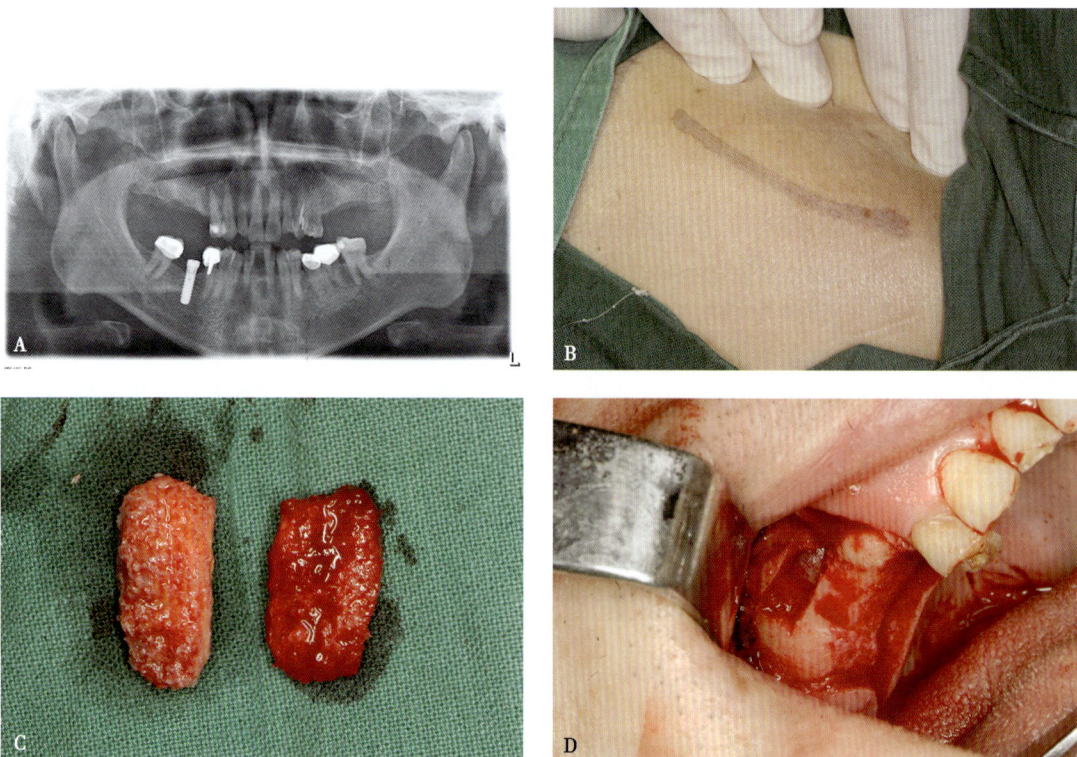

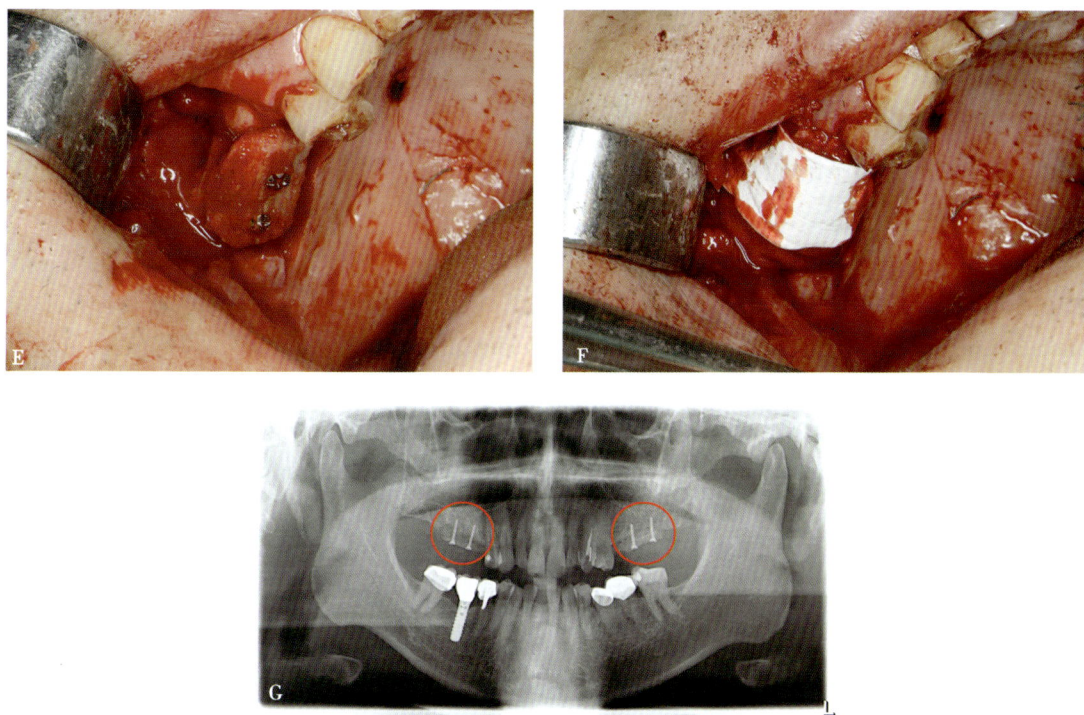

图 8-4-2　髂骨移植术

A. X 线片显示患者双侧上颌骨吸收，余留骨高度不能进行种植术　B. 髂嵴处确定取骨位置　C. 将取下的髂骨按照受骨区形状修整外形　D. 右侧开窗式上颌窦提升术，可见窦黏膜　E. 右侧牙槽骨嵴顶 Onlay 植骨　F. 余留骨间隙行 GBR 术　G. X 线片显示所植髂骨以钛钉固定于双侧上颌后牙区牙槽骨嵴顶

（七）软组织的处理

在 Onlay 植骨术中，最突出的问题就是软组织量与植骨后的骨量不匹配。骨缺损越大，所需增加的骨量越多，这种情况就越明显。因此，软组织的不足，常成为导致骨移植失败的重要因素之一。

对软组织的处理，通常有以下方法：①最常用的是充分松弛黏骨膜瓣后拉拢缝合，缺点是会导致患者龈颊沟消失或变浅，部分患者因较强的牵拉感而感到不适，患者说话、进食时，由于张力增加，易导致软组织裂开，使移植骨块暴露于口腔中，导致移植骨块的坏死；②利用转瓣技术或结缔组织移植；③异体组织补片的应用。

四、外置法植骨术的并发症及处理

外置法植骨术的并发症包括移植骨块吸收、创口裂开、供骨区的损伤及移植骨块感染。具体并发症及处理方法详见第九章。

（王佐林）

第五节　口腔种植中牵张成骨术

种植区域骨缺损采用牵张成骨术（distraction osteogenesis，DO）能够增加垂直方向和水平方向的骨量，同时增加软组织的量，从而满足后期种植所需的软硬组织要求。种植治疗前增加种植所需骨量的牵张成骨技术是基于俄罗斯学者 Ilizarov 提出的张力应力法则、适当的机械负荷与充足的血供原理。目前，牙槽嵴牵张成骨主要运用于上颌前牙区和下颌牙槽骨高度缺损的骨增量。

一、牵张成骨术的适应证

牵张成骨术在种植中的应用包括以下情况：

1. 严重的牙槽嵴萎缩病例。

2. 牙槽嵴部分缺损，影响种植后义齿的功能及美观。

3. 狭窄牙槽嵴可考虑使用水平牙槽嵴牵张法。

二、牵张成骨术的应用特点

（一）牵引器

在临床上使用的牵引器种类较多，按照牵引器安置的位置可分为骨内牵引器（intraosseous distractor）和骨外牵引器（extraosseous distractor）。除此而外，还有种植体牵引器（distraction implant）、多方向牙槽嵴牵引器（multidirectional alveolar distraction），以及部分可降解的种植体牵引器（partially biodegradable distraction implant）。种植体牵引器也属于骨内牵引器的一种，在牵引完成以后仍能保留在牙槽嵴内，并且在骨愈合后可直接在牵引器上进行义齿修复，使患者只经历一次手术，降低了并发症和瘢痕的发生，可缩短治疗周期（图 8-5-1～图 8-5-3）。

（二）牵张成骨术的优点

1. 不必从它处取骨，降低了因为手术时感染及引起并发症的风险，简化了手术过程。

2. 避免移植物及生物屏障膜的暴露，减少了骨的吸收。

3. 新骨成形的同时能够促使软组织的延伸。

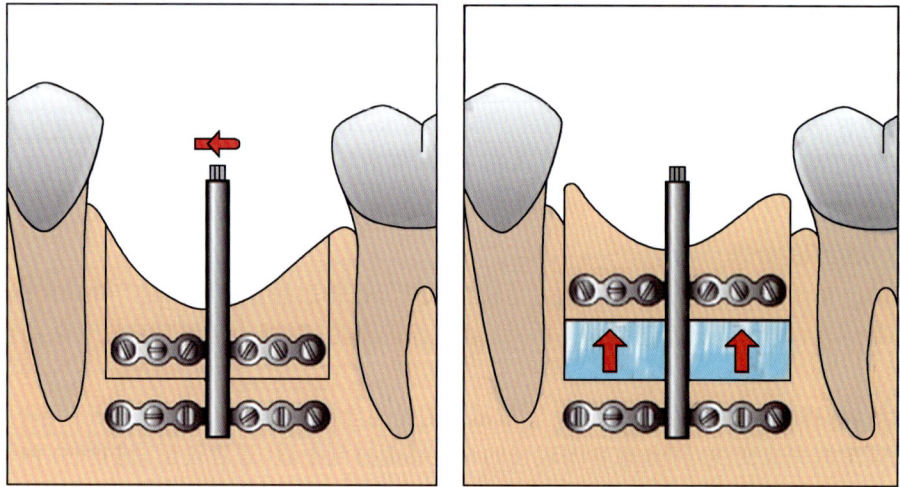

图 8-5-1　骨外牵引器

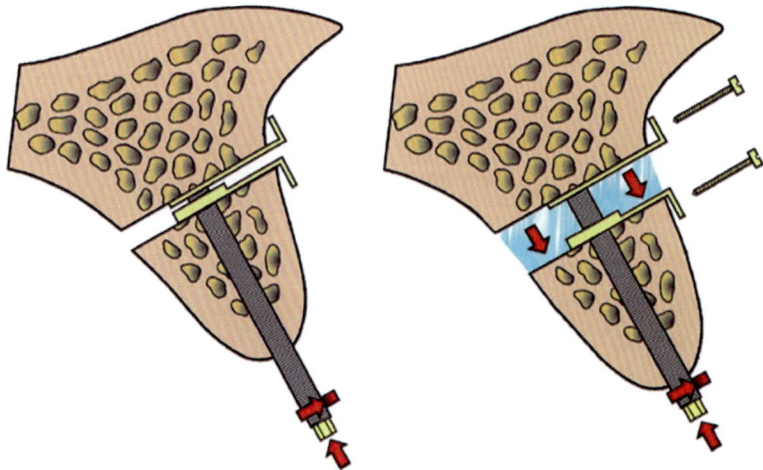

图 8-5-2　骨内牵引器

学习笔记

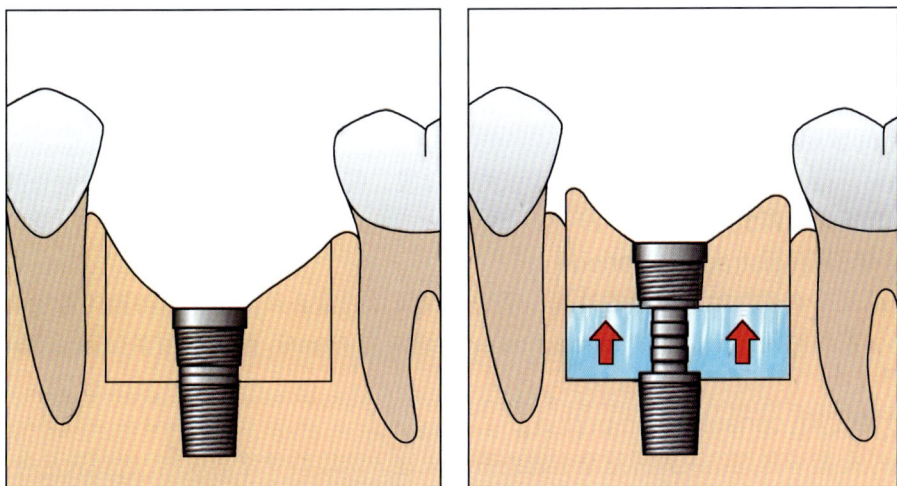

图 8-5-3　种植体牵引器

4. 将牙和种植体均包含在移动骨段内，同时也可改善美学以及咬合方面的缺陷。

5. 可与其他骨增量手术合并使用，达到满意的骨增加效果。

6. 硬组织和软组织增量效果的可预测性更佳。

7. 更短的新骨形成期，减少了总体治疗时间。

（三）垂直牙槽嵴牵张成骨术

垂直牙槽嵴牵张成骨术较水平牙槽嵴牵张成骨术多，其在种植体植入前的骨增量技术中更常使用，以纠正种植手术前的垂直骨高度不足，但必须保证剩余骨量大于 5mm。垂直牵张成骨牵引生成新骨的量可预测，研究表明可获得 3～20mm 的垂直骨增量，相较于 Onlay 植骨和引导骨再生术（GBR）等技术而言，术后植骨效果可预知。在增加骨高度的同时能够增加软组织的量，减少了进行前庭沟加深术等软组织增量手术的概率。

但垂直牙槽嵴的牵引方向与咬合方向相反，咬合时的受力可能使骨的重建不稳定而影响最终的效果，因此垂直牵张成骨同样存在着复发的可能。

（四）水平牙槽嵴牵张成骨术

对于狭窄牙槽嵴，可以选择水平牙槽嵴牵张成骨术，运用钛片固定颊侧分离的骨块，逐渐进行牵引成骨，同样能获得良好的成骨效果。由于牵引在附着龈区域，因此在骨增量的同时能够牵引生成新的附着龈。进行牵引分离的颊侧骨片大部分会被吸收。因此，临床上进行水平牙槽嵴牵张成骨术时水平牵引至少要达到5mm，且种植体种植的位置距离被分离的骨片要求达 2mm 以上（图 8-5-4）。

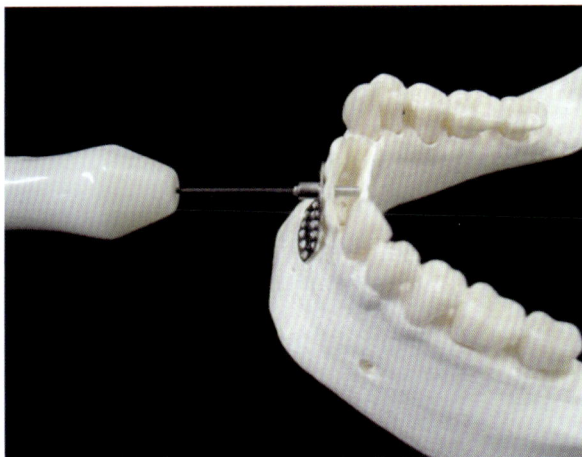

图 8-5-4　水平牵张成骨术

三、牵张成骨术的基本流程

（一）截骨与牵引器的安放（osteotomy and distractor placement）

在手术部位施行骨切开术处，放置牵引器。在牵张成骨技术中牙槽嵴顶切口被广泛采用，也可使用前庭沟切口，前者有利于暴露手术视野及关闭创口，后者有利于保证移动骨块牙槽嵴顶的血供。在术中无论使用哪种切口方式，都要注意保护舌侧黏骨膜及周围软组织的血供。临床上设计的骨块不宜过小，否则可能引起骨坏死，影响手术效果，建议骨块高度不能小于 4mm。与长骨牵张成骨术仅做骨皮质切开保留骨松质的连续性不同，牵张成骨技术做骨皮质 - 骨松质全层切开。

这是因为颅颌面部的血供十分丰富,骨断端血供在全层骨切开后一周即可重建,在牵引过程中牵引间隙的血供可达正常的4~10倍,形成新骨的成骨细胞主要来自骨膜,因此,术中保留骨膜的完整性,尽量减少骨膜的剥离范围对骨再生极为重要。

(二)间歇期(latency period)

间歇期是指骨切开术后到开始施加牵张力的阶段。间歇期一般为5~7天,使黏骨膜愈合,避免伤口裂开使骨暴露于口腔环境中。

(三)牵引期(distraction period)

牵引期是指牵引开始到结束的过程。牵引形成新骨的量必须满足术后种植的骨量要求,这也决定了牵引期的时间。牵引速度(distraction rate)通常为1mm/d,而牵引频率(distraction rhythm)为每天3~4次。

(四)稳定期(consolidation period)

稳定期是指牵张期结束到拆除牵引器的阶段。这一阶段新骨逐渐成熟,达到满足种植体植入的质量要求。目前对稳定期的时间学者们还存在许多争议,但传统观点认为牵引期后12周为种植体植入的最佳时机。完全的骨愈合对种植体的骨结合及行使功能十分重要。种植体植入在尚未成熟的新骨中,不利于种植体骨结合,而较长的稳定期同样可能破坏种植体边缘骨水平的维持。

(五)牵引器拆除和种植体植入(removal of distractor and implant placement)

种植体的植入部位应避开骨内牵引器拆除后的位置,或使用较大直径的种植体。使用较长的种植体使种植体一部分在天然原始骨上。为了防止骨吸收,不应延迟种植体的负载时间。多中心研究发现,种植体植入在牵张成骨区域,其骨结合、新骨形成的维持、种植体植入后的骨吸收都与种植体植入在正常位置相似。种植体与牵引区骨结合的方式与种植体—自体骨组织的骨结合方式相同。

四、牵张成骨术的并发症及其处理方法

(一)术中并发症

术中并发症主要是指骨切开术中以及牵引器安放过程中出现的并发症,包括:

1. 骨切开时舌侧软组织损伤。
2. 牵引区分离骨块或颊侧骨板折裂。
3. 牵引器安放困难或影响咬合等。

严谨的术前设计,术中严格按照设计方案操作,一般可避免此类并发症的发生。

(二)牵张过程中的并发症

1. 牵张方向不正确,多向舌侧偏移。
2. 移动骨段或基骨骨折或坏死,主要由于移动骨段或基骨保留的基底骨太小或薄弱造成。
3. 移动骨段吸收或黏膜裂开。
4. 牵引器折裂。

在牵张期出现并发症时,除了加强抗感染措施外,可适当放慢牵张速度,避免病症进一步加重。

(三)术后并发症

1. **术区感染**　术后的抗生素应用和保持良好的口腔卫生尤为重要。
2. **牵张成骨效果不佳**　可采用其他骨量增加方法进行弥补。

随着临床研究的进一步深入,人们开始尝试在牵张成骨技术的基础之上附加其他技术以提高其效果。如在骨牵引间隙中放置自体骨和富血小板血浆以加快其成骨;使用聚四氟乙烯膜保护分离的骨块;先用正畸的方式使牙槽骨的三维方向位置更佳后再行牵张成骨术等。预计将来可根据临床需要对颌骨进行任意方向及任意角度的牵张成骨术,创造最佳的种植条件。此外,种植体牵引器的研制也是将来的一个研究方向,它的进步将更加缩短治疗,减少手术次数,以及由此带来的创伤和并发症。

(陈　江)

第九章

口腔种植治疗的并发症及处理

在口腔种植手术、修复和义齿行使功能的过程中，由于受患者个体差异、医师的临床经验以及种植义齿材料性能等因素的影响，不可避免地会出现一些并发症。但如果在术前认真检查、正确设计，术中及修复时严格按要求操作，修复后定期复查、随访，可以减少并发症的发生。

口腔种植治疗过程中的并发症虽然并不很多，但种类比较多，相关因素包括手术过程、义齿修复、种植义齿的材料和结构、患者存在的系统性疾病及后期维护、口腔微生物以及咀嚼功能和美学功能等。临床上大致可以把口腔种植并发症分为外科手术并发症、机械并发症和生物学并发症三大类。

第一节　口腔种植外科手术并发症

一、定义

口腔种植外科手术并发症是指在口腔种植手术过程中至种植手术后一段时间内发生的口腔及相关组织器官的损伤、感染以及不良反应。

二、种植术中并发症及处理

种植术中并发症（intraoperative complications）是指在口腔种植手术过程中出现的并发症，这类并发症的发生原因，除了与患者全身健康状况及局部解剖因素相关外，还和术者的手术操作技巧和临床经验有关。

（一）术中出血

出血是指血液因血管壁损伤而流到血管外。术中出血是指在手术中伤及知名动静脉及其分支，导致较多的血液流到血管外。一般在手术切口黏膜、翻瓣和备洞时会有少许出血，如果手术区有明显出血，其可能的局部原因为：①翻开黏骨膜瓣时损伤血管未给予缝扎处理；②高血压没有控制；③患者长期服用阿司匹林等抗凝血药物；④备孔或去骨时伤及血管。如果下颌骨种植窝内有血液大量涌出或呈波动状出血则可能损伤了下牙槽动静脉；上颌骨手术中损伤腭降动脉或鼻腭动静脉的鼻中隔支也会出现类似情况。来自眶下动脉，腭降动脉或上牙槽后动脉的分支可能穿过上颌窦外侧骨壁，经侧壁开窗的上颌窦底提升时也有可能损伤这些血管。

术中出血的处理主要是针对出血的来源予以止血，如是植牙窝出血不止，可以插入与已备种植窝等直径的器械如方向杆，压迫止血。如果是在下颌后牙区植牙窝明显出血，要注意判断是否有下牙槽动静脉损伤，同时要认真检查是否伤及下牙槽神经，因为有时候下牙槽神经是行走在下牙槽动静脉之上。出血如果在术中已得到有效控制，术后除密切观察外，一般不需特殊处理或使用止血药。有高血压病的患者要监测血压变化，防止术后因疼痛引起血压升高而再次出血。

口腔种植手术还有一种比较严重的出血现象，虽然少见，但可能会发生严重后果。在下颌尖牙区和前磨牙区，颏下及舌下动脉可能贴近下颌骨舌侧骨板经过，甚至有走行在骨膜下的情况。这些动脉可有分支进入下颌舌侧骨板上的滋养小孔。手术备孔时方向偏差或因解剖变异如特别深的下颌下腺窝或舌下腺窝,钻头穿出下颌舌侧骨板,伤及舌侧骨膜下走行的血管,就会发生口底血肿。严重的口底血肿可致窒息,已有因此死亡和气管切开的病例报告。因此如术中发生下颌舌侧骨板穿通,一定要检查有无血管损伤,如有,要扩大手术切口,彻底止血。

(二)上颌窦黏膜穿孔

上颌窦腔黏膜穿孔是指在上颌种植备洞时,引起上颌窦底黏膜或鼻腔黏膜穿孔。比较多见的是上颌窦黏膜穿孔,鼻腔黏膜穿孔很少见。

上颌窦黏膜穿孔主要发生在上颌后牙种植术时,尤其是在牙槽嵴高度不足需上颌窦底提升时。经牙槽嵴的上颌窦底提升术中发生黏膜穿孔有人认为可达25%,但往往没有被发现。

黏膜穿孔的原因,除了钻孔时不慎导致钻头尖端穿破窦底黏膜外,上颌窦底解剖上的变异也是重要原因,如窦底有上颌窦分隔、窦底不平整等情况存在,会引起提升的窦底骨块厚度不一致,造成提升困难,容易引起窦底黏膜穿孔。黏膜厚薄不均,在提升时也容易裂开。

窦底黏膜穿孔与否的判断方法是鼓气试验。捏住患者的鼻孔,然后让其鼓气,如有气泡从备好的种植窝内排出,即鼓气试验阳性,可以肯定窦底黏膜穿孔。如果穿孔很小,鼓气试验不一定阳性。手术当天或次日,患侧鼻孔发现有血丝或带血的鼻涕,可以认定窦底黏膜已经穿孔。

经上颌窦外侧壁开窗的窦底提升术引起的上颌窦黏膜穿孔常出现在骨窗和黏膜分离阶段。如果用超声骨刀开窗,可以减少黏膜穿孔概率。

一般来说,如果术前上颌窦无积液或急性炎症时,黏膜小穿孔不影响种植,也可以用胶原膜衬垫在穿孔区。如果穿孔很大,应先关闭创口,3个月后再种植,以免发生上颌窦炎。

有时在上颌窦底提升术后还会发生上颌窦异物进入,异物包括植入的人工骨粉或种植体(图9-1-1)。植入的人工骨粉进入上颌窦是因为黏膜穿孔所致,容易引起上颌窦炎。临床上除严密观察外,可加用含有血管收缩剂的滴鼻液滴鼻,如呋麻滴鼻剂,以保证上颌窦口的引流通畅。种植体进入上颌窦情况很少见,发生的原因主要是因为种植体周围骨量少,初始稳定性差,用力擤鼻涕也是诱因之一。如一旦发现种植体进入上颌窦内,必须尽快取出,以免诱发上颌窦炎。

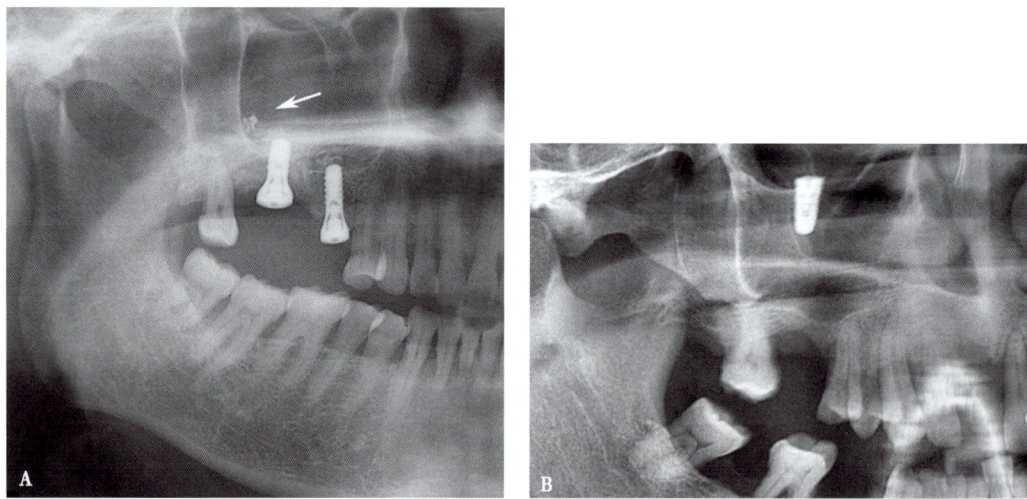

图 9-1-1　上颌窦内异物
A.上颌窦提升植入人工骨粉后,人工骨粉进入上颌窦(箭头所示)　B.上颌窦提升加种植后,种植体进入上颌窦内

急性上颌窦炎是上颌窦黏膜穿孔和异物的严重后果,症状为同侧头痛、鼻阻塞、鼻分泌物增多。头痛晨起轻,午后加重,可伴有发热、乏力、周身疼痛等,往往导致种植体必须取出或自动脱落。

鼻腔黏膜穿孔发生在牙槽嵴严重吸收患者的上颌前牙区种植时,术中和术后发现鼻腔内有血流出,就要检查鼻底黏膜是否损伤。如果发生鼻腔黏膜穿孔,一般建议放弃植入种植体,或

学习笔记

改用短一些种植体，保证种植体不突入鼻腔，穿孔黏膜拉拢缝合。术后要用抗生素滴鼻剂预防感染。

（三）神经损伤

神经损伤是指因切割、牵拉、压迫及其他医源性原因致使神经的完整性或功能受到破坏。种植手术时有可能损伤的神经包括下牙槽神经、颏神经、下颌切牙神经和舌神经，其中最常见的是下牙槽神经损伤。下牙槽神经、颏神经、下颌切牙神经和舌神经都是感觉神经，损伤后的主要症状是其支配区域的皮肤黏膜麻木。

神经损伤后其功能能否恢复，主要决定于损伤的程度。1951 年 Sunderland 提出神经损伤分类方法：

Ⅰ度损伤：髓鞘损伤，损伤部位沿轴突的神经传导生理性中断，轴突没有断裂。

Ⅱ度损伤：轴突断裂，损伤远端发生 Wallerian 变性，近端一个或多个结间段发生变性，神经内膜管保持完整（Schwann 细胞基底膜），为轴突再生提供了完好的解剖通道。

Ⅲ度损伤：轴突和内膜管断裂，但神经束膜保持完整。由于神经内膜管的破坏，导致结构紊乱。

Ⅳ度损伤：神经束膜损伤，可保留部分神经外膜和神经束膜。

Ⅴ度损伤：神经干完全离断。

神经损伤后，其恢复程度与损伤程度有关。轻度拉伤刺伤，或短时间压迫，只是Ⅰ～Ⅱ度损伤，一般在术后 3 个月内可恢复。若是因手术时钻头失控而伤及神经者，往往造成Ⅲ度以上神经损伤。Ⅲ度损伤神经恢复不完全。Ⅳ度、Ⅴ度损伤，神经功能不能自行恢复。神经断离或长时间压迫造成的神经损伤，属Ⅳ度、Ⅴ度损伤，一般很难恢复，可考虑神经吻合术，但神经吻合术效果也不太理想。如果术中发现重要神经，如下牙槽神经严重损伤，一般要放弃种植或改为植入短一些的种植体。如果只是种植体旋入太深压迫神经，可以反旋种植体少许，使神经不受压迫。

减轻水肿、营养神经的药物可以作为神经损伤的辅助治疗，常用的药物有糖皮质激素、维生素 B_{12} 和维生素 B_1 等。

1. 下牙槽神经损伤（damage of the inferior alveolar nerve）　下牙槽神经和下牙槽动静脉一起组成下牙槽血管神经束，从下颌孔进入下颌管（mandibular canal），下颌管也称下颌神经管，行走在下颌管内，至颏孔附近分为下颌切牙神经和颏神经（图 9-1-2）。在下颌牙种植时，下牙槽神经、颏神经、下颌切牙神经均有可能损伤。

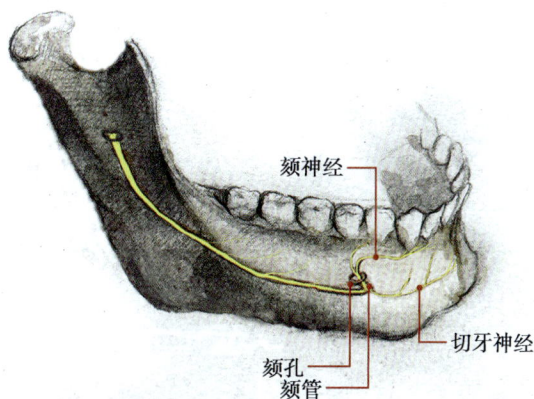

颏神经
切牙神经
颏孔
颏管

图 9-1-2　下牙槽神经

下颌管是位于下颌骨骨松质间的薄层管道，在全口牙位曲面体层片中显示的是一条宽约 3mm 的透射带。下颌管骨壁由薄层骨密质构成，近下颌孔端骨密质较厚，随着向近中延伸，管壁逐渐变薄，上壁在第一磨牙前方往往不明显（图 9-1-3）。

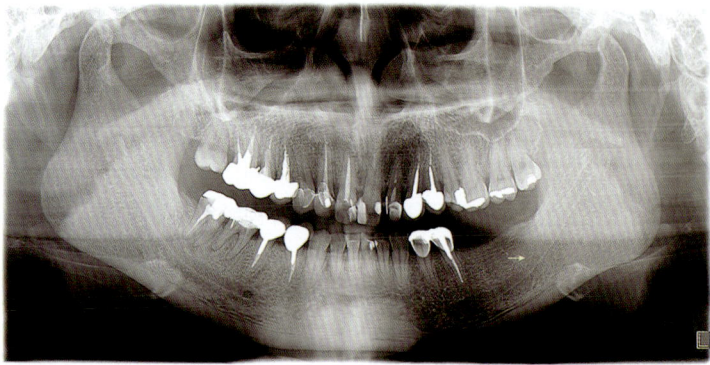

图 9-1-3 全口牙位曲面体层片

下颌管为一条宽约 3mm 的透射带，管壁为薄层致密骨板，但上壁在第一磨牙前方往往不明显。

（1）下牙槽神经损伤的诊断：下牙槽神经损伤时的症状表现为半侧下唇皮肤及切牙至前磨牙区唇颊侧牙龈和口腔前庭黏膜麻木。如果术中疑为下牙槽神经损伤，要立刻拍摄全口牙位曲面体层片或 CBCT，确认有无伤及下颌管（图 9-1-4）。如果麻醉过后下唇仍然麻木，则可以肯定下牙槽神经或颏神经有损伤。要确认麻木的范围和神经损伤的类型，是刺伤、受压，还是断裂，主要依据手术时的判断与术后检查。

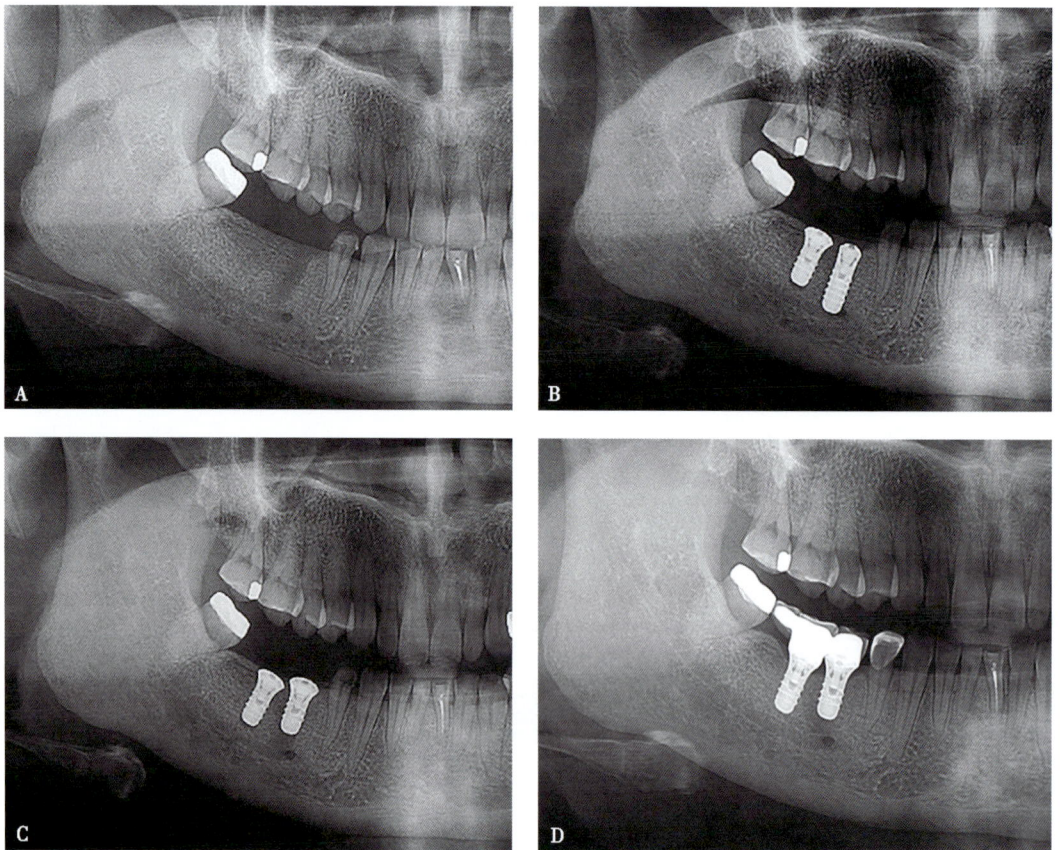

图 9-1-4 下牙槽神经损伤

A. 45、46 缺失，全口牙位曲面体层片显示 45 处骨质密度低　B. 手术过程中没有明显落空感，种植体旋入时无抵触感，术后立刻拍摄全口牙位曲面体层片，显示种植体已到下颌管内　C. 取出 45 种植体，改用比原来短 2mm 的种植体。术后有下唇麻木症状，2 个月后麻木症状逐渐消失　D. 术后 3 个月，X 线片显示义齿修复后的情况

（2）下牙槽神经损伤的常见原因

1）牙槽嵴高度测量错误：下颌管在全口牙位曲面体层片中的显示并不一定清晰可见，有时从第一磨牙开始管壁不完整，甚至模糊不清，下颌管上壁边界不清晰的状况比下壁更多见。此时容易把下颌管下壁误认为上壁，手术时以为还有足够高度而损伤神经。全口牙位曲面体层片成像时的放大效果，也可造成牙槽嵴高度的测量错误。还有一种情况是在种植窝制备时去除牙槽嵴顶部较尖锐的骨嵴，降低了牙槽嵴高度，致使种植窝预备过深伤及神经。

2）备孔时用力失控：一般来说，下颌管管壁是致密骨，种植备孔时遇到下颌管会有阻力增大感，用先锋钻进行种植窝制备时，在突破骨皮质的瞬间，突然失去阻力，失控损伤神经。有时因为下颌管上壁的致密骨板不完整，钻头也可能会在没有预兆的情况下钻入管内。

3）种植钻的长度判断错误：钻头的切割部分有约 0.4～1mm 的长度没有包括在刻度之内，如设计时没有留安全距离，易打穿下颌管。

4）种植体旋入过深：如果下颌管上壁不完整，或者在备洞时已磨穿，种植体植入时旋入过深，种植体或种植体根尖处的下颌管上壁骨质进入下颌管内，压迫下牙槽神经。

（3）下牙槽神经损伤的预防：术前对全口牙位曲面体层片的正确拍摄及评估是有效预防手术误伤神经的基本条件，如果有条件应进行 CT 检查。CT 图像失真少，还可反映出解剖结构的三维图像。下牙槽神经血管束在下颌管内走行，一般血管位于神经之上，因此，临床在种植手术操作中一旦钻通下颌管，往往首先损伤血管而出血，如发现种植窝中有多量血液涌出，一定要认真检查下颌管是否损伤。

（4）下牙槽神经损伤的处理

1）如果术中怀疑下牙槽神经损伤，要立刻拍摄全口牙位曲面体层片或 CBCT，确认有无伤及下颌管。如确认下颌管上壁已磨穿，一般要先放弃种植，待 2～3 个月后再行种植手术。如下颌管上壁已磨穿，确认没有伤及神经，可酌情植入稍短的种植体。

2）如果麻醉作用消失之后下唇仍然麻木，首先要确认神经是否有被压现象，如果 X 线片证实种植体已进入神经管，则应将种植体取出。如果确认钻孔时钻头未进入神经管，X 线片显示种植体有少许进入神经管，此时可反旋种植体少许，使之退出神经管，避免神经继续受压，临床严密观察。

3）下牙槽神经损伤，大多数情况是部分损伤，酌情辅以减轻水肿和营养神经的药物治疗，一般在术后 3 个月内可恢复。

4）如神经断离或已压迫 1 周以上，一般无法恢复，可考虑神经吻合术。

2. 颏神经损伤　在种植手术时并不多见。下颌管在前磨牙区分为颏管和切牙管，颏管指的是下颌管在颏孔前的转弯部分，是下颌管的延伸，开口于颏孔。颏管的长短不一，在大多数情况下是向后、上、外转弯，形成神经袢。下牙槽神经经颏管从颏孔穿出称为颏神经（图 9-1-1）。颏孔一般是左右各一个，但偶有因下颌管末端分叉而出现第二颏孔。

（1）颏神经损伤的原因：在前磨牙区行种植术或颏部取骨手术时，可能直接损伤颏神经或牵拉伤及颏孔处的神经血管束；尤其是在颏动静脉损伤出血进行钳夹、结扎止血时，非常容易伤及与血管伴行的颏神经。在双侧颏孔区之间植入种植体时，因颏神经出神经孔前常要向前行 3～5mm 再折向后由颏孔穿出，手术时若是没有考虑此情况就可能会损伤颏管内的神经；部分患者下颌管在近中端上下分叉，形成双颏孔。但在全口牙位曲面体层片可能不清晰，导致医师错误估计颏孔上方的骨量；在牙槽嵴严重吸收的患者，颏孔有时非常接近甚至位于牙槽嵴顶部，作牙槽嵴顶部切口时，切开软组织的同时就会切断颏神经。

（2）颏神经损伤的预防与处理：熟悉颏神经的解剖，手术时留意颏神经的存在，一般不太容易损伤颏神经。在牙槽嵴严重吸收的患者，颏孔上方区域尽量不做切口，如必须在牙槽嵴顶部做切口时，切口应略偏向舌侧。在颏孔前计划植入种植体时，要避免伤及颏神经袢。由于常规的全口牙位曲面体层片往往不能很好地显示颏神经管，有学者认为应将种植体植入距颏孔前方 6mm 的部位才可能保证安全，如不能确认颏神经管，最好做 CBCT 检查明确位置。

颏神经损伤后的症状与下牙槽神经损伤时的症状相同，表现为半侧下唇皮肤及切牙至前磨牙区唇颊侧牙龈和口腔前庭黏膜麻木，大多数的颏神经损伤是牵拉伤或小分支切断，一般症状会在1~3个月内逐渐消失。辅助用药同下牙槽神经损伤。如果术中发现切断了颏神经，应该行神经吻合术。由于颏神经比较细小，吻合难度较大。

（3）切牙神经损伤：包括上下颌切牙神经的损伤。上颌切牙神经，又称鼻腭神经，是上颌神经的分支，经鼻腭管，从切牙孔穿出，分布前腭部黏膜。一般种植牙手术很少能伤及到切牙管，遇到异常粗大的切牙管或牙槽骨吸收严重时，上颌切牙区种植手术才可能伤到切牙孔或鼻腭管。上颌切牙神经和血管损伤一般没有太大危害，只是偶有前腭部的麻木感或刺痛感。但当种植体进入鼻腭管时，有可能导致种植体骨愈合的失败；处理的措施是刮除鼻腭管内的所有软组织，包括切牙神经和切牙动静脉，管内行骨移植术。

下颌切牙神经是下颌神经的另一分支，行走于下颌切牙管内，支配第一前磨牙、尖牙、中切牙和侧切牙。下颌切牙管一般远比下颌管细，位于下颌骨的中下1/3处，只在部分全口牙位曲面体层片上可以看到。颏部取骨或下颌前牙区种植术时种植体过长可能会引起下颌切牙神经受压或断裂。下颌切牙神经不支配黏膜的感觉，因此损伤后无麻木感，但有文献报道下颌切牙神经受压后产生不典型面痛，取出种植体后症状可以消退。

（4）舌神经损伤：在一般口腔种植手术时发生的可能性很小。舌神经行走在第三磨牙的远中及舌侧黏膜的深面，在该区注射麻药或做切口时要避免损伤舌神经。在邻近第三磨牙解剖区的取骨手术时，最好用金属板在下颌骨与黏骨膜瓣之间隔开以保护舌神经。舌神经损伤一般是针刺伤和牵拉伤，症状为半侧舌前2/3黏膜及舌侧牙龈或部分舌尖黏膜麻木。如果神经只是拉伤，麻木区域可以慢慢缩小，乃至完全消失，可酌情辅助使用神经营养药物。

（四）邻牙损伤及侧壁穿孔

一般来说，种植体与邻牙及侧壁之间必须保持至少1.5mm的距离，以防伤及邻牙或侧壁穿孔。但是，如果备孔时方向偏斜，有可能造成邻牙损伤或侧壁穿孔。

备孔方向偏斜的原因主要有：①手术时用力方向不当，没有垂直于牙槽嵴顶，而是以腕关节为圆心用力；②患者张口度不够大，钻头放入时无法放正；③局部骨质钙化不均匀。邻牙损伤多见于下颌前牙、上颌第一前磨牙（图9-1-5）。邻牙损伤后会引起损伤牙的疼痛，牙髓炎或根尖周炎，也可能影响种植体的骨结合，导致脱落，因此一般要求拔除种植体，损伤的牙齿如只是牙周膜损伤，可以自愈，如已伤及根尖孔，损伤的牙齿要做根管治疗。

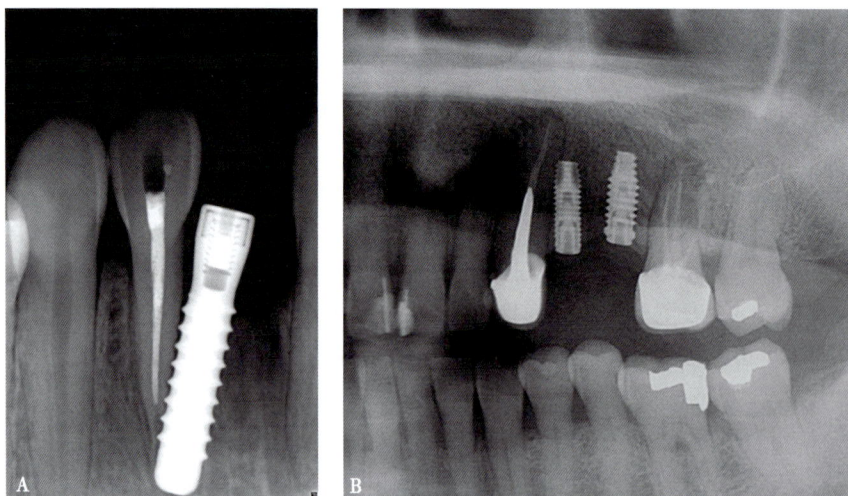

图9-1-5　种植体伤及邻牙

A. 11缺失，由于正中联合处骨质很致密，钻孔时钻头偏向远中，导致12的根尖损伤

B. 23牙根向远中弯曲，24种植时以23的牙冠做方向判断依据，导致23牙根损伤

有时术后全口牙位曲面体层片看到种植体好像伤及了邻牙，但实际是全口牙位曲面体层片的误差所致，加拍根尖片可以确认，这种情况多见于前磨牙区，如图9-1-6所示。

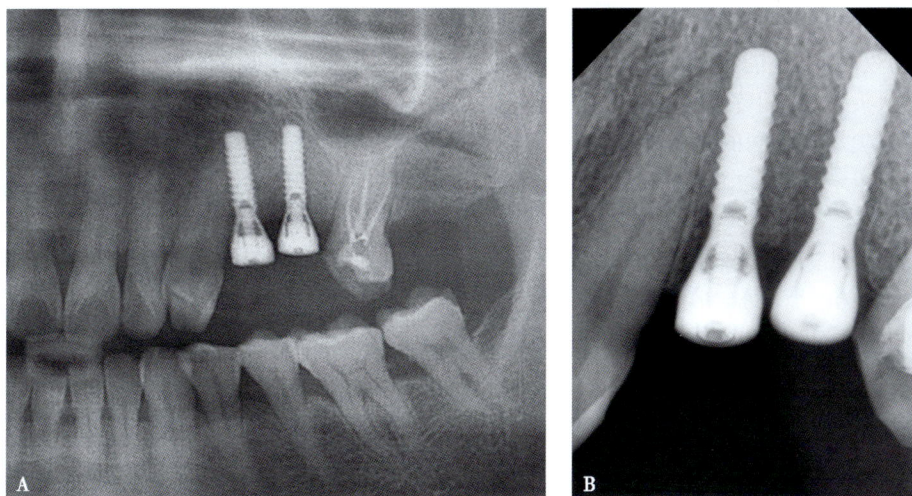

图 9-1-6　种植体未伤及邻牙

A. 24 种植术后，全口牙位曲面体层片显示种植体疑似伤及 23 的根尖　B. 根尖片可以确认种植体与 23 之间还有距离

学习笔记

侧壁穿孔常发生于上颌侧切牙至前磨牙区的唇侧和下颌磨牙区的舌侧，前者主要是由于上颌尖牙窝的存在，后者往往是因为比较大的下颌下腺窝的原因。种植体植入前可用口腔科探针探查种植窝的完整性，如探针探及骨缺损或者通过骨缺损处接触到软组织，可能存在侧壁穿孔，必要时在种植窝内插入测量杆后拍片，可以确认。如发现侧壁穿孔，应该局部使用自体骨或 GBR 技术修补，否则会影响种植体的长期稳定性。侧壁穿孔的另外一个后果是引起出血，详见本节的术中出血部分。

（五）全身并发症

口腔种植手术虽然是不大的手术，但也会发生因手术和麻醉引起的全身并发症，如心脑血管意外、麻醉意外等。这类并发症虽不多见，但后果往往比较严重，应该重视。

麻醉意外包括过敏反应和麻药过量，具体表现和处理请参阅《口腔颌面外科学》教材，麻药过量一般发生于多个牙种植或植骨手术，尤其在麻药效果不佳的时候更容易发生。

术中发生心脑血管意外者往往有系统病史，如高血压、心脏病等，因此术前问诊和检查必须仔细。此类患者手术前最好获得心内科医师的认可。患者高度紧张或恐惧、术中麻醉效果不佳也是重要诱因。对高血压患者要慎用含肾上腺素的麻醉药。精神高度紧张的患者术前建议加用镇静药。

三、种植术后并发症及处理

种植术后并发症（postoperative complications）是指出现在种植手术之后，义齿修复之前的并发症，它的发生与种植术适应证的选择、种植术中的操作及术后处理不当有一定的关系。

（一）种植体术后急性感染

种植体术后急性感染（postoperative acute infection）的发生率虽然很低，但是一旦发生，容易导致种植失败。种植术后，患者可出现局部的肿胀及疼痛，根据手术创伤大小和患者体质的不同，一般 1～3 天达到高峰，然后开始消退。如果患者术区的疼痛及肿胀在术后 3～4 天后不但没有减轻反而逐渐加重，要考虑到术后急性感染的可能。种植体术后急性感染可以只涉及术区软组织，但大多数情况是先发生种植体周围骨组织的感染，后果比较严重。

1. 种植体术后急性感染的临床表现　种植体术后急性感染的主要症状有种植区肿胀、疼痛、创口红肿，可有分泌物渗出，后期可有脓肿或瘘管形成。严重时可伴有张口受限和头痛，也可能伴有发热和区域淋巴结肿大。临床症状不是唯一的指标，有时临床上发现非常明显的种植体周围骨质破坏及瘘管形成，但临床症状却很少出现。

临床上还有一种种植体术后感染称急性种植体根尖周炎，术后第 5 天左右开始出现局部疼痛加重，多为夜间痛，不能准确定位，类似急性牙髓炎的症状，逐渐发展疼痛呈持续性，程度加重，并出现放射状头痛，夜间疼痛加重，种植体无松动，种植体根尖区软组织可有轻度红肿、压痛。与天然牙急性根尖周炎不同的是种植体往往无叩痛，而邻牙由于受到炎症的波及可能会出现叩痛，容易误诊为邻牙牙髓炎。2 周左右在 X 线片上可见种植体根尖有阴影（图 9-1-7），可作为鉴别诊断的依据。

还有一种非活动性种植体根尖周炎，一般无临床症状，只是在 X 线片上发现种植体根尖有阴影，这种种植体根尖周炎临床上也无需特殊处理，只需定期随访观察即可，一般几个月后根尖区阴影会逐渐缩小。

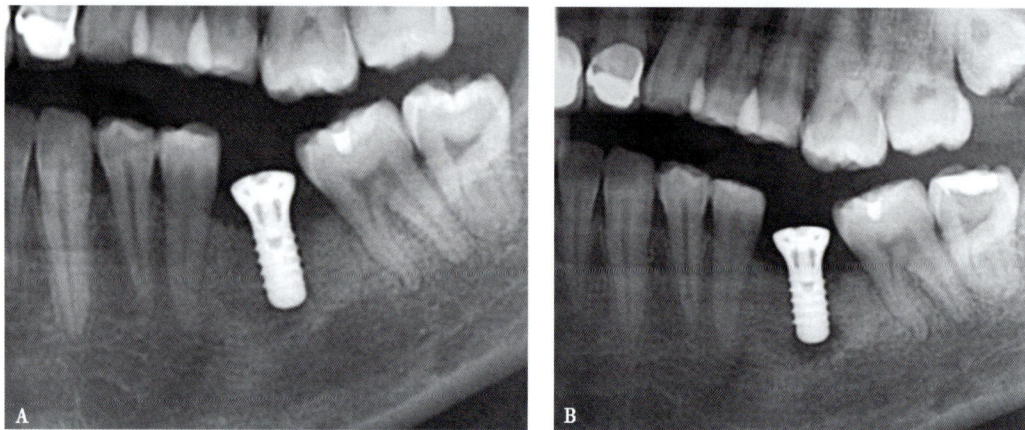

图 9-1-7　种植体术后急性感染

A. 36 种植术后当天，36 根尖没有阴影　B. 术后 2 周时在 X 线片上可见 36 根尖有阴影，患者有典型的局部疼痛症状

2. 种植体术后急性感染的病因　备洞过程中冷却不够引起骨灼伤、种植体表面或种植窝污染、邻牙或种植位点有感染灶、缝合创口时张力过大等。已有研究表明当骨的温度超过 47℃1 分钟即可引起骨坏死。骨坏死的存在，除了影响种植体的骨结合，还会引起种植窝感染。一般认为当种植体长度超过 12mm，由于种植窝深部不易冷却，根尖周炎的患病率会有所上升。种植体越长，骨质越致密，患种植体根尖周炎的风险越大。种植体表面多为粗糙化处理，容易被污染，如唾液，手套上的滑石粉等，因此严禁让种植体触碰到这些物质。种植窝的污染主要来自于邻牙的牙垢、牙结石和牙周袋的炎性分泌物，因此手术前洁治是必要的。手机上多余的润滑油也是污染物之一。

3. 种植体术后急性感染的治疗　种植体术后急性感染如得到及时有效的处理，可以痊愈，不影响种植体的骨结合。治疗主要包括口服或静脉注射广谱抗生素、用含有氯已定等抗感染药物的漱口液含漱，如有脓肿形成时及时切开引流，用过氧化氢溶液、生理盐水冲洗等。当不能彻底消除感染或种植体非常松动时，可考虑拔除种植体。

种植体急性根尖周炎的处理还要注意种植体根尖区感染灶的引流。一般为根尖区黏膜切开翻瓣后，用裂钻去除根尖区颊侧骨壁，钻头抵达种植体的根尖，对病变区进行搔刮，彻底去除炎性组织，然后用大量生理盐水或碘伏稀释液冲洗后缝合创口。病变区使用含广谱抗生素如盐酸米诺环素（minocycline hydrochloride）的软膏被认为可能有助于抗感染，也有学者提出在病变区应用氢氧化钙，能达到更好的治疗感染的作用。对于根尖周炎症持续存在，并因种植体冠方骨结合受破坏而造成种植体松动的病例，一般需拔除种植体。

（二）种植体骨结合不良

种植体骨结合不良（bad osseointegration）是指种植体在植入后至修复前，种植体和骨组织之间的骨结合不完整，或者没有骨结合，只有纤维结合，造成种植体松动或脱落。为了与种植体修复后的松动或脱落相区别，临床上也称之为种植体早期松动或种植体早期脱落。种植体植入后4周内可能发生松动，但这是正常现象。这是由于种植窝周围骨在种植体植入后正常吸收而新骨尚未形成所引起的，不会影响种植体的骨结合。如果种植体松动在一月之后仍持续存在，就是异常现象，可能是因为纤维结缔组织或炎症感染物质进入种植体与骨之间，造成种植体与骨组织之间只有部分骨结合或没有骨结合发生，而只有纤维结合。

1. 种植体骨结合不良的临床表现　种植体骨结合不良往往无明显不适感，或只有轻微的不适感；种植体松动是骨结合不良的重要体征；种植体往往有叩痛，用金属工具，如镊子敲击种植体，叩诊音为低钝音；早期X线片检查并不一定有明显骨质改变，后期可见种植体周围有明显的低密度阴影（图9-1-8）。

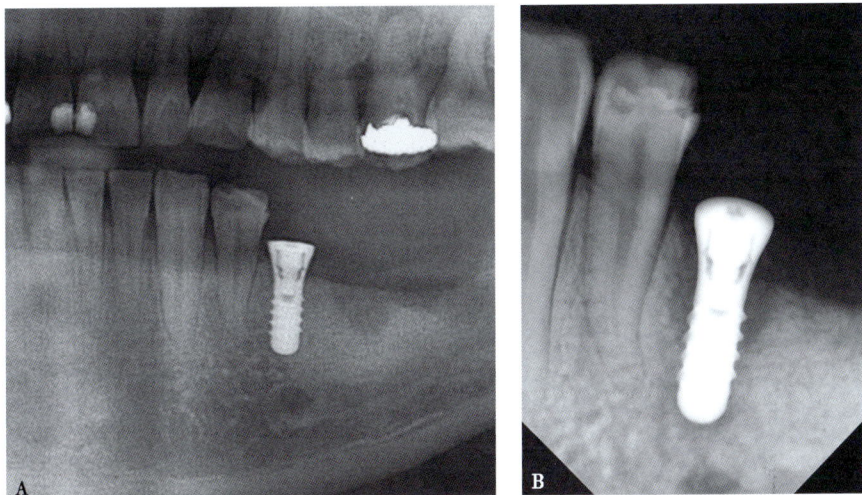

图9-1-8　种植体骨结合不良

A. 35植入当天，显示种植体与骨组织紧密接触　B. 术后6周，发现种植体松动Ⅱ°，骨结合不良，种植体与骨组织之间有阴影

种植体骨结合不良有时是种植体慢性隐匿性感染所致，此时种植体周黏膜上可有小脓肿或瘘管存在（图9-1-9），需进行相应的处理。

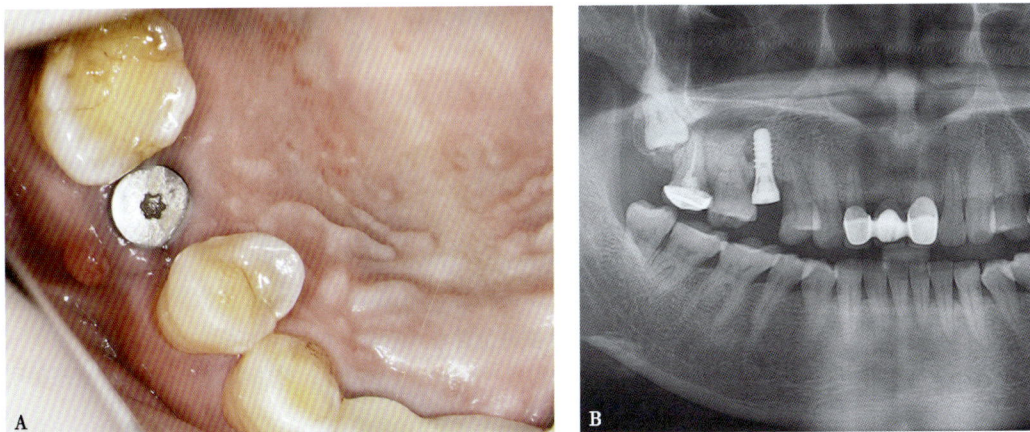

图9-1-9　种植体颊侧瘘管

A. 种植术后6周，种植体无松动，愈合帽周围黏膜无炎症，颊侧可见一瘘管　B. 全口牙位曲面体层片显示种植体根部有阴影

共振频率分析（RFA）是目前分析骨结合比较准确的方法。共振频率分析是利用物理学上的共振原理来测量种植体的稳定性，其测量值越高说明种植体越稳定。种植体稳定系数ISQ即为此

方法的测量单位,范围是1～100。

2. 种植体骨结合不良的病因

(1) 手术时降温不充分,导致预备窝洞过热引起骨坏死。

(2) 种植窝洞预备过大,种植体初期稳定性差。

(3) 种植窝洞制备不充分,植入种植体时扭力过大,使种植体对周围组织产生过大压力,造成周围骨坏死。

(4) 种植体愈合早期负重,包括义齿基托的压迫,导致种植体周围骨吸收。

3. 种植体骨结合不良的预防

(1) 种植术前做周密的术前检查及准备、积极治疗口腔内存在的各种牙周及牙体疾病。

(2) 制订适宜的手术方案,并进行精细的手术操作。

(3) 术后注意口腔卫生的维护,酌情使用抗生素预防感染,避免种植体受到义齿的压迫。

(4) 如是即刻修复,需将临时修复体殆面部分调至无咬合接触,以利于种植体在非功能咬合力的良性刺激下形成骨结合。

4. 种植体骨结合不良的处理

(1) 出现种植体骨结合不良时,应加强局部清洁,去除种植体受压因素,延期修复,有时可以好转。

(2) 有骨吸收及纤维结缔组织长入者,可做翻瓣刮治术,同时行骨移植术或膜引导组织再生术,往往可使种植体重新获得骨结合。

(3) 对于种植体过于松动的病例,经过治疗也难以恢复骨重建,则需要拔除种植体,同期或延期再植入新的种植体。

(三) 种植术后出血及皮下瘀斑

种植手术后24小时内患者口内有少许血丝为正常现象。但若有持续性的活动性出血或明显的血块形成属术后出血(postoperative bleeding),要引起足够的重视,应及时止血。皮下瘀斑(ecchymosis)一般在手术后1～2天内出现。皮下瘀斑意味着手术区域的组织内有出血或血凝块形成,瘀斑范围包括手术区域及其淋巴引流区域,多见于女性(图9-1-10)。

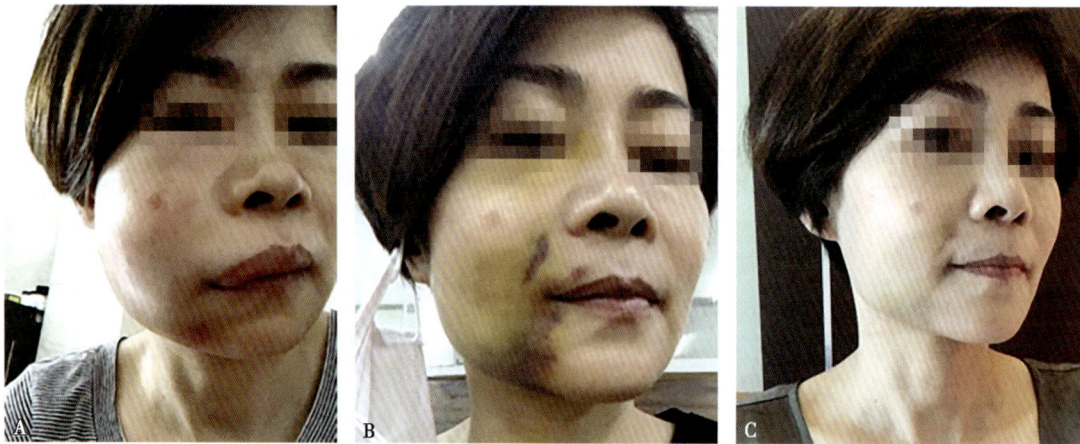

图9-1-10　上颌窦外提升加种植术后皮下瘀斑

A. 上颌窦外提升加种植术后第1天,皮下瘀斑和肿胀明显　B. 术后第5天,肿胀明显消退,皮下瘀斑仍明显　C. 术后第9天,肿胀基本消退,皮下还存少许瘀斑

1. 种植术后出血及皮下瘀斑的病因　种植术后出血及皮下瘀斑的病因可能是全身因素,也可能是局部创口处理不当引起。

(1) 全身因素:主要有高血压、凝血功能障碍性疾病或患者由于某些疾病服用抗凝药物。

1) 能引起凝血功能障碍的疾病:包括白血病、血友病、肝炎等。

2) 常用的抗凝药物有:阿司匹林、华法林等。对于服用抗凝药物患者种植手术前是否需要停用抗凝药物有一定的争议，虽然抗凝药物的停用能降低种植手术术中及术后出血的发生率，但有使原有疾病加重的更大风险。所以若要停药必须得到相关专科医生的认可。一般建议停药前进行凝血功能检测，若国际标准化比值（INR）小于 2.5，可以在不停用抗凝药物的情况下进行一些简单的种植手术。

（2）局部因素

1）手术过程中创伤过大或止血不彻底。

2）缝合不严密或在非埋植式种植手术中种植体颈部牙龈组织缺乏恰当的张力，尤其是一些用环形刀去除牙龈种植的病例。

3）种植术后的口腔护理不当也可引起出血，如漱口力度过大或过于频繁、术后经常用舌舔创缘等，均可能造成缝线脱落或影响创缘的凝血而引起出血。

4）较硬食物的碰伤也会引起出血。

5）术后伤口感染也是引起术后伤口出血的原因。

2. 种植术后出血的处理

1）种植术后若有少许渗血，可以让患者咬住棉花或纱布 30 分钟后观察，若不再渗血，无需再做特殊处理，漱口时注意不要力度过大即可。

2）对于创口的活动性渗血可以通过缝合予以解决。局部应用激光烧灼或止血药如立止血等也有一定的作用。一般不应使用电刀止血，以防伤及种植体周围骨组织。

3）创口有血块者，要先去除血块。

4）对于某些浅表的黏膜下或皮下血肿，冷敷具有一定的作用。

5）对于深部血肿需要引起足够的重视，尤其是口底血肿，有时深部血肿会引起窒息等生命危险，详见术中出血一节。必要时可能需要重新翻瓣暴露出血区域，彻底止血。

6）感染引起的继发性出血，控制感染是必要的。

7）全身因素引起的凝血功能障碍，全身或局部止血药的应用也是必要的。

3. 种植术后皮下瘀斑的处理　皮下瘀斑无需特殊处理，一般 1 周左右开始自行消退，颜色由紫转黄。如皮下瘀斑日趋严重，要注意全身因素。

（四）创口裂开

正常情况下种植创口为一期愈合，即创口两端的黏膜组织直接愈合。创口裂开（wound dehiscence）多见于拆线之后，有时没拆线也会出现创口裂开。创口裂开后裂口下方未愈合的创面中有骨质或/和种植体的暴露，其表面有淡黄色的渗出物。在做过 GBR 手术的区域，创口裂开也会引起 GBR 膜或骨移植材料颗粒的暴露（图 9-1-11）。创口裂开会影响种植体和骨移植的愈合，但在大多数情况下并不意味着种植或骨移植失败。由于种植体顶端处血供较差，所以裂开创口二期愈合后，常会造成种植体早期暴露，但一般不影响种植体的骨结合。

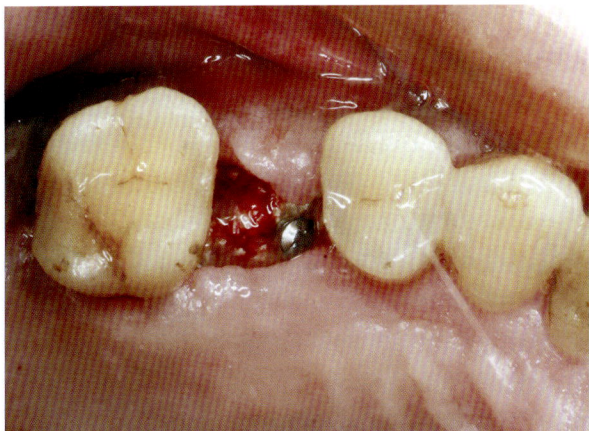

图 9-1-11　种植手术后创口裂开

种植同期 GBR 术后 8 天创口裂开，胶原膜已脱出，骨粉和种植体暴露

种植加 GBR4 术后 8 天创口裂开，胶原膜已脱出，骨粉和种植体暴露。

1. 种植创口裂开的风险因素　患者年龄过大、附着龈缺乏、创口感染、过渡性义齿的压迫、术区有瘢痕组织以及吸烟与酗酒等不良生活习惯等都是引起创口裂开的相关风险因素。

2. 种植创口裂开的处理　创口裂开后要加强口腔卫生，黏膜是否需要再缝合，存在两种不同的意见。一种观点认为任何试图重新缝合裂口的做法都不能成功，创口裂开后要以加强创口清洁和保持口腔卫生为主，使用含抗生素的漱口液漱口直至创口完成二期愈合；另一种观点则认为口腔组织血供好，主张尽早重新缝合创口，创造重新一期愈合的条件。

（1）对裂口不大的创口可以不缝合，即使裂口内有 GBR 的胶原膜或钛膜暴露。加强口腔卫生和局部清洁，如每日用含氯己定的漱口液含漱 3～5 次，创口可以达到二期愈合，不影响种植体的骨结合。

（2）如果裂口很大，但黏膜拉拢后没有太大的张力时，可以拉拢缝合，必要时可以做附加松弛切口以减少张力，缝合前要认真冲洗创口；如创口裂开已超过 48 小时，创缘表面可能有表皮长入，要先修整创缘，去除表皮后再缝合；如果裂开的创口内骨移植材料完全暴露或有死骨存在，缝合前必须去除死骨或骨移植材料并冲洗创口；如果裂口很大，黏膜无法拉拢缝合，不必勉强拉拢缝合，注意局部清洁，每日用含氯己定的漱口液含漱 3～5 次，争取创口以二期愈合的方式关闭。

（3）如果创口裂开并伴有明显感染，按术后急性感染处理。在感染控制之前不宜拉拢缝合。

（谷志远）

四、牙种植的骨增量技术的并发症及处理

因种植区牙槽骨骨量不足而添加的各种骨增量技术，除了会发生上述共有的种植手术并发症外，还会有一些特有的并发症发生在术中和术后，这些并发症的主要的后果是影响增量骨的成活率。

（一）牙槽骨劈开术的并发症及处理

1. 劈开的骨板完全断裂　牙槽骨劈开术时，劈开的骨板是不完全裂开，以保证种植体植入位置不变，如果劈开的骨板完全断裂则可能会导致劈开骨移位，甚至缺血性坏死，骨板完全断裂发生的原因包括：牙槽骨有明显的凹陷、近远中骨松弛切口长度不足、骨劈开深度不足、水平挤压超出骨板弹性形变范围及种植体直径过粗等。骨板断裂并游离后，可用钛钉将其固定在原位，并植入骨替代材料；也可将其磨碎成自体骨颗粒，加入在骨替代材料中，改用 GBR+ 钛网技术完成水平骨增量和同期种植体植入手术。

2. 骨板的吸收　由于骨板在牙槽骨劈开术中发生青枝骨折或断裂位移，即便在术中保留了骨膜的血供，也可能在术后发生吸收和改建，引起骨板厚度减小及牙槽嵴顶高度的萎缩，可能造成种植体螺纹的暴露。因此，如果唇侧骨板较薄（厚度 <1mm），应该在翻开全厚瓣行骨劈开术的基础上加唇侧引导骨再生术，以保护骨板免受吸收。如果骨板吸收未造成种植体螺纹暴露，而仅是唇侧丰满度下降，可进行结缔组织瓣游离移植；如果吸收较严重，则可能需要再行引导骨再生术。

（二）引导骨再生术的并发症及处理

引导骨再生术的并发症主要是创口裂开和人工骨移植材料的感染，可导致手术失败。造成创口裂开和人工骨移植材料感染的原因主要为：

1. 切口设计不合理或黏骨膜瓣松弛不够，导致黏骨膜瓣的张力过大，无法关闭创口。

2. 软组织损伤过多，创口与口腔相通。

3. 屏障膜放置不稳定，在愈合的过程中屏障膜发生移动。

4. 口腔卫生不佳。

因此术前对切口进行合理的设计、术中对黏骨膜瓣进行充分地减张和保护、固定好屏障膜、术后加强口腔护理，可以有效增加手术成功率。

（三）外置法植骨术的并发症及处理

1. 移植骨块吸收　外置式植骨手术术后植骨都会发生部分吸收现象，因此手术时可通过适当增大植骨块来弥补，如果植骨块吸收过多，会影响种植体的骨结合和美学效果。常见引起植骨

块大量吸收的原因有：①植骨块固定不稳；②植骨块骨质太疏松，皮质骨太少；③缝合时，植骨区未充分减张缝合导致创口裂开；④植骨区负载过早或者局部血供不丰富。为减少植骨块的吸收，可在移植骨块表面覆盖可吸收性胶原屏障膜；移植骨块稳固固定，降低骨块的微动；移植区进行充分的减张缝合，保证移植区域有良好的血供。

2. 供骨区的损伤 供骨区的术后损伤主要表现为术后疼痛、肿胀，有时会出现神经性损伤等症状。如颏部取骨或下颌支取骨后，有可能损伤颏神经、舌神经，导致下唇、舌前 2/3 出现感觉障碍的可能性。

3. 移植骨块感染 移植骨块感染会导致移植手术失败，抗感染无效时应该取出移植骨。吸烟或曾经吸烟患者移植骨感染的发生概率远高于不吸烟患者，应嘱患者术后戒烟或加以控制。糖尿病患者成骨效果较差，且伤口不易愈合，应慎用外置式植骨术。

（四）牵张成骨术的并发症及其处理方法

牵张成骨术术中的并发症主要有骨切开时舌侧软组织损伤、牵引区骨块分离、颊侧骨板折裂、牵引器安放困难和影响咬合等。术前严谨的设计，术中严格按照设计方案操作，一般可避免此类并发症的发生。

牵张过程中的并发症主要有牵张方向发生偏移、移动骨段及基骨发生骨折或坏死、移动骨段吸收或黏膜裂开、牵引器折裂。在牵张期出现并发症时，除了加强抗感染措施外，可适当放慢牵张速度，避免情况进一步加重。

（谷志远　王佐林　黄元丁　陈　江）

第二节　机械并发症及处理

种植义齿的机械并发症（mechanical complication）是指种植义齿部件出现机械性或结构性破坏，导致种植义齿完整性和功能发生丧失的状况。大多数机械并发症发生在完成种植修复后，但也可发生于种植和修复过程中，主要包括：修复体脱位、基台脱位、附着体固位力下降、冠体崩瓷、螺丝孔变形、基台螺丝折断、基台折断、种植体折断及修复体断裂等。机械并发症发生后，若长期未处理可能伴随生物学并发症（如种植体周炎）。

一、修复体、基台脱位

（一）临床表现

修复体或基台脱位（dislocation）是指种植体的上部结构或基台发生松动或脱落的情况，二者的临床表现极为相似。

1. 修复体脱位的临床表现 螺丝固位的种植义齿在冠固位螺丝松动时即可发生松动，当冠固位螺丝完全脱离栓道后，修复体脱落；粘接固位的种植义齿一旦松动则会直接脱落。

2. 基台松动的临床表现 修复体可出现水平向或冠根向的位移，单冠可能出现旋转。在基台未脱落前，基台脱位常被误诊为种植体骨结合失败。基台与种植体分离后，修复体与基台会整体脱落。

（二）主要诱因

1. 修复体脱位的主要诱因

（1）螺丝固位的种植义齿

1）冠固位螺丝在安装时扭矩未按要求达到规定的预负载（preload）。

2）修复体长期受到较大的非轴向力，冠固位螺丝产生金属疲劳并发生松弛脱位（不正确的调𬌗、错误的种植体植入位点和轴向都可能造成破坏性的非轴向力）。

3）修复体在安装时未被动就位，造成冠固位螺丝松动。

4）患者存在夜磨牙、紧咬牙等习惯，造成修复体负荷过大。

（2）粘接固位的种植义齿

1）使用了粘接力较弱的临时粘接剂（如氧化锌丁香油水门汀），其可在唾液环境下发生溶解，

视频：ER9-2
基台松动

且碎裂的可能性也较大。

　　2）基台高度过低，粘接面积过小，造成修复体在承受非轴向力时无法进行有效的对抗。

　　3）牙冠内壁与基台的间隙过大，粘接剂层受到牙冠微动的应力破坏发生破碎。

　　4）修复体长期受到较大的非轴向力。

　　5）牙冠未被动就位，或未能完全就位（图9-2-1）。

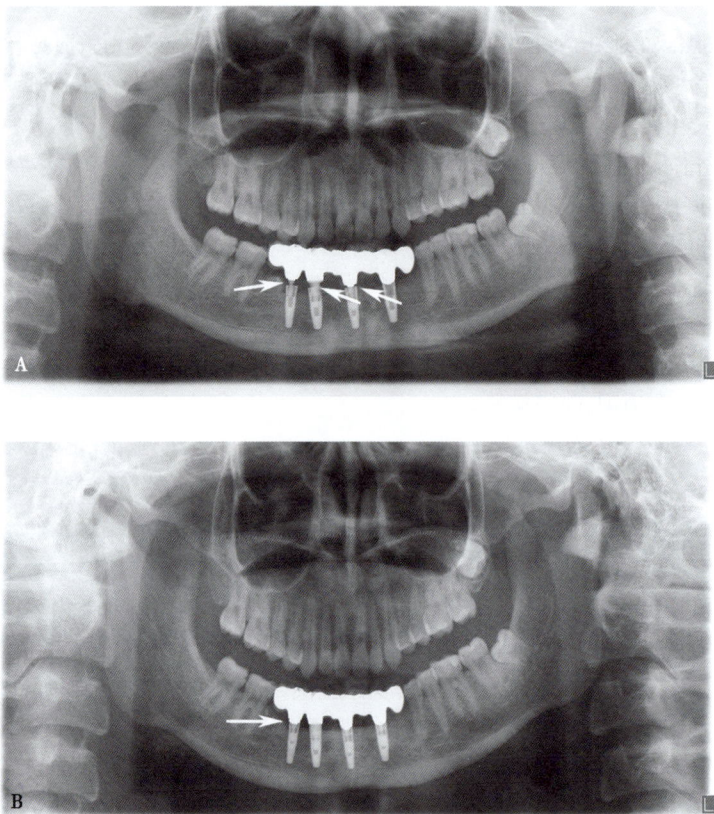

图9-2-1　全景片检查种植修复体就位情况
A. 未就位的修复体　B. 校正后完全就位的修复体

2. 基台脱位的主要诱因

（1）在安装基台时，扭矩未能达到厂家规定的预负载。

（2）基台受到骨、牙龈阻挡，或由于插入方位有误，未达到完全就位。

（3）基台受到过大的非轴向力，造成基台螺丝的松动脱位。

（4）基台螺丝发生金属疲劳，从而发生松动或断裂。

（三）处理方法

　　脱落的修复体或修复体-基台复合体可能被患者误吞入消化道，甚至误吸入气道。此外，基台长期松动会造成生物学封闭的破坏，诱发种植体周炎；基台松动还会造成种植体颈部应力集中，导致种植体折裂。因此，一旦发现脱位迹象应尽快检查，所有部件应消毒后重新戴入，逐项排查并消除可能的诱因，以避免该并发症的反复发生。

1. 修复体脱位的处理方法

（1）螺丝固位的种植义齿

　　1）检查冠固位螺丝，发现异常则进行更换。

　　2）检查对颌牙及修复体的咬合，若存在早接触或前伸、侧向𬌗干扰，则进行调磨或重新制作修复体。

3）按照预定扭矩重新旋紧螺丝，检查是否存在非被动就位，一旦发现则重新取模制作新的修复体。

4）检查患者存在的咬合副功能，制作𬌗垫。

（2）粘接固位的种植义齿

1）检查基台的粘接面高度，若不足可采取调磨、正畸压低对颌牙或更换修复体固位方式（如螺丝固位基台、基台一体冠）等方法增加固位力。

2）粘接基台表面喷砂，增加微观粘接面积。

3）若发现为临时粘接剂，则更换为永久性粘接剂重新固位。

4）检查内冠与基台的间隙，若间隙过大则重新取模制作。

5）检查是否存在前伸、侧向𬌗干扰，一旦发现则进行调𬌗或重新制作修复体。

6）若牙冠与基台在颈缘的密合度差，则需重新取模制作。

2. 基台脱位的处理方法

（1）去除上部修复体：对于粘接固位修复体，如修复体制作了舌侧脱位球，可先尝试用脱冠器拆除牙冠，然后卸下脱位的基台；若冠的𬌗面预留了开孔，可清除封堵物，扩大开孔内径，用螺丝刀拆卸基台螺丝，取下基台和修复体（图9-2-2）；对于𬌗面未预留开孔的修复体，需制备通向基台螺丝的孔道，以便于拆卸；若以上方法均不可行，则必须破拆修复体。对于螺丝固位修复体，只需卸除冠固位螺丝即可去除上部修复体。

（2）检查修复体周牙龈及袖口内壁，如存在炎症或感染，需用生理盐水、过氧化氢进行冲洗，安装型号适宜的愈合帽，一周后复查进行后期处理。

（3）检查修复体的咬合，若存在早接触或前伸、侧向𬌗干扰，则进行修复体的调整或重新制作。

（4）检查基台在口内的就位情况，若有异常应重新安装。

（5）若基台接口处有损坏，应更换新基台，并取模制作新的修复体。

（6）若基台固位螺丝发生损坏，应及时进行更换。

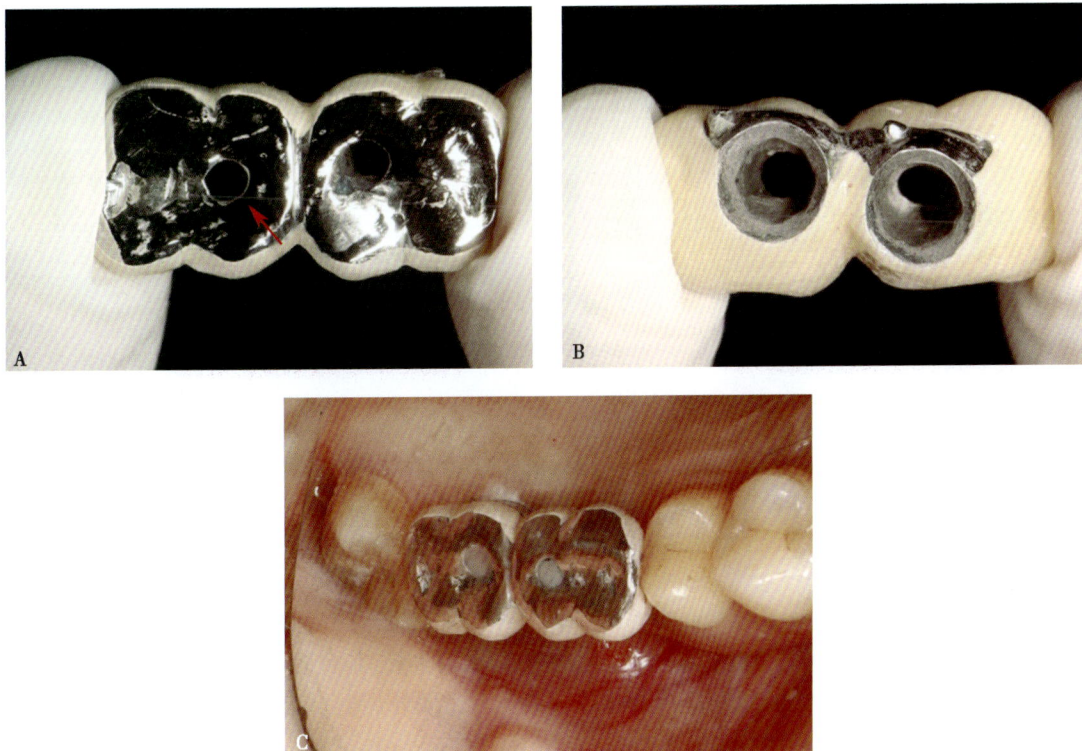

图9-2-2　修复体𬌗面预留开孔及舌侧脱位球

A. 𬌗面预留开孔　B. 修复体底冠上的舌侧脱位球　C. 戴入口内使用树脂材料填塞𬌗面开孔

二、基台螺丝折断

（一）临床表现

基台螺丝是发生折断概率最高的种植义齿部件，其折断部位常位于螺纹上端的颈部，也可能发生于螺纹部位。基台螺丝折断常发生于戴牙的加力过程中，但也可能在修复体负载后发生。临床表现为修复体与基台的同时松动，为了和基台螺丝松动相鉴别，可通过根尖片进行检查。

（二）主要诱因

1. 基台中央螺丝的材料强度不足　这种情况多见于非原厂加工的螺丝，在螺丝加力时容易直接发生折断。

2. 基台螺丝的预负载丧失　即螺丝发生松动，这将使种植体与基台、牙冠之间的连接变得不再紧密，各部件之间出现间隙和非均衡接触。这时，修复体承受的负载将不能完全传递至种植体，而会部分转移至基台螺丝，造成其内部应力的变化。如果此时没有及时处理，则可能发生螺丝的折断。

3. 螺丝加力时扭矩过大，超过了金属材料的极限强度。

（三）处理原则

1. 一旦发现基台螺丝折断，需立刻取出并予以更换。

2. 如果是基台螺丝在断裂前已有松动，则可使用超声工作尖以震动法使其脱出。

3. 如果基台螺丝是在加力时断裂的，则先后采用震动法和逆时针攻丝法进行尝试。

4. 若发现更换新的基台螺丝后，仍有滑丝现象，则可能种植体内壁的栓道螺纹被破坏，此时需用特殊工具对内部栓道重新进行攻丝预备。

5. 若各种方法均无法完全取出深部的断裂基台螺丝，则只能完全磨除螺丝残片，进行种植体支持的桩核冠修复，或取出旧种植体，择期重新种植。

三、基台折裂

（一）临床表现

基台折裂（图 9-2-3）时，临床表现为义齿的松动或脱落，当种植体支持覆盖义齿的基台发生折裂时可造成总义齿的旋转和撬动。

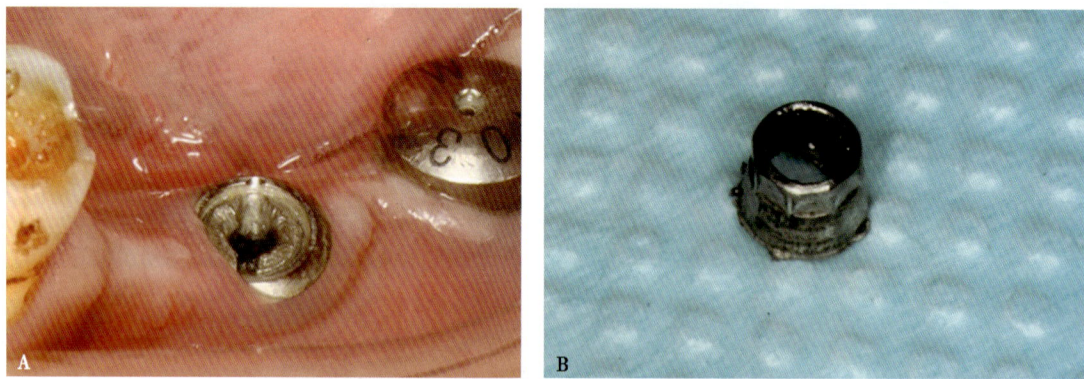

图 9-2-3　断裂的基台
A. 残留在种植体中的断裂基台　B. 取出后的基台基底部

（二）主要诱因

基台折裂的主要原因是受到长期的破坏性应力和金属疲劳，基台的材料强度是抗折裂的主要因素。研究发现，钛基台的抗折裂强度高于氧化锆基台。此外，基台折裂的发生概率与基台颈部的直径有关。

1. 戴牙操作时基台未完全就位，或由于加工精度不足使基台与种植体间有间隙，这时基台颈部会产生过大的应力集中点，导致基台颈部折裂。

2. CAD/CAM 的个性化切削基台存在加工缺陷时,其薄弱点处的应力增大,可导致基台薄弱处折裂。

3. 基台所受负载过大(轴向力、非轴向力)或患者存在咬合副功能,可加速金属疲劳从而导致基台的折裂。

(三)处理原则

1. 发现基台折裂后,应尽快更换新的基台和上部修复体,并仔细检查排除临床诱因。

2. 基台折裂时,基台螺丝常保持完好,因此义齿与种植体之间仍会保持连接。这时需要拧松基台螺丝,将整个义齿和断裂的基台残片一并取出进行更换。

3. 对于存在莫氏锥度的内连接基台,残留在种植体内部的基台残片往往很难取出,需要借助超声器械工作头将其振松,再完成残片的清除。

四、种植体折裂

(一)临床表现

在所有的机械并发症中,种植体折裂是最棘手的。种植体的折裂多发生于颈部,但少数病例可发生于体部。

1. 种植体颈部发生折裂时,基台螺丝的正常连接会受到破坏,基台和修复体的稳定性下降,临床上表现为牙冠的松动,甚至继而发生种植体周炎。X线片可见种植体颈部有斜行的断裂线,断裂的残片可能出现明显的移位。

2. 当种植体的体部发生折裂时,临床上多表现为局部疼痛,无法咀嚼;X线片检查可见种植体骨下的折裂线,多为水平向,此外还可发现种植体上部断片的移位。

(二)主要诱因

1. 钛金属骨内种植体缺乏天然牙的牙周膜,在承受负载时缺乏生理动度。当其受到水平或侧向力时的,若屈矩过大且超出弯曲形变范围,则可能造成种植体本身的折断。

2. 种植体材料的强度不足,或存在设计缺陷。如窄颈种植体的外壁较薄,在手术中操作不当或负载较大时容易发生折裂。

3. 基台或修复体发生松动,患者未及时处理时也可能造成种植体颈部应力集中,从而导致种植体的折裂。

(三)处理原则

1. 发现种植体折裂后,应拆卸基台和修复体,以免导致生物并发症。

2. 在植入新的种植体之前,应手术取出组织内的全部残留物。若剩余骨量充足,可即刻植入新的种植体;若余骨量不足,可暂行引导骨再生术恢复骨量,待4~6个月再进行种植体植入。

3. 种植体折裂后残留物的取出有多种手术方法,如使用骨环钻、拔牙挺,或唇颊侧皮质骨板开窗等。

五、修复体断裂

(一)临床表现

无论是种植支持固定义齿还是覆盖义齿,都可能出现修复体断裂(图9-2-4),从而影响外观、固位力及患者的咀嚼功能。

(二)主要诱因

1. 咬合力过大,如存在咬合高点、夜磨牙、紧咬牙等。

2. 支架或义齿加工缺陷,如气泡、杂质、焊接缺陷等。

3. 种植义齿设计缺陷,如种植体数目过少、单颗种植体支持力不足或悬臂过长。

4. 材料抗力不足,材料疲劳。

5. 修复支架非被动就位。

(三)处理原则

1. 取下断裂的修复体、基台或覆盖义齿。

图片:ER9-5 根尖片可见断裂的种植体

画廊:ER9-6 取出折裂的种植体

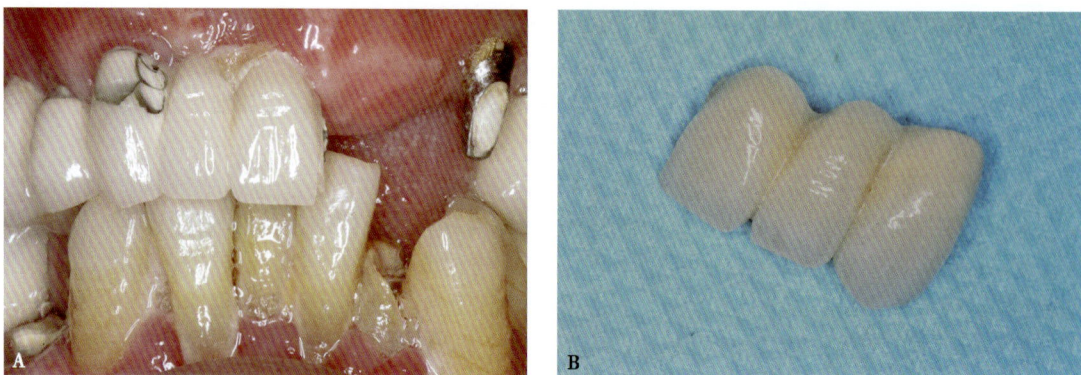

图 9-2-4　断裂的种植义齿
A. 断裂的修复支架（13—23）　B. 断裂的修复体（21—23）

2. 通过根尖片或 CBCT 进行评估，检查种植体周围骨缺损情况。

3. 寻找修复体断裂的原因，重新设计制作，恢复种植义齿上部结构。

（黄元丁）

第三节　生物学并发症及处理原则

一、定义

种植义齿的生物学并发症是指发生于种植体周围软、硬组织的炎症性损害，包括：种植体周黏膜炎（peri-implant mucositis）和种植体周炎（peri-implantitis）。

1. 种植体周黏膜炎（peri-implant mucositis）

（1）定义：种植体周黏膜炎是局限于种植体周软组织、与菌斑相关的病理状态，不累及深层骨组织，去除菌斑后症状可逆转。

（2）临床表现：种植体周软组织探诊出血、黏膜红肿和 / 或溢脓，可出现探诊深度增加。影像学检查显示种植体初期骨改建后（≤2mm）无进一步骨吸收。

（3）组织学观察：可见种植体周结合上皮侧方明显炎症病损，大量的炎症细胞浸润。

（4）微生物和免疫学特征：无特异或独特的细菌或致炎细胞因子。

2. 种植体周炎（peri-implantitis）

（1）定义：种植体周炎是指菌斑为始动因素的种植体周黏膜炎症和进行性种植体周骨丧失。

（2）临床表现：轻探出血和 / 或溢脓，探诊深度较基线检查增加和 / 或黏膜缘退缩，影像学检查显示骨丧失。探诊深度与骨吸收相关，不同患者骨吸收的进展速率不同。有基线资料者，轻探出血和 / 或溢脓，探诊深度较基线检查增加，除最初骨改建外存在骨丧失。缺乏初始 X 线片和探诊深度时，轻探出血和 / 或溢脓，探诊深度≥6mm，影像学检查显示≥3mm 的骨丧失。

（3）组织学特征：病损延伸至结合上皮或袋上皮根方，含大量浆细胞、巨噬细胞和中性粒细胞。种植体周炎的病损大于种植体周黏膜炎，也大于牙周炎。

（4）微生物和免疫学特征：无特异或独特的细菌或致炎细胞因子。

二、种植义齿生物学并发症的致病因素

1. 细菌感染因素　口腔卫生不良、种植体周菌斑微生物的量及菌群发生变化是种植体周病的始动因素。

2. 生物力学因素　咬合过载是种植体周炎的重要促进因素。

3. 手术方面因素　种植体埋入过深、手术技术操作等。

4. 修复方面因素

（1）种植修复体邻接关系不良、自洁作用差、边缘有悬突、边缘密合性差易使菌斑聚集，从而

引发炎症。种植修复体表面应高度抛光，使之不易滞留菌斑。良好的种植修复体外形应利于自洁、尖窝沟嵴形态适当、邻面接触关系良好、无食物嵌塞、外展隙大小适合。

（2）种植体"袖口"过深，形成牙周袋样结构；或因袖口过深，修复体边缘位于龈下，或粘接剂溢出进入龈下，长期慢性刺激会产生炎症。

5. 患者全身健康状况　患有牙周病、糖尿病且口腔卫生差的患者更易于患种植体周炎。

6. 其他因素　种植义齿类型、种植体表面处理、吸烟、酗酒、角化牙龈缺失等。

三、种植义齿生物学并发症的处理措施

1. 处理原则

（1）种植体周黏膜炎处理原则：及时发现并去除局部黏膜刺激因素，局部牙石洁治、冲洗上药，控制感染，教会患者自我菌斑控制的方法并定期复查。良好的口腔卫生和专业的种植义齿维护可使种植体周黏膜炎恢复至健康状态。

（2）种植体周炎的治疗原则：包括去除菌斑、控制感染、消除种植体周袋、控制骨丧失、诱导骨再生。

2. 处理办法

（1）种植体周黏膜炎处理：种植体周围洁治清除菌斑，局部冲洗并上药，以促进炎症病变的愈合。以3%的过氧化氢溶液或0.12%的氯己定溶液进行龈沟冲洗，然后局部涂布碘甘油或碘伏，必要时口服抗生素。种植义齿修复后应加强口腔卫生宣教，嘱患者注意保持良好的口腔卫生，及时清除食物嵌塞，避免长期刺激局部黏膜。定期复查，清洗修复体及口腔洁治，发现问题后及时就诊，查明原因以便处理，必要时拆除不良修复体重新制作，以免发生更严重的并发症。

（2）种植体周炎处理

1）机械清除菌斑：手工洁治、超声波洁治和喷砂洁治三种方式。

2）激光治疗：能去除种植体表面污染，有效清洁种植体且不损伤种植体表面，对种植体周围去污、清创、切割等方面非常有效。特定的波长很少被种植体吸收，不会造成种植体表面温度升高。常见的用于治疗种植体周炎的激光有半导体激光、Er: YAG 激光及 Nd: YAG 激光等。

3）药物治疗：包括局部用药和全身用药。

局部用药以抗菌药物为主，主要有三种：四环素类、甲硝唑类和氯己定。常用盐酸米诺环素、甲硝唑局部给药。

种植体周炎中的微生物主要是革兰氏阴性厌氧菌，可以考虑全身应用抗厌氧菌特效药，或者在细菌培养和药敏试验指导下选择药物，如硝基咪唑类、四环素类等。全身抗生素的应用在不同程度上减慢或阻止种植体周炎的进一步发展，但是由于其副作用和药理上的个体差异性，临床应用时必须考虑适应证、药物的选择及用药的时限等问题。

4）手术治疗：是目前国内外治疗种植体周炎最普遍使用的一项技术，包括切除性手术和再生性手术两种，适用于中、重度牙槽骨吸收、二壁和三壁骨缺损。手术治疗必须在软组织炎症和种植体表面污染彻底地得到控制后进行。

①切除性手术：包括龈切除术和根向复位瓣术，适应于种植体在非美观区、中、重度水平型骨吸收、一壁和二壁骨缺损者。目的是使牙周袋变浅，修整骨外形并彻底清洁种植体表面，再用柠檬酸或盐酸四环素等去除毒素，促进新附着的形成（图9-3-1A～F）。

②再生性手术：适用于中、重度垂直型骨吸收，二壁和三壁骨缺损者。包括引导骨再生术、骨移植术等，手术治疗都能取得良好的临床效果，能有效地填补骨缺损、改善软组织形态，增加种植体周围骨组织新生骨量和再次骨结合率，种植体的稳固性得到了提高。

术前准备包括清洁种植体，尽量消除软组织炎症；术前两天开始口服抗生素，可选用甲硝唑、阿莫西林及四环素类药物等。

手术过程：局麻下翻开黏骨膜全厚瓣，彻底刮治，去净肉芽组织。种植体表面处理：①机械清洁：可采用专用刮治器或气压喷磨设备30～60秒彻底清除种植体表面的菌斑、牙石和大部分内毒素；②化学清洁：可使用四环素溶液或饱和柠檬酸液处理根面1分钟，然后用生理盐水彻底冲洗。将自体骨或骨替代材料植入种植体周围的骨缺损区，用合适的屏障膜完全覆盖植骨区，注意保证

ER9-11

视频：ER9-11
引导骨再生术
治疗种植体周
炎的过程

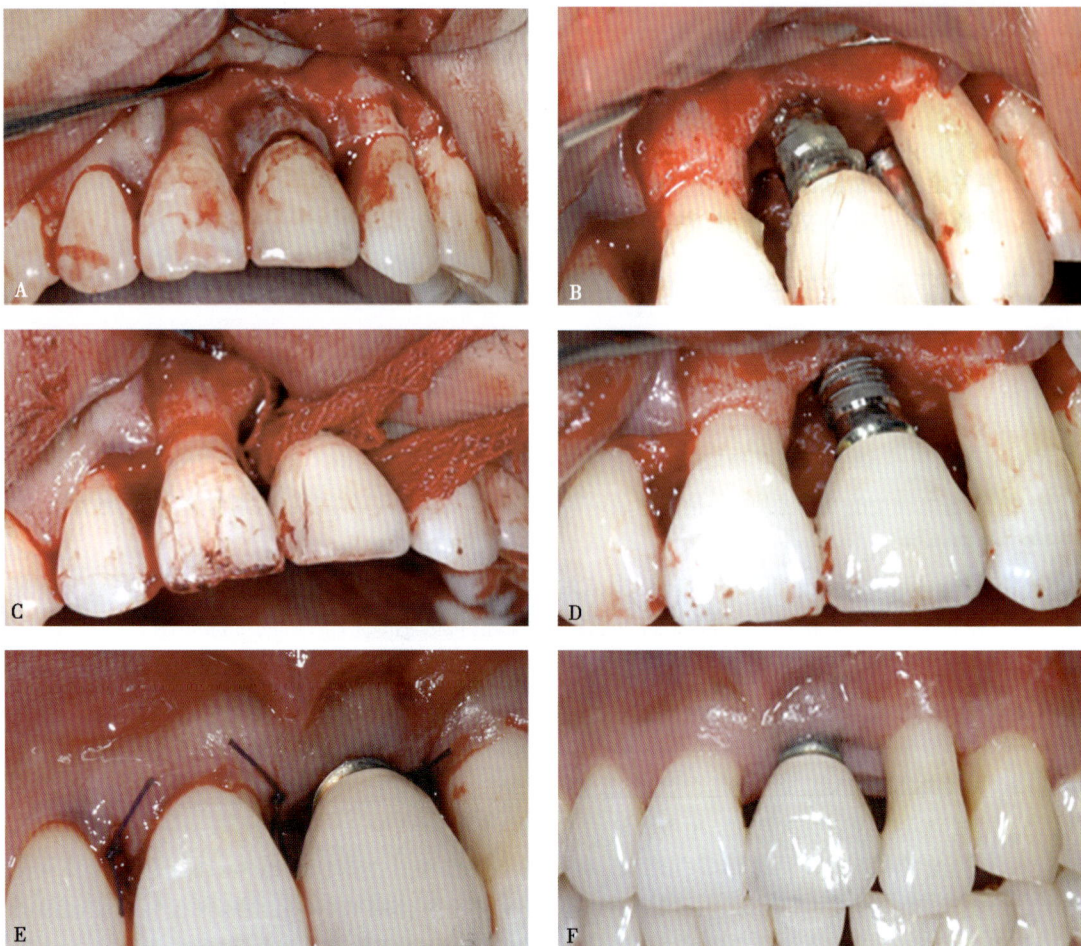

图 9-3-1　种植体周炎切除性手术过程

A. 种植体周炎　B. 刮除种植体颈部感染组织　C. 种植修复体颈部清洁抛光　D. 彻底清创　E. 缝合
F. 愈合后口内像

膜的稳定性。软组织瓣复位，应完全覆盖移植材料，最好无张力缝合，如软组织量不足，可采用冠向复位法缝合。

5）调𬌗治疗：种植体和骨组织之间是骨性结合，种植体周围不存在天然牙的牙周膜结构，种植体和骨组织间的结缔组织和上皮组织都很脆弱，临床医生应该谨慎的控制咬合力。当种植体所承受的咬合力过大，超过了骨组织及种植体的生理极限，就会造成种植体周围骨质的微小骨折，使得种植体周围骨密度降低，因此有必要经常进行调𬌗治疗。

（3）防治方案——序列阻断支持疗法：序列阻断支持疗法（cumulative interceptive supportive therapy，CIST）是一种治疗上的策略，它依靠临床和影像学诊断，根据损害的严重性和范围来决定治疗方案，以阻止种植体周损害继续进展。CIST 方案包括 4 项治疗程序，可以联合应用，并依据临床症状进行序列治疗：机械性治疗、局部抗菌治疗、全身应用抗生素及引导骨再生术、翻瓣术和切除手术，具体介绍如下：

1）用橡皮杯和抛光膏机械清洁：丙烯酸树脂洁治器清除结石，进行更有效的口腔卫生宣教。

2）抗菌治疗：使用 0.1%～0.2% 的氯己定液 10mL 含漱 30 秒，持续 3～4 周，辅以局部应用氯己定液（0.2%～0.5%）冲洗。

3）抗生素疗法

①全身应用奥硝唑（0.5g，每日 2 次，口服）与阿莫西林（0.25g，每日 2 次，口服）联合使用 10 天。

②局部应用控释抗生素（25% 四环素控释纤维）。

4）外科方法

①切除性外科方法：在缺损区骨成形后行根向复位瓣术。

140

②再生性外科方法：用大量生理盐水冲洗缺损区，放置屏障膜，复位黏骨膜瓣、缝合，术后仔细观察几个月，用氯己定凝胶控制菌斑。

（4）种植修复失败后的处理：当种植体周围出现无法控制的感染，种植体松动，X线片显示种植体周围透射影即可判断种植修复失败。对于失败的种植体，应尽快取出。取出种植体后的种植窝内往往存留大量肉芽组织，要仔细搔刮骨壁，暴露正常骨组织后用纱布卷压迫伤口止血。必要时给予抗生素。2个月后复诊。如果骨组织愈合良好，在保证能够避免上次失败的情况下可以再次行种植术或选择其他修复方法（图9-3-2A～E）。

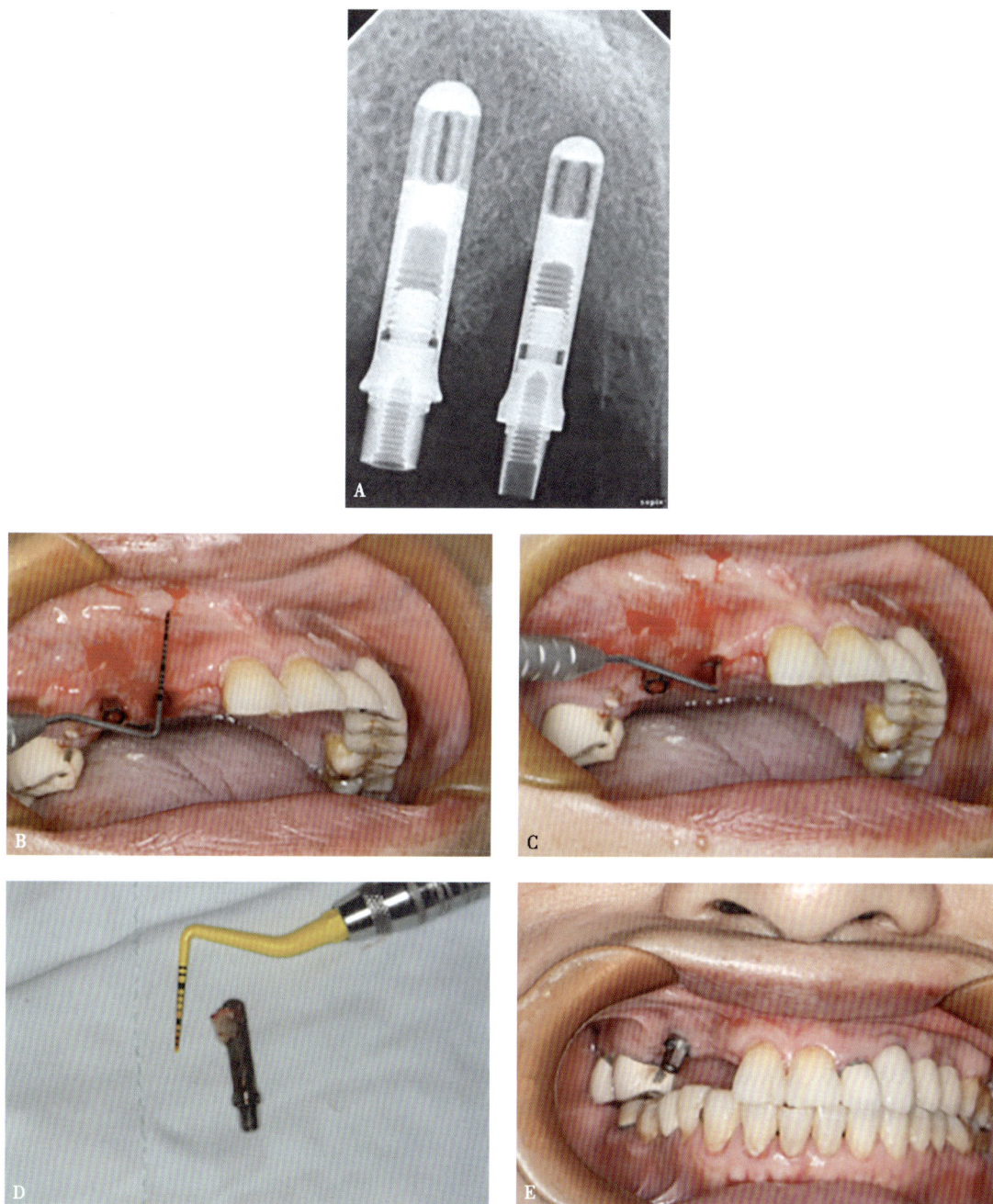

图 9-3-2　手术取出 13 失败的种植体过程

A. X线片示 13 种植体周炎　B. 牙周探诊　C. 13 种植体周围袋深 14mm　D. 手术取出种植体　E. 术后 1 个月复查

（汤春波）

第十章 种植义齿维护

第一节 种植义齿的维护

相比于传统修复方式，种植义齿费用昂贵、患者期望值高，维持其长期稳定性具有重要意义。除了治疗方案、种植手术及修复技术的影响外，患者戴牙后的维护对于种植义齿长期良好的使用也非常重要。

种植义齿的维护需要患者与医师积极配合，从而达到维持种植义齿长期稳定的目的。对患者的口腔卫生宣教应贯穿于种植修复治疗的全过程。术前评估时应详细询问患者的口腔卫生习惯，包括口腔清洁是否有规律、刷牙的时间及次数、清洁工具等，并检查患者的口腔卫生状况，建议患者使用恰当的清洁工具，指导患者掌握正确的清洁方法。最终完成修复后应再次强化口腔卫生宣教，特别是义齿邻间隙和种植桥龈端部分的清洁。此外，应帮助患者建立正确的咀嚼习惯，以避免种植义齿接受不良应力。

通过复诊可以及时发现种植义齿出现的问题并进行相应专业维护，达到"早发现、早诊断、早治疗"的目标。复诊内容包括主观感觉、临床检查和影像学检查三个方面。患者的主观感觉能够引导医师进行检查并发现相应问题，主要包括主观满意度评估及是否出现疼痛、松动等异常感觉。医师的临床检查对于早期发现种植义齿的异常情况至关重要，需要对修复体、种植体周软组织、口腔卫生状况、美学和咬合情况等进行综合评估，发现问题应及时给予干预，预防或阻断疾病进程，将危害降至最低程度，避免造成不可挽回的损失。影像学检查也是复诊的重要内容之一，种植体周骨吸收情况是影像学检查关注的重点，此外，影像学检查还可用于评估种植体周骨密度、是否存在粘接剂残留、种植体机械结构的内部情况如基台是否完全就位、义齿是否折裂等。

一般建议患者戴牙 3 个月和 1 年后进行复诊，以后每年复诊 1～2 次。复诊时间并非一成不变，可根据检查结果调整复诊计划，必要时适当缩短间隔时间。此外，需向患者强调，当种植义齿出现以下任何一种情况时尽快就诊：①种植义齿或义齿部件松动、脱落；②种植义齿损坏，包括修复体崩裂、金属支架断裂及义齿折断等；③种植义齿周疼痛、黏膜红肿、溢脓等。

一、种植义齿的自我维护

1. 保持良好的口腔卫生 种植部位的局部口腔卫生与种植体周炎的发生密切相关，良好的口腔卫生是避免种植体周骨丧失的必要条件。具体方法将在后面的章节中做介绍。

2. 戒烟 建议患者戒烟，以防止吸烟影响种植体的成功率的。对于无法成功戒烟的患者，尽量将烟量控制在 10 支 /d 以内。控烟是一个漫长的过程，因此口腔医师务必制订一个详尽而长期的计划，并定期复查、反复教育，保证效果。对于吸烟的患者，良好的口腔卫生尤为重要。

二、种植义齿的专业维护

1. 种植义齿菌斑控制 包括机械方法和化学方法，具体将在后面的章节中做介绍。

2. 治疗牙周病 牙周病患者作为一个特殊的种植义齿治疗群体，修复难度较大，必须引起医师及患者足够的重视。相对于牙周健康的患者，牙周病患者的种植修复显得较为复杂，从术前、术中到术后应遵循完整的序列性治疗计划，其中随访内容应包括：①学会正确的刷牙方法和养成良好的口腔卫生习惯，保持口腔卫生；②定期对天然牙行龈上洁治术、根面平整术，以消除龈上和龈下的菌斑、牙石，并对种植义齿进行专业维护；③消除其他一些局部刺激因素；④药物治疗；⑤纠正全身因素或环境因素，如吸烟等；⑥及时、定期复查口腔卫生情况并根据具体情况作出相应处理，严格遵循医嘱。

3. 控制糖尿病　要提高糖尿病患者种植术的成功率，血糖的控制被认为是最关键的因素。对于糖尿病患者，有必要将血糖水平控制在正常或接近正常水平，在此基础上加强抗感染并力求将由于血糖过高所致的一系列病理改变降至最低，这需要与糖尿病专科医师合作。对于糖尿病患者的随访计划，应包括健康的饮食及生活方式、口腔卫生习惯、戒烟，必要时使用胰岛素。

（邓飞龙）

第二节　种植义齿洁治器械及使用原则

一、家庭日常使用的种植义齿清洁工具

（一）牙刷

1. 牙刷的选择与维护　最好选用保健牙刷，刷头小，含2～3排刷毛，刷毛细而有弹性、吸水性差、耐磨性强、每根刷毛直径为0.18～0.20mm、刷面平坦、毛端加工磨圆或变细，以确保既能有效地去除牙菌斑，又不会损伤牙齿和牙龈；刷毛质地根据刷牙方法选择，常用软毛或中软毛，以减少对牙龈或牙齿的刺激和磨损。牙刷柄与刷毛最好呈垂直或接近垂直状。每次刷完牙，应将牙刷洗净，刷头朝上放入杯内，置于通风干燥处；每1～3个月应更换一把新牙刷，如发现刷毛散开变曲、倾斜，应及时更换。

2. 刷牙方法　使用正确的刷牙方法，在彻底刷净的同时避免损伤牙龈或把食物残渣塞进牙间隙，具体方法如下：

（1）改良Bass刷牙法（水平颤动拂刷法）：将刷头放于牙龈-牙（牙龈-义齿）交界区，使刷毛毛束与牙长轴成45°角，毛尖指向根尖方向，毛端向根方轻轻加压，使毛束末端一部分进入龈沟，一部分在沟外并进入邻面，将牙刷做近远中方向水平颤动4～6次，刷动时牙刷毛末梢仅移动1mm左右，然后将牙刷向牙冠方向转动，拂刷颊面，以便除去龈缘附近以及邻面的菌斑；刷完第一个部位后，将牙刷移至下一组2～3颗牙的位置重新放置，注意与前一个部位保持有重叠的区域，继续刷下一个部位，按顺序刷完上下颌牙齿的唇（颊）面；用同样的方法刷后牙的舌（腭）面，刷上下颌前牙的舌面时，竖起刷头，以刷头前部接触近龈缘处的牙面，上下颤动；刷咬合面时，刷毛指向咬合面，稍用力前后来回刷；依次移动牙刷至邻牙，每次移动牙刷时保证有适当的重叠，重复上述步骤。

（2）Roll刷牙法：即为竖刷法，更适用于牙龈退缩的患者，刷毛不进入龈沟，不会损伤牙龈，且能有力去除菌斑。具体如下：先将牙刷刷毛与牙齿长轴平行，使刷毛毛端指向龈端，轻轻接触牙龈，然后加压转动牙刷向冠方，使刷毛与牙齿长轴成45°角；转动牙刷，使刷毛由龈缘向𬌗方刷，即刷上牙时刷毛顺着牙间隙往下刷，刷下牙时刷毛顺着牙间隙往上刷；每个部位刷5～6次，每次移动牙刷时保证有适当的重叠，重复上述步骤。

（3）静止刷牙法：将牙刷放置于牙齿和牙龈交界处，牙刷的刷毛与牙龈成45°角，刷毛尖端指向牙龈方向，轻轻施压至牙龈稍变白；保持刷毛在同一部位，旋转颤动4～6次，注意不要前后移动刷头；将牙刷向牙冠方向移动，速度不要太快；依次移至下一目标区域，每次移动牙刷时保证有适当的重叠，重复上述步骤。

（4）圆弧刷牙法：将牙刷放入口腔前庭，用较快、较宽的圆弧状动作，轻轻的从上颌牙龈刷至下颌牙龈，再从下向上，重复圆弧状动作数次，移至下一目标区域，每次移动牙刷时保证有适当的重叠，重复上述步骤。需注意的是，使用圆弧状刷牙法，前后牙的舌、腭面用同样的方法，只是上下颌牙需分开刷。上下颌前牙切缘对切缘接触，同样用圆弧形方式，洗刷前牙的唇面。

很多专家推荐改良Bass刷牙法，因为它可以提高刷牙效率并避免对牙龈和种植体造成损伤。然而没有一种刷牙方法适用于所有种植牙患者，选择正确的刷牙方法需要综合考虑患者的牙齿排列、牙周组织损坏程度以及患者的手法等因素。最理想的刷牙方法是在短时间内去除所有菌斑而

ER10-1

视频：ER10-1
改良Bass刷
牙法（水平颤
动拂刷法）

学习笔记

不损伤组织，但目前尚未发现哪种方法明显优于其他方法。比选择刷牙方法更重要的是患者是否主观上重视有效地刷牙。

总之，在刷牙过程中，应做到面面俱到，兼顾前后、上下、左右、颊舌侧，尤其是操作不便的区域，反复刷、来回刷。患者应遵循的刷牙原则是分区洗刷、依次洗刷、三面洗刷、重复洗刷。

（二）牙线、牙间隙刷

种植修复完成后，种植义齿之间、种植义齿与天然牙之间以及附件、义齿组织面下的菌斑由于所处位置特殊，仅靠刷牙很难去掉，因此还需要采用一些特殊的牙间清洁器（如牙线、牙签等），帮助去除牙间隙的菌斑及食物残渣。牙线、牙签、牙间隙刷是对牙刷的良好补充，用于牙刷难以清洁到的部位，从而使口腔清洁更为彻底。

1. **牙线（dental floss）**　使用牙线可以有效去除种植义齿之间、种植义齿与天然牙之间、天然牙之间以及义齿龈缘下的食物残渣，尤其适用于龈乳头没有明显退缩、牙间隙正常的患者，从而保证种植义齿与天然牙的健康。饭后使用牙线认真清洁每一颗牙齿，配合有效的刷牙、使用漱口护理液，将会非常有效地防止菌斑附着和牙石产生，从而有效的预防牙周炎和种植体周黏膜炎。使用牙线最好每日至少1次，特别强调晚饭后使用。

（1）牙线的选购：以柔软有弹性为主。

（2）使用方法：取一段20～25cm长的牙线，将其两端分别缠绕于双手的中指上，拉紧，（亦可末梢打结形成线圈，两手中指勾住）用拇指和示指指腹控制牙线，左右手指间留约2～3cm长的牙线。把牙线放在两颗牙齿之间的牙间隙中，向牙龈方向轻柔地施加压力，左右拉动牙线，使牙线顺利通过牙齿间接触点、滑入牙间隙，在接触点较紧而不易通过的情况下，应牵动牙线在接触点以上做水平向拉锯式动作以逐渐通过接触点，然后手指间轻轻加压，使牙线到达接触点以下的牙面，进入龈沟底以清洁龈沟区。切忌使用暴力把牙线压入牙间隙，因为暴力会导致牙龈、牙乳头的损伤。牙线进入牙间隙后压紧牙线，向近中或远中紧贴牙颈部并包绕牙面使牙线与牙面有较大面积的接触，做颊舌向和𬌗龈向的来回移动，轻柔而彻底地清洁前、后牙齿的邻面，然后向咬合面方向把牙线取出。重复以上步骤4～6次，直到清洁好每一颗牙齿的邻面。注意勿遗漏最后一颗牙的远中面。处理完每一区域的牙齿后，以清水漱口，漱去被刮下的菌斑及软垢。

种植体支持的全口义齿通常采用特殊的牙线，利用较细较硬的一端穿入桥体基底部，使后端的蓬松部分轻松进入牙间隙（图10-2-1A～F）。

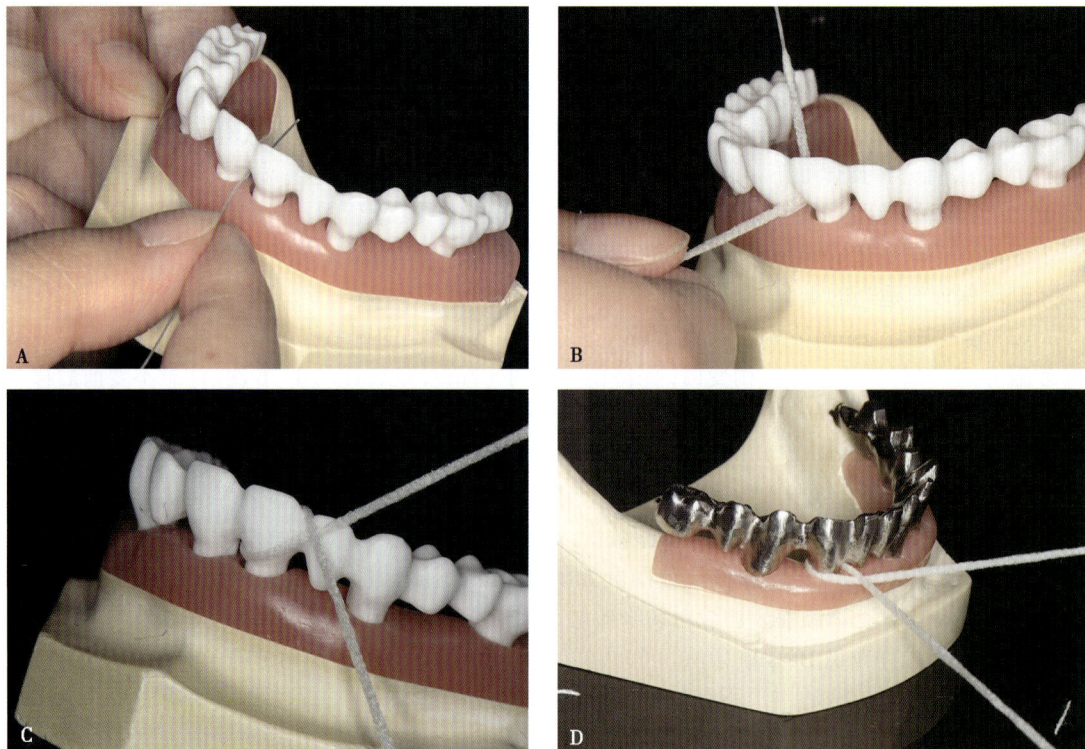

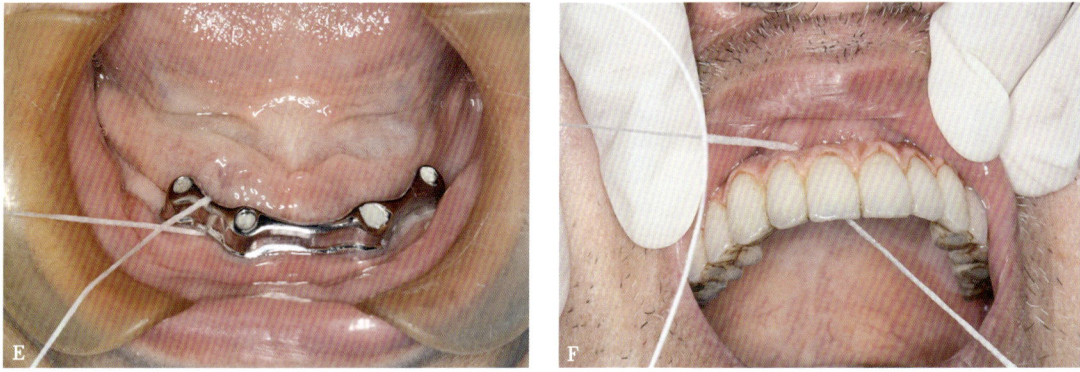

图 10-2-1　使用特殊的牙线清洁种植义齿
A. 牙间隙较大区域用牙线较细硬的一头穿过　B. 牙线后面蓬松部分被带入清洁邻间隙　C. 清洁种植支持的固定桥基底端　D. 清洁种植体龈沟区　E. 清洁种植体支持的杆附着体基底端　F. 清洁种植体支持的固定桥基底端

　　2. 牙间隙刷　用于清洁牙间隙较宽的邻面，以及基台近远中邻面的菌斑。根据清洁区域不同分为直型或成角型，一些牙间隙刷产品可调节角度以适用于前、后牙。牙间隙刷分为刷头和刷柄两部分，刷头可更换，刷毛植于一根细金属丝上，呈圆锥形，插入牙间隙来回刷动以除去菌斑和食物碎屑（图 10-2-2）。

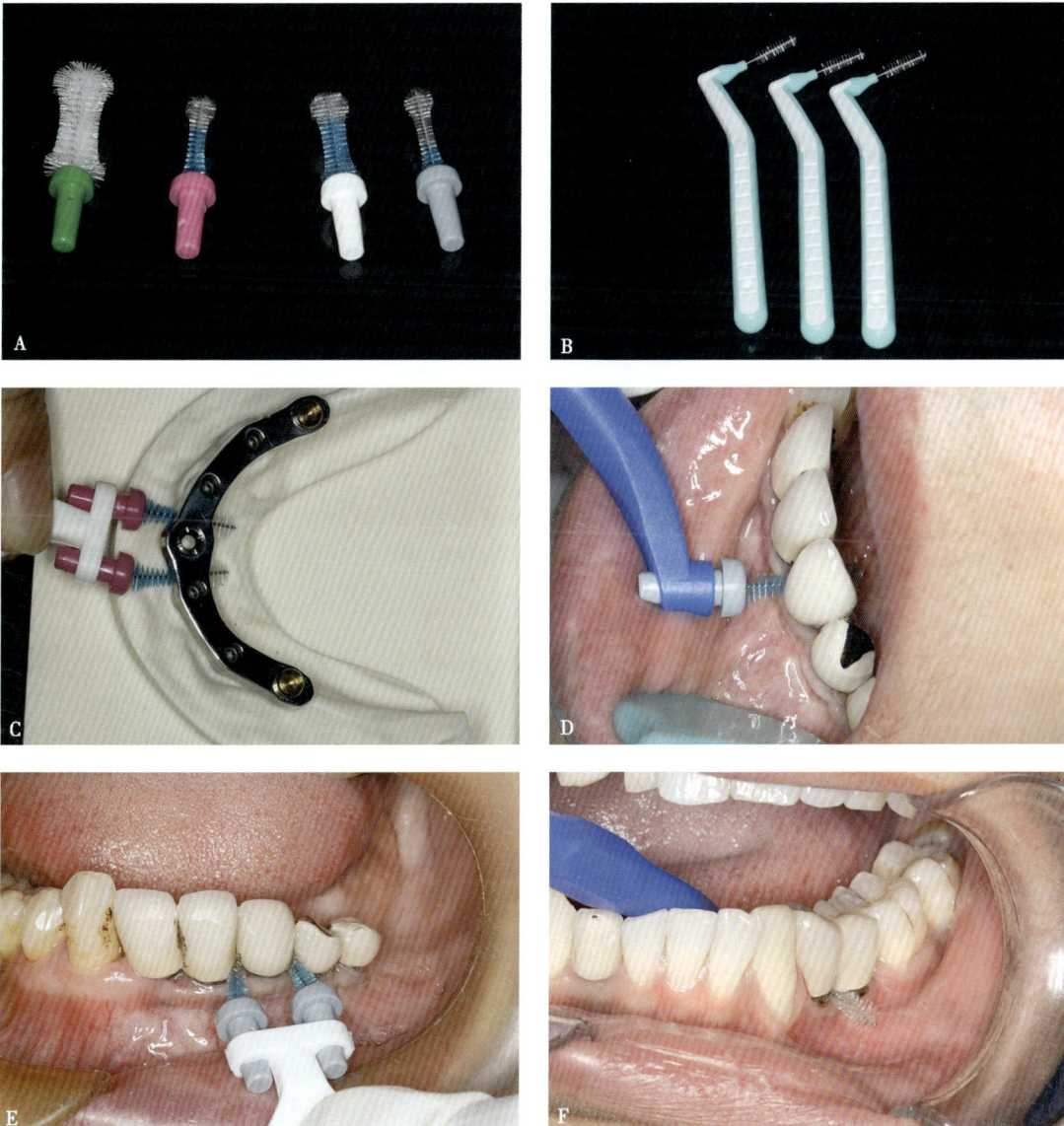

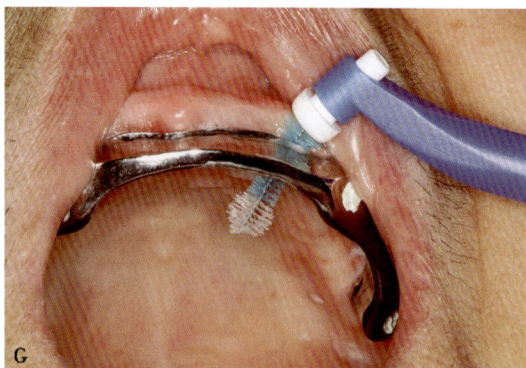

图 10-2-2　多种牙间隙刷用于种植义齿的清洁
A. 不同大小的牙间隙刷头　B. 长柄带角度的牙间隙刷　C. 双头牙间隙刷清洁杆附着体基底部　D. 较细的单头牙间隙刷清洁上颌前牙间隙　E. 较细的双头牙间隙刷清洁下颌牙间隙　F. 牙间隙刷从舌侧向颊侧清洁牙间隙　G. 牙间隙刷清洁种植体支持的研磨杆基底部

ER10-3

画廊：ER10-3
种植义齿洁治器械的特点

学习笔记

二、种植义齿的专业洁治器械

种植义齿的专业洁治器械按操作原理可分为手用器械和电（气）动设备；按材料性质分为金属类和非金属类。金属类器械包括不锈钢、钛合金、纯钛、金合金刮治器；非金属类包括树脂、碳纤维、硬木洁刮器。本节主要介绍手用器械中的碳纤维洁治器。

（一）碳纤维洁治器

碳纤维洁治器由隔热绝缘材料制成，它与树脂洁治器一样，对钛种植体基台表面形貌及粗糙度都无明显影响。由于碳纤维洁治器外形细小，有多种角度，可深入牙间隙及龈缘下清洁；而且碳为隔热绝缘材料，在对种植体的清洁过程中可避免因产热和静电造成的损伤。有研究证实碳纤维洁治器和超声装置联合使用可获得良好的治疗效果（图 10-2-3）。

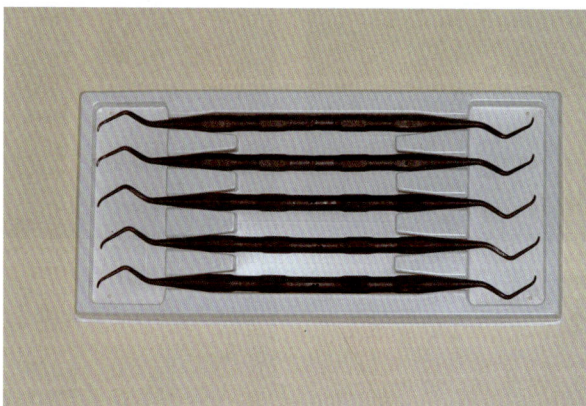

图 10-2-3　碳纤维洁治器

（二）洁治器械使用原则

虽然许多学者认为，经常性的种植体周清洁有助于保持种植体的健康和延长种植体行使功能的时间，但是目前的洁治方法在有效地去除菌斑、牙结石的同时可能会引起种植体表面光洁度的改变，相应地影响到种植体周组织细胞的附着和细菌的再附着，并通过改变钛种植体表面的氧化层，影响其生物学性能。因此，理想的洁治方法应在有效去除菌斑、牙结石、色素的前提下，尽量避免破坏钛种植体表面的完整性、生物学性能以及种植体周龈组织的封闭性。

由于不锈钢较纯钛硬度大，会对钛种植体表面产生较大的损伤，使种植体表面粗糙，菌斑堆积且易被腐蚀，因而不锈钢器械不宜用作种植体的维护。纯钛洁治器在种植体表面留下的痕迹较浅，不会对种植体表面造成金属污染。树脂类洁治器材料较软，对种植体表面形貌影响不明显，但去除牙石效果较差，且易将粉末遗留于种植体表面。碳纤维洁治器对钛种植体表面无明显影响，且碳为隔热绝缘材料，应用过程中可避免因静电和产热造成的损伤，是去除种植体表面牙石及菌斑较理想的工具。

（汤春波）

第十一章

数字化口腔种植技术

随着计算机信息化技术的发展和医疗领域数字化理念的兴起，数字化技术的应用成为近年来口腔医学快速发展的热点。以影像学技术、计算机辅助设计（computer-aided design，CAD）、辅助制造（computer-aided manufacture，CAM）、增材制造技术等为基础的口腔种植数字化诊疗理念正在引发口腔种植专业革命性的进步，推动口腔种植学理念和技术向微创、精准、高效、个性化的方向快速发展，成为口腔种植专业未来发展的趋势。数字化技术的规范应用使接受口腔种植修复的患者的治疗过程变得更加精准、高效、安全、舒适，也有助于减少种植并发症的发生。

第一节　数字化口腔种植外科

数字化外科是指以计算机断层扫描（computer tomography，CT）等医学图像信息为基础，通过建立患者颌骨的影像学三维模型，在软件中与未来修复体形态和位置信息匹配，获取患者种植区域局部解剖结构和未来种植修复体的位置之间的关系。在种植手术前，利用计算机软件预先设计种植手术方案，根据患者的临床条件，选择合适的种植系统，拟定种植体植入的位置、深度、方向，进行充分的术前准备。在手术进行过程中，用按术前设计方案制作的高精度定位装置，引导术者的操作，使术前设计的种植体植入方案在实际操作中顺利实现。

数字化口腔种植外科主要包括数字化种植方案设计和计算机引导手术实施两部分内容。根据手术时的引导方式不同，有静态引导和动态引导之分。一类为数字化导板辅助种植手术，即静态引导，目前应用相对较为广泛；另一类为实时导航辅助种植手术，术者在手术过程中根据导航系统给出的实时可视化信息，可随时做出调整，被称为动态引导。

一、数字化种植方案设计

（一）概述

数字化种植方案设计是指基于患者口颌系统的锥形束 CT（cone beam CT，CBCT）数字化影像资料，在特定计算机软件中对种植体植入位置、方向、深度等进行术前设计，确定种植体植入方案。

经过常规术前口腔检查，确认符合种植适应证的患者，于术前拍摄 CBCT 获得颌骨和牙列的影像数字信息。通过患者佩戴预先制作的体现理想修复体位置的放射诊断导板拍摄的 CBCT 获得未来修复体信息，将这两个图像信息在软件内通过匹配重叠，建立可视化三维模型。该模型可以清楚显示种植区颌骨的可用骨高度、宽度、骨质密度、解剖结构等；然后利用口腔种植设计软件进行手术方案设计，模拟手术情况，虚拟选择、放置种植体，检查种植体的植入方向、种植体和未来修复体之间的关系以及种植体与对颌牙和邻牙的关系；种植方案确定后，将缺牙区拟植入种植体的位置、数量、植入方向、角度和深度等信息参数最终转化为标准三角化语言（standard tessellation language，STL）文件，用于数字化导板制作或导航方案设计。

（二）临床流程

1. 获取数字化影像资料　数字化种植方案设计的基础是口腔 - 颅 - 颌数字化影像，影像资料主要包括 CBCT 及修复体信息获取等。

（1）锥形束CT：是20世纪90年代末兴起的一种三维成像技术，在口腔颌面部得到了广泛应用。相比传统螺旋CT，锥形束CT具有放射线暴露剂量低，硬组织信息量大、重建速度快、易于进行口腔种植诊疗设计等优势。通过拍摄CBCT，患者的颅-颌-面信息转化为医学数学成像和通讯（digital imaging and communication in medicine，DICOM）数据，包括软硬组织形态和骨密度信息，进而在横断面、冠状面、矢状面甚至任意轴向及曲面上重建软硬组织结构，随着CBCT设备和交互式设计软件的不断更新，临床医师得以术前全面评估患者局部临床条件，进行种植手术方案设计。

（2）双扫描技术（double scanning procedure）：指两次CT扫描技术，目的是获取未来种植修复体信息，以便和CBCT获得的颌骨信息相匹配进行种植体植入方案设计。第一次扫描，让患者戴放射导板进行CT扫描，放射导板即为带有放射线阻射标记的未来种植修复体的翻版，CT扫描获得患者口腔硬组织信息及放射线模板阻射性标记物信息；第二次扫描，只扫描放射导板，获得义齿信息；将两次扫描的信息通过放射标记物配准重叠，即得到兼具修复体信息和患者软硬组织的全信息模型，借助于CAD系统即可实现以修复为导向的种植设计。

2. 数字化种植设计软件选用　理想的口腔种植辅助规划软件应具备以下基本特点：

（1）可重建三维立体模型，能将患者的解剖结构信息和虚拟修复体信息完整再现于计算机中，建立可视化的模拟种植手术环境。

（2）可精确测量，包括种植部位的可用骨高度和宽度，以及与重要解剖结构之间的位置关系（例如距上颌窦底或下颌神经管的距离），以确定种植体三维位置。

（3）提供临床应用较多的主流种植体系统数据库，包括种植体和基台的精确外形和尺寸数据，以供临床医师选择合适的种植体直径和长度，为手术实施提供指导。

（4）可以完成交互式仿真手术模拟放置种植体设计过程。

（5）软件具有开放性，所有设计参数可以通用的文件格式导出并保存，可用于进一步的导板设计加工或导航方案设计。

（6）软件使用方便、界面友好，便于人机互动。

3. 数字化种植方案设计　选用理想的种植方案设计软件，首先对患者颌骨条件进行总体评价，然后可在缺牙区虚拟放置修复体诊断蜡型，借助术前CBCT、修复体信息、特定软件，使得"以修复为导向"的种植理念通过数字化虚拟设计得以较好地实现。

放置虚拟修复体后，使用交互式治疗计划软件，医师在提供的图像视图上进行种植方案的设计。可从设计软件带有的种植体库中挑选种植体，然后直接将它显示在屏幕上进行操作，以提供最精确的种植体布局方案。通过改变种植体的长度和直径，可以将种植体与种植位点的骨量进行匹配，评估种植位点的骨质和骨量，以及是否需要植骨和植骨量大小；通过倾斜或旋转种植体，使其与理想的修复位置相协调。在必要时也可以从数据库中选择合适的修复基台进行评估。通过标记下颌神经管的功能，设置下颌神经管与种植体之间的安全距离，个性化设计种植体位置可以减小发生潜在并发症的风险。通过软件的自动处理、警示功能，可以设置特定种植体相互平行植入，保证共同就位道，或者在特定的解剖条件下，可以计算种植体之间的倾斜角度，帮助选择合适的角度基台或个性化基台，制订修复计划，修复体设计和固位方式也可以在这一步预先评估确定。根据CBCT及修复体信息医师可以设计不同方案，比较几种手术方案的优劣，以实现患者个性化的最佳修复效果；团队的其他成员可以共同分享信息，协调手术方案；手术方案思路可以通过软件向患者及家属展示，建立良好的医患沟通，取得患者知情同意，获得患者的理解和配合。在选定某个设计方案，认真检查不同截面的视图确认种植体植入设计无误后保存文件，用于下一步种植导板的制作。

二、数字化导板的应用

（一）概述

1. 口腔种植数字化外科导板　又称口腔种植数字化导向模板，以下简称"导板"，是在利用CBCT获得的三维数据通过辅助设计软件术前虚拟设计种植体植入方案后，将种植体植入方案精确转移至患者口内的个性化手术辅助配件。是为种植方案的实施提供参照和指导的辅助工具。

随着数字化信息技术的不断发展与在口腔种植领域的应用日益广泛，特别是近十余年来CBCT及快速成型技术（rapid prototyping，RP）的不断进步，数字化种植技术得以迅速发展，种植外科导板的数字化设计加工技术发展尤为迅速。

与传统导板相比，数字化导板具有如下优势：可通过优化种植体的植入位置充分利用骨量，减少或避免骨增量手术，有效避开重要解剖结构；体现"以修复为导向"的种植体植入设计思路，给医师同时提供匹配的解剖结构和修复体轮廓信息用于设计和控制种植体植入位置、方向、深度，获得最终理想的修复效果；可以在导板引导下实现更为精确的不翻瓣种植手术，缩短手术时间，高效微创，减小术后反应。此外，预先制作的修复体或预先设计的种植体植入位置信息和上部修复结构信息也可帮助医师更为精准地完成种植修复体制作及便捷地完成种植即刻修复。

2. 数字化导板分类

（1）根据导板支持方式不同，分为牙支持式、骨支持式、黏膜支持式和混合支持式四种。

1）牙支持式：由剩余天然牙支持，容易保证正确就位；固位和稳定性好，体积较小，适合剩余天然牙相对稳定的牙列部分缺失患者。

2）骨支持式：导板与牙槽骨表面完全贴合，由骨组织支持，在导板就位前需手术翻开黏骨膜瓣，将导板用固定钉固定在骨组织上，适用于部分牙列缺失或无牙颌患者，允许在种植体植入同期进行骨增量手术或其他相应操作。

3）黏膜支持式：导板与患者的黏膜表面完全贴合，通常需固定钉固定，适用于无牙颌患者实施不翻瓣种植手术。

4）混合支持式：由天然牙、骨组织、黏膜等共同支持，多用于较复杂的临床情况中。

（2）根据制作加工方法不同，可分为数控切割法、机械仪器切割、快速制造技术、光固化快速成型法等制作的数字化导板。

（3）按导板的定位方式，可分为半程导板和全程导板。半程导板在术中仅引导定位钻定位，定位完成后即取下导板，也被称为"先锋钻导板"。全程导板在术中通过与导板配套使用的装置引导一系列多级扩孔钻，直至引导至种植体植入完成。

3. **数字化导板的制作技术**　目前最常用的导板制作方法为增材制造技术（additive manufacturing，AM），即快速成型技术（rapid prototyping，RP）或称3D打印技术（3D printing），包括液态光敏树脂选择性固化技术（stereolithography，SLA）、粉末选择性激光烧结技术（selective laser sintering，SLS）、熔融沉积制造技术（fused deposition modeling，FDM）、分层实体制造技术（laminated object manufacturing，LOM））等。SLA是最常用且快速经济获得原型的方法。完成导板基体的制作。再经过清洗、装配导管等一系列工序得到最终成品的个性化定制数字化导板，将每个种植体的三维位置信息都准确转移到导板中。

（二）数字化导板临床应用流程

1. **临床检查**　参照种植术前临床检查项目进行临床检查，特别关注评价患者开口度大小，初步判断导板使用的可行性。

2. **数据采集**　口颌区域CBCT、放射导板制作、二次扫描、口内扫描等获得所需数据信息。

3. **种植方案设计**　根据CBCT三维重建的骨组织与未来修复体位置整合后的信息数据，进行种植体植入方案的设计。

4. **数字化导板制作**　在方案设计完成并确认无误后，采用增材制造技术或其他导板制作技术完成数字化导板的制作（图11-1-1）。

5. **数字化导板指导下进行种植手**

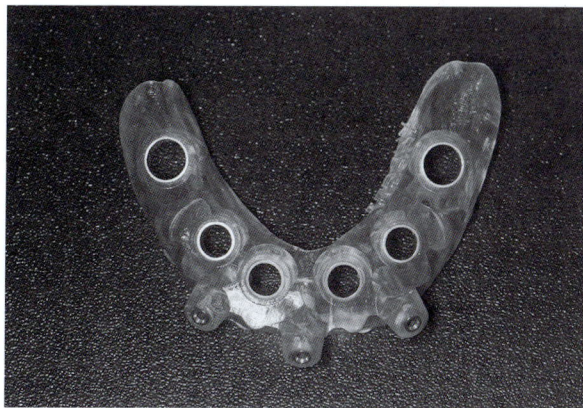

图 11-1-1　制作完成的数字化导板

术 手术中利用数字化导板，按操作规程行导板指导下种植体植入术（图11-1-2）。

（三）数字化导板的使用

导板需要与专用的引导系统配套使用。引导工具中包括固定钉与螺丝刀、固定钉钻、定位钻、扩孔钻、牙龈环切钻、压板等。分为通用型和专用型两种，通用工具适用于所有种植系统，专用工具适用于特定品牌的种植体。

导板消毒后在口内准确就位，根据相应种植导航方案进行备洞。数字化导板引导下备洞通常包括三种方案：①定位钻

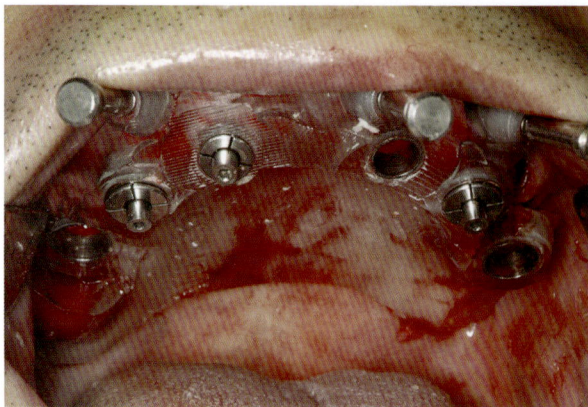

图11-1-2 手术中使用数字化导板

引导方案：在导板支持下，定位钻在导板引导下完成初始洞型的预备，然后去除导板再应用相应种植系统配套工具完成后续备洞步骤，适用于所有种植系统；②通用引导工具的备洞方案：在导板支持下，用一组不同直径的通用钻头逐级备洞，完成最后成型钻之前的所有步骤，获得角度、位置、深度准确的底洞，然后去除导板，应用相应配套工具完成最终扩孔钻的备洞，适用于未配备导航系统的各种种植体系统；③专用引导工具的备洞方案：种植体系统有其相应配套的导航系统，在导板引导下完成所有备洞步骤及种植体的植入，适合具备专用引导工具的种植体系统。

（四）数字化导板误差及使用中的问题

数字化导板的精确性是指种植体实际植入的位置与计划植入的位置间的差距。现阶段最常用的评价方法是将术前术后的CBCT影像重合来测量有关偏差值的参数，符合适应证的患者规范使用数字化导板，种植体植入精度可满足临床要求。

但是，由于数字化导板设计制作步骤较多，各环节的误差均可影响导板的精确性，如CT扫描、数据转换、导板制作、导板放置等。种植位点、引导工具、术者经验、患者开口度等也对导板的应用效果和精度产生影响。数字化导板使用中的一些常见问题还包括：导板就位困难或无法就位、导板固定不良、导板折断等，因此，在设计和使用数字化外科导板的过程中应对各环节进行可靠的质量控制，减小误差、杜绝错误，使数字化导板的临床应用优势得以较好发挥。

三、口腔种植外科数字化导航技术

（一）概述

口腔种植外科数字化导航技术是指应用手术影像导航系统，在手术过程中实时显示种植体备洞及植入的位置、方向，为术者实时提供可视化信息，动态引导种植手术进行。

随着CT影像技术和数字化技术的发展，于2000年，第一个用于种植手术的导航系统问世。在术前CBCT图像基础上、利用术前设计软件设计种植体植入位置。手术时将患者、影像学数据稳定地配准于同一坐标系中，手术器械和患者解剖结构实现可视化，实时追踪术者的手术器械的移动，达到引导术者完成种植窝洞制备的辅助作用。

（二）导航系统组成及应用

1. 原理 患者种植手术区中任何一点均可以用三维坐标X-Y-Z轴上的点表示，在计算机软件中的患者三维图像上以对应的坐标点来表示。术前通过匹配术区的标记点和工作站三维影像上的标记点，将术中手术空间中和工作站图像相匹配定位，此过程称为配准。手术开始前，利用红外线追踪原理，将患者、种植手术工具定位于同一个坐标系中。由固定于患者一侧的红外线装置或光学反射球发出LED信号或反射的红外线实时追踪手术器械的位置；红外线照相机接收患者和机头跟踪装置的信号，在电脑显示屏实时显示手术器械尖端所在位置及路径，实现实时跟踪及周围解剖结构可视化，便于及时调整种植洞型制备的方向、位置、深度等，为术者进行实时导航。

2. 导航系统的组成 导航系统包括软硬件及导航设备三部分。硬件包括：用于数据处理的计算机、监控屏、鼠标、键盘等。软件为术前将CBCT等影像数据导入，术前进行诊断设计，在重

建的三维影像上制订种植体植入方案。术中利用导航设备来实现手术区域与三维影像之间的配准和实时追踪，可视化引导术者完成精确的种植窝洞制备及种植体植入（图11-1-3）。实时导航可帮助术者可视化了解患者解剖情况、随时调整种植备洞方向和路径，避免损伤重要解剖结构，提高种植手术的安全性和准确性。

（三）实时导航的应用误差

导航系统主要误差来源包括光学跟踪系统、动态参考系统、CBCT图像质量及导入、重建过程、配准方式与配准过程

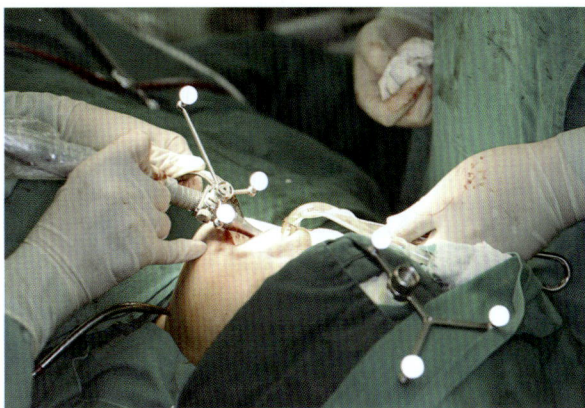

图11-1-3　数字化实时导航下行种植手术

导致的定位配准误差，术者相关因素、导航设备的性能等均对导航的精准性带来一些影响。

第二节　数字化口腔种植修复

一、椅旁数字化种植修复

（一）概述

1. 概念　椅旁数字化种植修复是指种植手术后，利用口内扫描技术直接获取含有种植体三维位置的数字化模型，在设计软件中虚拟设计种植修复体，并在椅旁加工设备中进行加工制作种植修复体的过程。

椅旁数字化种植修复狭义的定义应为口内扫描 - 椅旁CAD软件设计 - 椅旁CAM设备研磨加工得到种植修复体这一过程。椅旁数字化种植修复应与椅旁口内扫描后将扫描数据发往技工室，在技工室CAD软件上进行设计，并在技工室CAM设备上切削得到修复体的过程加以区别。后者严格意义上不属于完全椅旁数字化种植修复。

2. 组成　应用于种植修复的椅旁数字化系统一般由三部分构成：

第一部分：口内数据获取单元，功能为通过口内扫描（intraoral scan，IOS）的方法获取包含种植体三维位置、邻牙、咬合等信息的数字化印模（digital impression），转换为计算机二进制数据，生成数字化模型。

第二部分：软件设计单元，主要功能为利用椅旁的计算机设计软件，在虚拟的数字化模型上设计种植修复体，并生成用来加工修复体的工程文件。

第三部分：研磨加工单元，主要功能为使用选定椅旁可切削材料由计算机控制椅旁切削设备研磨加工修复体。

3. 种植修复中的椅旁可切削材料　可切削材料在椅旁种植修复中的作用至关重要，材料的可加工性、稳定性、美观性直接影响种植修复的临床效果（参见第七章第二节）。

（二）椅旁数字化种植修复的基本工作流程

椅旁数字化种植修复技术流程如下：

1. 口内扫描获取种植体三维位置信息　种植体在颌骨内的精确三维位置需要通过借助于插入种植体的扫描杆（scanpost）和扫描体（scanbody）间接获得。口内扫描获得扫描体的三维位置信息后，通过软件换算出种植体的三维位置信息。不同的种植体系统有与之相对应的扫描体系统，同一系统不同直径种植体有与之对应型号的扫描体（图11-2-1）。

2. 种植上部结构的数字化设计（visual design of implant superstructures）　椅旁数字化种植修复的设计主要支持个性化基台（customized abutment）与一体式基台冠修复设计（monolithic reconstructions）两种。如果设计基台一体冠修复模式，则目前椅旁数字化流程可完成使用预成的钛基底（titanium base connector，Tibase）连接种植体与上部修复结构，切削完成的上部修复结构与

视频：ER11-2 椅旁扫描

钛基底在口外粘接后,实现螺丝固位的种植修复。

3. 种植修复体的椅旁切削　目前种植修复体的椅旁加工多采用"减法"加工方式,即利用椅旁的切削设备切削获得种植修复体。椅旁切削设备的轴数直接影响其加工能力,轴数越多灵活性能越好,可以加工的修复体形态越复杂。目前椅旁使用的切削设备以四轴与五轴多见。由于种植体肩台较天然牙预备体边缘更深,种植修复体的高度较天然牙修复体大,因此研磨块的尺寸选择

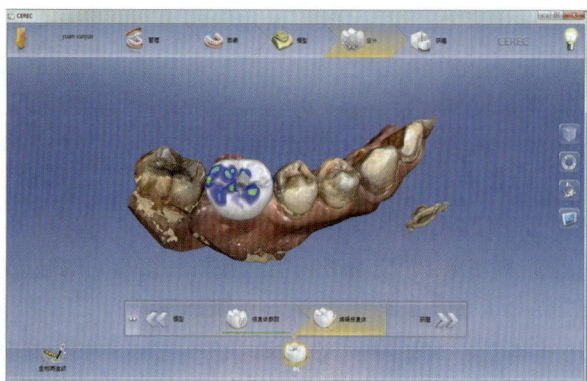

图 11-2-1　在软件中完成修复体设计

与天然牙修复体有所不同。由于研磨细节受限于钻针尖端直径,小于钻针直径的细节无法研磨,为了减小研磨带来的内部适应性误差,加工螺丝固位的个性化基台或一体式基台冠修复体,多选用与钛基底匹配的预成带孔瓷块切削加工。修复体经切削后处理,再戴入患者口内(图 11-2-2,图 11-2-3)。

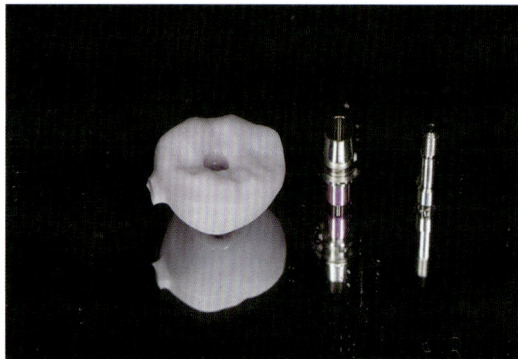

图 11-2-2　切削完成的修复体及钛基底配件

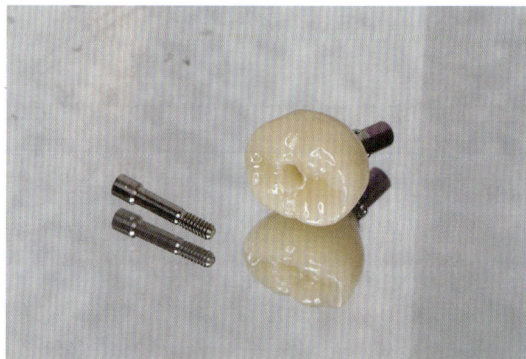

图 11-2-3　经烧结后粘接钛基底,最终制作完成的修复体及修复固位螺丝

二、种植修复体的数字化设计制作

随着数字化技术的发展,种植修复体的数字化设计和加工制作方式、材料也在不断拓展。目前采用数字化方式对修复体的设计加工主要用于实现个性化基台的设计及加工制作、种植体支持的固定修复体的设计及制作、种植体支持的覆盖义齿内部固位支架的设计及制作几个方面。可加工的材料主要有金属类和瓷类两大类材料。

(一)个性化基台的数字化设计制作

通过常规印模方法制取印模,灌制模型。采用数字化技术扫描石膏模型,获得种植体位置与邻牙及对颌牙的关系的数字化信息,然后通过计算机软件对基台进行可视化设计,设计完成后将个性化基台设计数据传输到加工设备进行加工制作,最终得到计算机辅助加工的个性化基台。个性化基台的制作材料目前为:钛金属或二氧化锆材料。在个性化基台加工完成后,可继续采用数字化方法或采用传统方法制作基台上部的修复体完成种植修复。

(二)种植体支持式固定修复体的数字化设计制作

1. 种植体支持的单冠修复体　种植支持式单冠的数字化设计加工流程比较成熟,主要固位方式为粘接固位冠和螺丝固位一体冠。制取印模、灌制模型、修整模型等与数字化制作个性化基台流程相同。

在设计制作粘接固位方式的 CAD/CAM 单冠时,可基于数字化设计制作的个性化基台,也可

对于已由传统方法切削调整后的成品基台上进行数字化单冠的设计和制作。螺丝固位修复体的设计是将预留螺丝通道的可切削材料加工后粘接在钛基底上，实现螺丝固位的修复方式。相较于粘接固位的修复方式来说，由于螺丝孔的位置由种植体的位置和轴向决定，修复体设计时对其调整范围有限，故螺丝固位修复方式对种植体的轴向要求较高。而设计粘接固位单冠时则需明确基台高度和可利用的粘接面积大小，如基台高度小于 4mm 或粘接面积不足则需考虑采用螺丝固位修复体方式。

2. 种植体支持联冠或桥修复体数字化设计制作　在种植体支持的固定修复方式当中，主要包括联冠、桥、全牙弓整体修复等方式。固定修复体刚性支架的加工精度要求远高于单冠的加工制作。由于对种植体上部结构被动就位的要求，在进行数字化设计之前的印模制取、模型灌制等步骤要保证较高的精度，如修复体设计需多个种植体相联，则需在数字化设计之前获得种植体转移装置或基台之间钢性连接的印模和模型。而数字化加工的优势则在于相对于传统铸造方法在失蜡铸造，激光焊接、电火花蚀刻等过程加工步骤而言，CAD/CAM 系统切削制作种植固定桥，精确、高效、便捷，加工精度优于传统方法，尤其对于全牙弓固定修复支架的加工，数字化设计加工方式可获得理想的、可重复的加工精度。

制作流程如下：

（1）制取印模、灌制模型、确定颌位关系、试排牙、数字化设计加工前准备工作。

（2）扫描模型，设计制作桥架。

（3）患者口内试戴桥架，临床检查支架是否被动就位，必要时行放射学检查。

（4）支架确认符合临床要求后继续完成后续的修复体制作，后续制作可采用数字化方式或传统加工方式进行。

（5）患者戴牙，完成种植修复。在数字化设计时也可依照传统方法制作支架蜡型，对蜡型进行扫描，获得信息，之后再进行切削，制作。

种植支持式覆盖义齿的金属支架部分也可通过数字化 CAD/CAM 方法进行设计，完成加工制作，其上部基托及人工牙部分用传统方法完成。

（邱　萍　汤春波）

画廊：ER11-6 CAD、CAM 种植氧化锆固定桥基底冠桥设计

画廊：ER11-7 CAD、CAM 种植氧化锆固定桥基底冠桥切削、研磨

学习笔记

第十二章　种植支抗植入技术

种植支抗（anchorage）与牙种植体的结构、植入方法及用途均有不同，但其应用发展有很大的关联性。种植支抗是将微种植钛钉植入骨内，以骨骼作为支抗，用于正畸牙移动、矫治牙齿位置、方向的结构装置。口腔内常用的植入部位主要在磨牙后区、两牙牙根之间及硬腭区。口内支抗微种植钛钉植入手术操作简单，可在一定范围内完成牙齿倾斜、旋转、压入、伸长等多种类型的正畸移动。

第一节　种植支抗的发展及基本理论

任何施加于牙体上使其移动的力必然同时产生一个方向相反、大小相等的力，能抵抗矫治力反作用力的结构称为"支抗"。传统的支抗分为口内支抗和口外支抗两种，口内支抗常用牙作为支抗，即利用一部分牙齿提供支持力移动另一部分牙齿。支抗是为了对抗牙的移动，正畸矫治中牙的移动遵循牛顿三定律，即无论牙受到多大的力，支抗也会受到相同的反作用力，这两个力会同时影响支抗和牙的位置。

颅面部种植支抗具有坚固、舒适、生物相容性好且不依赖患者依从性等优点。根据支抗牙移动距离的程度可将支抗分为弱支抗（支抗牙移动量大于拔牙间隙的 1/2），中度支抗（支抗牙移动量为拔牙间隙的 1/3～1/2），强支抗（支抗牙移动量小于拔牙间隙的 1/3）。颅面部种植支抗为骨性支抗，可达到绝对支抗（absolute anchorage），即正畸治疗中，支抗几乎不移动，整个拔牙间隙可全部用于正畸治疗中的牙移动。

骨支抗支持力来源于骨，其主要优点有：①余留牙依赖性较小；②牵引力持续；③虽然需要手术，但手术方法简单，方便；④费用较正颌手术低；⑤支抗应用后短期内即可提供支持力；⑥支抗拆除容易。

正畸种植支抗研究已有近一个半世纪的历史，但是由于费用，骨整合时间等因素，在很长一段时间内临床并没有广泛使用。随着口腔种植技术和材料的发展，颅面部种植支抗在正畸中的应用越来越普及。关于颅面部种植支抗的植入原则，有以下七点：

1. 严格遵循种植外科手术原则，完善术前准备及相关检查，排除相关禁忌证。

2. 严禁伤及邻牙及相关重要解剖结构，根据根尖片、全口牙位曲面体层片或 CBCT 检查，准确定位种植体植入位点及方向，保护口腔组织。

3. 种植体支抗结构及位置在体内存留期内不应妨碍儿童颅颌面的生长发育。

4. 注意无菌操作。

5. 正确选择微种植体尺寸。

6. 加强口腔卫生维护。

7. 牙周病、颌骨疾病等患者慎重使用。

第二节　种植支抗植入术及位点设计

一、微螺钉种植支抗植入位点设计

（一）可供选择的植入部位

微螺钉种植支抗体积小巧，植入手术简单，在保证避免损伤邻近牙根及重要组织结构的前提下，几乎可以植入颌骨及牙槽突上的任何位置。其植入位点是根据正畸需要而设计的，从而达到发挥特定方向支抗作用的目的。常用的植入位点如下：

1. 上颌常用植入位点

（1）梨状孔下方：主要用于压低上颌前牙和控制上颌前牙转矩。

（2）上颌尖牙与上颌前磨牙颊侧牙根之间：用于近中移动磨牙或颊侧压低上颌牙列。

（3）上颌后牙区颊侧牙根之间：通常选择上颌第一磨牙和第二前磨牙颊侧牙根之间作为植入位点，还可以选择在上颌第一、第二磨牙颊侧牙根之间作为植入位点。用于压低上颌磨牙和内收上颌前牙。

（4）颧牙槽嵴下方：通常用于远中移动整个上颌牙列。也可与腭侧种植支抗同时使用，以压低上颌磨牙。

（5）上颌结节区：主要用于远中移动上颌后牙。

（6）上颌腭侧牙根之间：在上颌第二前磨牙与第一磨牙之间腭侧，或者第一、第二磨牙之间腭侧植入微螺钉种植体，用于增加舌侧矫治时的支抗和压低上颌磨牙。

（7）上颌腭中缝：该部位的种植支抗可以实现上后牙的各种移动。

2. 下颌常用植入位点

（1）下颌正中联合处：用于压低下颌前牙。

（2）下颌尖牙与第一前磨牙之间：用于近中移动磨牙。

（3）下颌后牙区颊侧牙根之间：通常选择下颌第二前磨牙与第一磨牙之间，或者第一、第二磨牙之间，该位置主要用于内收下颌前牙，也可以压低、远中移动或颊向压低下颌磨牙。

（4）下颌磨牙后三角：用于竖直近中倾斜的下颌磨牙，远中移动下颌牙或整个下颌牙列。

（二）确定植入位点时的因素

（1）尽可能将微螺钉种植支抗从角化龈位置植入。这样不需要翻瓣手术植入或取出，同时使于患者保持局部口腔卫生。

（2）微螺钉种植支抗距邻近牙根不小于 1.5mm。由于种植支抗在正畸使用过程中，可能会发生位移，为了避免损伤邻近牙根，支抗钉植入术前需要拍摄 X 线片或 CBCT，用来指导植入位点及方向。

（3）避免损伤重要结构，如上颌窦、下牙槽神经、腭大孔及切牙孔内的神经血管等。种植支抗植入过程中注意不能损伤邻近的重要解剖结构，并且留有适当的安全距离。

二、微螺钉种植支抗植入手术步骤

（一）微螺钉种植支抗植入术——自攻型

自攻型（self-drilling）是较常用的植入方式，是使用直接手动的方法将种植支抗钉攻入牙槽骨。该植入方式通常可以获得较好的初期稳定性，支抗钉可以即刻加载。具体植入过程如下：

1. 植入手术前，进行 X 线检查，根据正畸需要确定植入位点。

2. 嘱患者用含漱液漱口、消毒局部麻醉术区。

3. 应用专用种植钉植入手柄直接将微螺钉种植支抗旋入牙槽骨内。

4. 术后嘱患者用含漱液漱口，注意保持口腔卫生。必要时拍摄 X 线片观察。

5. 注意事项　自攻型支抗钉具有较强的自攻性，在植入过程中容易伤及邻近牙根等重要结构。因此，在植入时要注意定位准确和用力适当。

画廊：ER12-2
后牙区颊侧牙根之间的种植支抗

图片：ER12-3
上颌腭侧牙根之间的种植支抗

图片：ER12-4
上颌腭中缝的种植支抗

学习笔记

（二）微螺钉种植支抗植入术——助攻型

助攻型（assistant-tapping）适用于皮质骨较硬的植入位点。先利用骨钻制作预备道，然后将支抗钉顺通道拧入。但是，该植入方式由于骨钻的反复进出容易造成孔洞过大；钻速控制不当会损伤邻近的骨质，较难保证种植体的初期稳定性。具体植入过程如下：

1. 术前准备过程同自攻型。

2. 确认植入位点后，切开局部黏骨膜全层并剥离。

3. 生理盐水冲洗冷却，使用钻针穿透骨皮质，注意钻针备孔的深度和直径均要小于支抗钉的长度和直径。

4. 应用专用种植钉植入手柄，旋入微螺钉种植支抗。

5. 术后医嘱同自攻型。

（三）微螺钉种植支抗的拆除

通常在局麻下使用专用螺丝刀反方向旋转即可取出支抗钉。也有医师认为不需要采用局部麻醉，患者也不会感到疼痛。取出种植支抗后余留的空洞不需要特殊处理。

三、其他类型种植支抗植入位点设计及植入术

（一）牙种植体支抗

牙种植体即普通的用于修复缺失牙的种植体，植入缺牙区的牙槽骨内。正畸结束后，完成种植修复。种植方法同常规种植手术。但是该种植支抗只适用于有缺失牙并需要修复的成年患者，种植体植入后3～6个月才能作为正畸支抗使用。

（二）磨牙后区种植支抗

该种植支抗的直径较常规微螺钉种植支抗要粗，植入方法同常规种植手术。

（三）骨膜下种植支抗

其外形似一枚纽扣，经手术将骨膜下种植支抗植入上颌腭中缝处骨膜与硬腭之间，术后需要加压10天左右以促进骨结合。骨膜下种植支抗植入后4个月可以正畸加力使用。使用结束后经翻瓣手术取出。

（四）钛板种植支抗

该种植支抗一般植入上、下颌骨颊侧后牙根尖区。经翻瓣手术，钛板由微型螺钉固定于颊侧皮质骨上。钛板种植支抗植入后可以即刻受力。使用结束后经翻瓣手术取出。

（五）可吸收种植支抗

植入位点及植入方式同微螺钉种植支抗。种植体植入骨内9～12个月后可以自动降解，因此不必手术取出。

第三节　种植支抗植入的并发症及处理措施

一、损伤邻近牙根

在两牙根之间植入种植支抗钉时，可能会发生支抗钉触及甚至损伤邻近的牙根。为了避免损伤牙根，植入术前要拍摄X线片或CBCT检查，植入过程中应该缓慢操作，同时避免植入扭矩过大。

二、上颌窦黏膜或鼻腔黏膜穿孔

在邻近上颌窦或鼻底附近植入种植支抗可能发生上颌窦或鼻腔穿孔，当拍摄X线片确认发生穿孔后应根据患者情况拆除种植支抗，选择其他位置植入。

三、损伤重要神经、血管结构

当损伤下牙槽神经等重要结构时，必须立刻取出种植支抗，改变位点或方向重新植入。

四、种植支抗弯曲变形

当种植支抗植入较硬的皮质骨时，可能发生弯曲变形。如果变形程度不严重，且没有引起任何不良反应，可以继续使用弯曲变形的支抗钉。

五、种植支抗折断

使用过程中发生折断的支抗钉应该立刻拆除。如果骨的愈合覆盖了断端下方的部分，重新取出时很困难。由于种植支抗是由生物相容性极好的材料制成的，可以考虑将残留部分留在体内。

六、种植支抗周围炎症

种植支抗植入位置或深度不当，或口腔卫生不良可能引起种植支抗周围黏膜增生或黏膜炎症。因此，应尽量将种植支抗植入在角化龈位置，并嘱患者注意保持口腔卫生。

七、种植支抗松动脱落

通常发生在患者自身口腔卫生维护较差、局部骨的质量不佳，或者正畸力量控制不合理的情况下，导致种植支抗松动、脱落。该种情况出现后，应重新植入支抗钉。

（满　毅）

参考文献

1. 陈安玉. 口腔种植学. 成都: 四川科技出版社, 1992

2. 皮昕. 口腔解剖生理学. 6版. 北京: 人民卫生出版社, 2007

3. 张锡泽, 邱蔚六. 口腔颌面外科学. 2版. 北京: 人民卫生出版社, 1987

4. 刘宝林. 口腔种植学. 北京: 人民卫生出版社, 2011

5. 巢永烈, 梁星. 种植义齿学. 北京: 北京医科大学中国协和医科大学联合出版社, 1999

6. 赵铱民. 口腔修复学. 7版. 北京: 人民卫生出版社, 2012

7. 宿玉成. 口腔种植学. 2版. 北京: 人民卫生出版社, 2014

8. 马绪臣. 口腔颌面医学影像诊断学. 6版. 北京: 人民卫生出版社, 2012

9. 宫苹, 梁星. 陈安玉口腔种植学. 北京: 科学技术文献出版社, 2011

10. 王美青, 何三纲. 口腔解剖生理学. 7版. 北京: 人民卫生出版社, 2012

11. 王虎, 欧国敏. 口腔种植影像学. 北京: 人民卫生出版社, 2013

12. 周磊. 口腔种植学临床实践. 西安: 世界图书出版公司, 2003

13. 林久祥. 现代口腔正畸学——科学与艺术的统一. 4版. 北京: 北京大学医学出版社, 2011

14. 彭伟, 游嘉. 口腔种植中的数字化技术. 北京: 人民卫生出版社, 2015

15. 朴孝尚. 口腔正畸微种植支抗 (MIA) 技术. 徐宝华, 丁云, 译. 北京: 中国医药科技出版社, 2006

16. 宿玉成. 浅谈数字化口腔种植治疗. 中华口腔医学杂志, 2016, 51 (4): 194-200

17. 田杰华, 邸萍, 林野等. 单牙即刻种植椅旁数字化即刻修复的临床观察. 中华口腔医学杂志, 2017, 52 (1): 3-9

18. 张健. 数字化口腔种植外科技术. 沈阳: 辽宁科学技术出版社, 2016

19. BRÅNEMARK P I, ADELL R, BREINE U, et al. Intra-osseous anchorage of dental prostheses. Ⅰ. Experimental studies. Scand J Plast Reconstr Surg, 1969, 3: 81-100

20. CARL E M. Contemporary Implant Dentistry. 3rd ed. St. Louis: Mosby, 2007

21. ALBREKTSSON T, BRÅNEMARK P I, HANSSON H A, et al. Osseointegrated titanium implants. Requirements for ensuring a long-lasting, direct bone-to-implant anchorage in man. Acta Orthop Scand, 2009, 52 (2): 155-170

22. ATWOOD D A. Bone loss of edentulous alveolar ridges. J Periodontol, 1979, 50 (4): 11-21

23. VICENTE J L. Oral Rehabilitation with Implant-Supported Prostheses. Chicago: Quintessence, 1999

24. BELSER U C, SCHMID B, HIGGINBOTTOM F, et al. Outcome analysis of implant restorations located in the anterior maxilla: a review of the recent literature. International Journal of Oral&Maxillofacial Implants, 2004, 19 (Suppl 1): 30-42

25. BERGLUNDH T, LINDHE J. Dimension of the peri-implant mucosa. Biological width revisited. J Clin Periodontol, 1996, 23 (10): 971-973

26. BRÅNEMARK P I, ZARB G A, ALBREKTSSON T. Tissue-integrated prostheses. Chicago: Quintessence, 1985

27. BUSER D. 20 Years of Guided Bone Regeneration in Implant Dentistry. 2nd ed. Surrey: Quintessence, 2010

28. DISCEPOLI N, VIGNOLETTI F, LAINO L, et al. Fresh extraction socket: spontaneous healing vs. immediate implant placement. Clinical Oral Implants Research, 2015, 26 (11): 1250-1255

29. FARMER M, DARBY I. Ridge dimensional changes following single-tooth extraction in the aesthetic zone. Clinical Oral Implants Research, 2014, 25 (2): 272-277

30. FÜRHAUSER R, FLORESCU D, BENESCH T, etal. Evaluation of soft tissue around single-tooth implant crowns: the pink esthetic score. Clinical Oral Implants Research, 2005, 16 (6): 639-644

31. GRILL E, JOCKEL-SCHNEIDER Y, BECHTOLD M, et al. On the relationship between gingival biotypes and supracrestal gingival height, crown form and papilla height. Clin Oral Implants Res, 2014, 25 (8): 894-898

32. JAN L, NIKLAUS P L, THORKILD K. Clinical Periodontology and Implant Dentistry. 6th ed. New Jersey: Wiley-Blackwell, 2015

33. JEMT T. Regeneration of gingival papillae after single-implant treatment. International Journal of Periodontics&Restorative Dentistry, 1997, 17(4): 326-333

34. WITTNEBEN J G, JODA T, WEBER H P, et al. Screw retained vs. cement retained implant-supported fixed dental prosthesis. Periodontology 2000, 2017, 73(1): 141-151

35. JIVRAJ S, CHEE W. Treatment planning of implants in the aesthetic zone. British Dental Journal, 2006, 201(2): 77-89

36. NAM J, ARANYARACHKUL P. Achieving the Optimal Peri-implant Soft Tissue Profile by the Selective Pressure Methodvia Provisional Restorations in the Esthetic Zone. Journal of Estheticand Restorative, 2015, 27(3): 136-144

37. KLINEBERG I, MURRAY G. Osseoperception: sensory function and proprioception. Adv Dent Res, 1999, 13: 120-129

38. KOYANO K, ESAKI D. Occlusion on oral implants: current clinical guidelines. Journal of Oral Rehabilitation, 2015, 42(2): 153-161

39. LANG N P, BRUYN H D. The rationale for the introduction of implant dentistry into the dental curriculum. Eur J Dent Educ, 2009, 13(Suppl 1): 18-23

40. BELSER U, MARTIN W, JUNG R, et al. ITI treatment guide Volume1: Implant therapy in the esthetic zone. Berlin: Quintessence Publishing Co, Ltd. , 2007

41. SCHROEDER A, POHLER O, SUTTER F. Tissue reaction to an implant of a titanium hollow cylinder with a titanium surface spray layer. SSO Schweiz Monatsschr Zahnheilkd, 1976, 86(7): 713-727

42. SCHROEDER A, STICH H, SUTTER F. The reactions of bone, connective tissue, and epithelium to endosteal implants with titanium-sprayed surfaces. J Maxillofac Surg, 1981, 9(1): 15-25

43. SHI J Y, WANG R, ZHUANG L F, et al. Esthetic outcome of single implant crowns following type 1 and type 3 implant placement: a systematic review. Clinical Oral Implants Research, 2014, 26(7): 768-774

44. TARNOW D P, MAGNER A W, FLETCHER P. The effect of the distance from the contact point to the crest of bone on the presence or absence of the interproximal dental papilla. Journal of Periodontology, 1992, 63(12): 995-996

中英文名词对照索引

52检